Los inicios de la
sanidad pública estatal
en la ciudad de León:
la Residencia de la Seguridad Social
Virgen Blanca

Los inicios de la sanidad pública estatal en la ciudad de León: la Residencia de la Seguridad Social Virgen Blanca

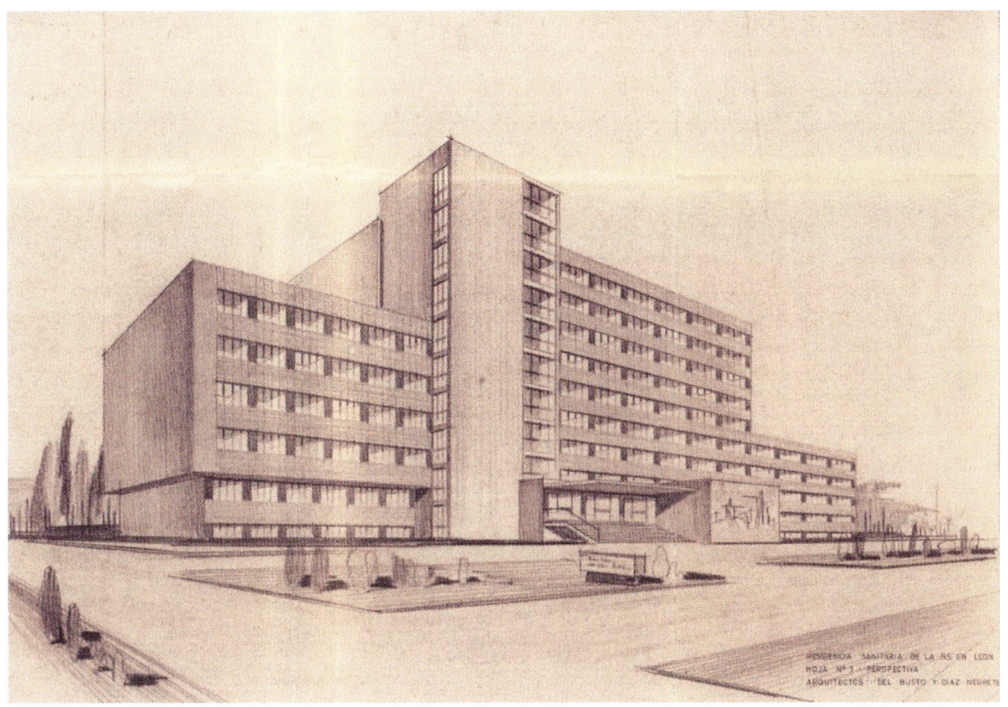

María Ángeles Zayas Carbajal

Zayas Carbajal, María Ángeles

Los inicios de la sanidad pública estatal en la ciudad de León : la Residencia de la Seguridad Social
Virgen Blanca / María Ángeles Zayas Carbajal. – [León] : Servicio de Publicaciones de la Universidad
de León, [2025].
230 p. : il., gráf., planos, tablas, fot. col. y bl. y n. ; 24 cm
Bibliogr. y webgrafía: p. 219-225
ISBN 978-84-19682-90-1
1. Complejo Hospitalario de León-Historia. 2. Residencia Sanitaria Virgen Blanca. 3. Salud pública-España- León-1960-. 4. Seguridad social-España-León-1960- . I. Universidad de León. Servicio de Publicaciones. II.. Título.

364-787.9:61(460.181)
614.2(460.181)"1960/..."
364.3(460.181)"1960/..."

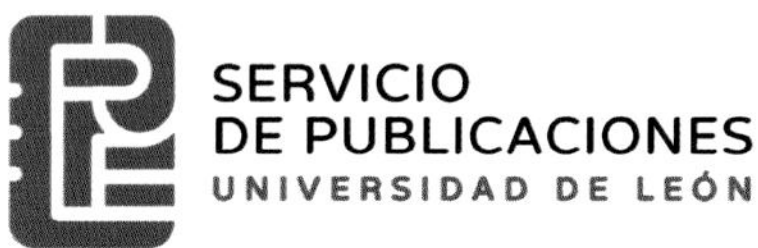

https://publicaciones.unileon.es/

Esta publicación ha sido evaluada por el sistema de pares ciegos.

Dirección editorial: **José Manuel Trabado Cabado**
Diseño y maquetación: **Juan Luis Hernansanz Rubio**

Fotografía de cubierta: *Perspectiva del edificio destinado a Residencia Sanitaria de la Seguridad Social de León, realizada por los arquitectos Del Busto y Díaz Negrete. Forma parte del Expediente núm. 1683/65 que obra en el Archivo Municipal de León. Solicitud de licencia de construcción presentada el día 28 de septiembre de 1965 por la Subdelegación General del Instituto Nacional de Previsión.*

ISBN: 978-84-19682-90-1
Depósito Legal: DL LE 83-2025

Imprime: LOZANO Impresores (Granada)
Impreso en España/*Printed in Spain*
León, 2025

Este trabajo es el resultado de mi empeño en dejar un rastro histórico del centro sanitario en el que desarrollé mi vida laboral. Mi formación jurídica y mi experiencia en la gestión de recursos humanos, hacen que mis conocimientos académicos de historia procedan únicamente del bachillerato y de un primer curso en la Facultad de Filosofía y Letras de la Universidad de Valladolid. Por ello, en primer lugar, mi agradecimiento es para quienes me dirigieron y tutorizaron en el doctorado que he realizado en la Universidad de León: la Dra. Mª José Pérez Álvarez, catedrática de Historia Moderna que me ha enseñado a escribir historia, y a la Dra. María Paz Castro González, profesora titular del Departamento de Enfermería y Fisioterapia, que me ha guiado en los temas relativos a la enfermería y a la salud.

A la Dra. María Pilar Calvo Caballero, profesora titular de Historia Contemporánea de la Universidad de Valladolid, por su ayuda y generosidad.

Al Dr. Ángel Ballesteros Sahorí, "in memoriam", que me trasmitió generosamente datos y conocimientos.

A D. Jesús Fernández López que aportó sus conocimientos técnicos sobre la arquitectura y el funcionamiento del centro sanitario.

Al Dr. Gonzalo Suárez, primer impulsor de este trabajo.

Al Dr. Salustiano López Contreras, jefe de Servicio de Anestesiología y Reanimación, que me ha ayudado con sus amplios conocimientos de la sanidad leonesa en la segunda mitad del siglo XX.

Al Dr. José Luis Olcoz Goñi, que me sirvió de guía en la Universidad de León.

A D. Abilio Fernández García, responsable de la asistencia religiosa católica en los inicios del CAULE, quien ha prologado este trabajo.

A mis compañeros en la Subdirección de Gestión y en el Servicio de Personal: Abel, Miguel, Rosa, Visi, Pili, Charo, Milagros, Mariló, Begoña, Marisa ("in memoriam") Yolanda, Montse y tantos otros, con los que trabajé codo con codo durante muchos años, primero en la Residencia Virgen Blanca y después en el CAULE y a quienes considero también amigos.

A los compañeros de los equipos directivos con los que colaboré y con los que fui viviendo los distintos momentos de la evolución del centro hospitalario y de la sanidad pública leonesa.

A mi familia, especialmente a mi marido, Ángel, y a Marta y Cristina, mis hijas, que han estado siempre ahí para apoyarme, e incluso echarme una mano con sus conocimientos informáticos; y a cuantas amigas y amigos me han animado a continuar durante estos años.

El mundo hospitalario y los espacios del cuidado han ocupado una parte importante de mi vida. En el recuerdo queda un pasado para contar un trabajo al que dediqué horas de vida con satisfacción. El recuerdo se convierte en el paso agradecido por el corazón. Hoy la incertidumbre refuerza mi preocupación por la complejidad del cuidar, con la sensación de que ese mundo se resquebraja, que el logro del bienestar desaparece. Casi en la nostalgia, entre diálogos de compañeros y amigos del trabajo, consigo un texto de María Ángeles Zayas, compañera de años en la pelea por mejorar el mundo hospitalario, sobre "los inicios de la sanidad pública y los años de la Residencia Sanitaria Virgen Blanca".

En mi juventud y primeros estudios vi construir el edificio y después en él pasé años muy importantes de mi vida. Su lectura me enganchó, me encontraba en casi todos los centros de los que hablaba y sentí que el pasado de Virgen Blanca ya no se borraba. Meses después es María Ángeles quien contacta conmigo para el prólogo de su trabajo. No podía decir no a tantas experiencias vividas en ese recorrido que era mucho más que el destino que nos había colocado como trabajadores de la Residencia Virgen Blanca y acepté con gusto su invitación. Su trabajo sabía a vida, contaba fragmentos surgidos de la misma vida, de ese día a día en un espacio donde se juntan, imágenes, personas, nombres y apellidos. ¡Cuánta vida y qué recuerdos!

Ofrece una visión de la sanidad de la segunda mitad del siglo XX y la historia de la Residencia Sanitaria Virgen Blanca. Contextualiza el lugar y el momento en que nació y lo enmarca en las instalaciones sanitarias coetáneas. La economía vive un tiempo de transformación y la implicación de los servicios tiene consecuencias en los cambios de las condiciones de vida en materia de sanidad, vivienda o educación. La capital leonesa comienza en 1965 el despegue sanitario.

La mirada a la asistencia sanitaria de los años sesenta encuentra dos ministerios disputándose las competencias sanitarias: el Ministerio de la Gobernación y el Ministerio de Trabajo y, en el ámbito local, aparecen las diputaciones y los ayuntamientos. El despegue de la gestión sanitaria va de una cobertura del 40% de la población al 98% en 1990 poniendo el colofón la Ley General Sanidad de 1986 y la creación del Sistema Nacional de Salud.

Nos ofrece el mosaico de las infraestructuras de la ciudad, para detenerse en el objetivo y destino del trabajo: La Residencia Sanitaria Virgen Blanca, entre los años 1968 a 1990. Con amor y pasión, como quien habla de su casa y cuenta su vida, María Ángeles indaga en su historia desvelando la evolución del mundo hospitalario, su arquitectura, antecedentes y evolución, salubridad y distribución por síntomas, las formas distintas de construcción en distintos países para configurar el modelo de hospital.

Me ha resultado una historia contada y entretenida que acerca a los entresijos en los espacios de un trabajo con detalles y signos de humanidad en los que incluye la elección de la denominación Virgen Blanca en honor de la imagen mariana que preside el pórtico de la catedral leonesa y, de fondo, un único ornamento, un mural de cerámica como representación alegórica de la sanidad.

Este edificio de vida hospitalaria, con su organización y gobierno permitió acoger a personas en situaciones distintas, potenciar la riqueza humana de sus trabajadores, y ofrecer los medios y los avances asistenciales que facilitaban atención, cuidado y curación. Pero como todo en esta vida tiene su tiempo, la Residencia Sanitaria Virgen Blanca, termina su vida con la fusión hospitalaria y comienza la actividad sanitaria del Complejo Hospitalario de León. En el edificio quedaron sus muchas bondades, algún defecto y enseñanza, y los logros que durante esos años influyeron en la transformación social y económica de la capital leonesa y de su provincia, la prevención y curación de enfermedades y la promoción de la salud. El envejecimiento poblacional, la búsqueda de calidad en la atención sanitaria, las nuevas especialidades, los cambios en la morbilidad, entre otros factores, reclamaban esa fusión hospitalaria que se asienta en el actual CAULE -Complejo Asistencia Universitario de León- para colocarse en la vanguardia de los avances médicos y tecnológicos, en un proceso de mejora continua.

Estos textos llenan un vacío en el ámbito de la sanidad leonesa. En ellos aparece un trabajo de lectura y estudio de archivos, quizás hechos en ocasiones desde la distancia y desde intereses encontrados. Por eso es de agradecer este trabajo que, ante las dificultades, ha conseguido ahondar en un mundo de profesionales que escribían su historia cada día curando, cuidando y acompañando vidas. María Ángeles en estos textos transparenta vida, apoyada en lo que ha sido su vida en el quehacer diario de la administración y la gestión, probablemente para recordarlo y que el pasado se conozca, se valore y no se borre. O quizás estén destinados al servicio de la vida para que en estos tiempos de incertidumbre fomentemos la certeza de que el mundo no lo transforma la violencia, sino el cuidado y la ternura, porque la mirada a la historia nos permite conocer el pasado para entender el presente y construir el futuro.

Abilio Fernández García

ÍNDICE

SEGUNDA PARTE.
LA RESIDENCIA SANITARIA DE LA SEGURIDAD SOCIAL VIRGEN BLANCA Y LA FUSIÓN HOSPITALARIA

Capítulo 3. LA RESIDENCIA SANITARIA DE LA SEGURIDAD SOCIAL VIRGEN BLANCA

AHL: .... Archivo Histórico de León

AISNA: .... Administración Institucional de la Sanidad Nacional

AML: .... Archivo Municipal de León

AP: .... Atención Primaria

CAULE: .... Complejo Asistencial Universitario de León

CC.AA.: .... Comunidades Autónomas

CC.OO.: .... Comisiones Obreras

DGS: .... Dirección General de Sanidad

GRD: .... Grupos Relacionados por el Diagnóstico

ILC: .... Instituto Leonés de Cultura

INGESA: .... Instituto Nacional de Gestión Sanitaria

INI: .... Instituto Nacional de Industria

INP: .... Instituto Nacional de Previsión

INSALUD: .... Instituto Nacional de la Salud

LGSS: .... Ley General de Seguridad Social

LGS: .... Ley General de Sanidad

MIR: .... Médico Interno Residente

OCDE: .... Organización para la Cooperación y el Desarrollo Económico

OMS: .... Organización Mundial de la Salud

ORL: .... Otorrinolaringología

PIB: .... Producto Interior Bruto

PNA: .... Patronato Nacional Antituberculoso

PNIS: .... Plan Nacional de Instalaciones Sanitarias

REOyFH: .... Reglamento sobre Estructura, Organización y Funcionamiento de los Hospitales gestionados por el Instituto Nacional de la Salud

RGRGyS: .... Reglamento General para el Régimen, Gobierno y Servicios de las Instituciones Sanitarias de la Seguridad Social.

SNS: .... Sistema Nacional de Salud

SOE: .... Seguro Obligatorio de Enfermedad

UCCLL.: .... Unión de Campesinos Leoneses

UPL: .... Unión del Pueblo Leonés

ZBS: .... Zona Básica de Salud

Al iniciar este trabajo me preguntaba si estaba siendo muy intrépida al afrontar la tarea de elaborar la historia de un centro sanitario cuya cronología está tan próxima en el tiempo; me animaba pensar que esto facilitaría la localización de documentación e información concerniente al mismo; sin embargo, nada más lejos de la realidad.

La fusión hospitalaria que puso fin a la actividad independiente de la Residencia Sanitaria Virgen Blanca, trajo consigo la falta de espacio de almacenamiento y, por consiguiente, la destrucción de muchos archivos, motivo por el que la obtención de datos no ha sido fácil. En el actual Complejo Asistencial Universitario de León he podido acceder a unos pocos documentos del periodo de estudio, y el resto del trabajo ha sido fruto de la investigación archivística y bibliográfica referenciada.

A pesar de las dificultades, el vínculo laboral y afectivo que me une a esta investigación me ha dado el impulso necesario para seguir adelante. He disfrutado con cada nuevo hallazgo de datos o con el descubrimiento de hechos relevantes desconocidos -a pesar de que habían ocurrido a mi lado-.

He constatado la enorme precariedad sanitaria que dominaba la provincia de León hace poco más de sesenta años, en cuya capital había un único hospital de grandes dimensiones, dedicado fundamentalmente a pacientes de beneficencia, una Maternidad Provincial, un ambulatorio y un buen número de pequeñas clínicas quirúrgicas y de maternología, destinadas casi en su totalidad a pacientes de pago. Avanzando en el tiempo y a medida que me acercaba a la fecha de la edificación y puesta en funcionamiento de la Residencia Virgen Blanca, me sorprendió conocer que, de forma simultánea, y en el corto espacio de cinco años, se habían construido cuatro grandes centros hospitalarios más. El estudio de las características de cada uno ellos, su origen, titularidad y lo que significaron para la ciudad y su entorno, fue otro gran aliciente investigador.

El análisis bibliográfico de los antecedentes de este estudio me fue introduciendo en la España de mi niñez, la década de los años sesenta del siglo pasado, en la que la dictadura franquista estaba llegando a su fin y comenzó la gran mutación económica y social. Los méritos del cambio se debieron en buena medida a la recuperación que se estaba produciendo en toda la Europa occidental tras la Segunda Guerra Mundial, una expansión económico-social sin precedentes. Aquella España que apostó por el capitalismo de mercado, sus valores y comportamientos, y que buscaba integrarse en la Comunidad Europea, no tuvo más remedio que abrir sus puertas a los usos de su entorno geopolítico.

El estudio de la Historia de España de la primera mitad del siglo XX me ha ayudado a entender la importancia de los cambios sociales, políticos y económicos que propiciaron la creación, en 1942, del Seguro Obligatorio de Enfermedad -antecesor de la Seguridad Social- y la aprobación de un Plan Nacional de Instalaciones Sanitarias (PNIS) que, en pocos años, construyó ambulatorios y centros hospitalarios en todas las provincias, implementando en estos las tendencias de los países más avanzados; fue el germen del Sistema Nacional de Salud del que hoy disfrutamos todos los ciudadanos.

Aquel PNIS fue el que aprobó la edificación en la ciudad de León de la Residencia Sanitaria de la Seguridad Social Virgen Blanca y de la Residencia Camino de Santiago, en Ponferrada. Con ellas el Instituto Nacional de Previsión quiso dar respuesta a las necesidades sanitarias de una provincia que contaba con un buen número de sanatorios de titularidad privada, pero que tenía una carencia casi absoluta de camas hospitalarias públicas.

Deseo que esta publicación contribuya al conocimiento de la historia reciente de la sanidad en la ciudad de León y su provincia, y la dedico a todos los profesionales y trabajadores que con su labor y dedicación han contribuido a mejorar la salud de los leoneses.

PRIMERA PARTE

ANTECEDENTES E INFRAESTRUCTURAS SANITARIAS DE LA CIUDAD DE LEÓN ENTRE 1960 Y 1990

Título I. La provincia de León entre 1960 y 1990: población, sociedad y política, economía y salud.

El objetivo de este capítulo es contextualizar el estudio. Para ello comenzaremos por ofrecer unas breves pinceladas sobre el marco demográfico, socio-político y económico de la ciudad de León en el momento en que abrió sus puertas a la Residencia Sanitaria Virgen Blanca, lo que contribuirá a darnos una visión de los factores que, de una u otra forma, pudieron empujar a la creación del centro sanitario en la década de los años sesenta del siglo XX, punto de inflexión entre los antiguos sanatorios de finales del siglo XIX, -vinculados a entidades corporativas o de socorros mutuos, procedentes de una medicina colectivizada, que coexistía con las de asistencia privada y el pago por acto médico[1]-, y los nuevos hospitales públicos, de grandes dimensiones, propios de una medicina socializada, cuya tarea ya no era la atención benéfica o a demanda de quien pudiera pagarla, sino una atención médico-hospitalaria para todos, regulada por el Estado y financiada con los impuestos de los ciudadanos, que buscaba no solo la curación de la enfermedad, sino también la prevención y la formación de nuevos y mejores profesionales[2]. Veremos también los cambios experimentados por nuestro país durante una treintena que ha sido tan decisiva históricamente, la de mayor crecimiento económico, social y político.

1.I.1. Las bases demográficas

La evolución poblacional experimentada por la provincia de León entre 1900 y 1960 fue considerable, superando ligeramente el 50% de crecimiento, a pesar de verse alterada por las alzas de la mortalidad ocasionadas por enfermedades, algunas de gran impacto como la epidemia de gripe de 1918, e interrumpida bruscamente por la Guerra Civil[3]. Desde 1960 y hasta 1991 hubo un retraimiento que se puede cifrar en el 10%. Una curva que, si bien estuvo marcada por el descenso de la población rural y semirrural, en la capital no dejó de aumentar efectivos y en treinta años prácticamente los cuadruplicó.

---

1   SEGOVIA DE ARANA, J. M., "La salud de los españoles en el siglo XX", *Anales de la Real Academia de Ciencias Morales y Políticas*, n.º 77, 2000, pp. 415-432.

2   BALLESTEROS POMAR, M., *Asistencia hospitalaria en la ciudad de León: de los hospitales medievales de la iglesia y beneficencia a las clínicas y sanatorios del siglo XX*, Universidad de León, León, 2008, p. 15.

3   GONZÁLEZ GONZÁLEZ, M. J., "El envejecimiento actual de la población leonesa", *Polígonos* núm. 1, 1991, p. 21. En https://rev.publi.unileon.es

Hasta llegar a los 584.117 habitantes de 1960, la provincia de León tuvo que superar el modelo demográfico de Antiguo Régimen[4] que se extendió desde la Edad Media hasta bien entrado el siglo XIX -marcado por unas altas tasas de mortalidad (por encima del 30‰) y también de natalidad (en torno al 40‰), que apenas dejaban margen para un lento crecimiento poblacional[5]-, y el considerado modelo de transición o de revolución demográfica, que se dio entre finales del siglo XIX y principios del XX[6]. Atendiendo a la evolución de las tasas brutas de ambos indicadores, podemos establecer tres etapas que marcaron el tránsito de un modelo demográfico antiguo a otro más moderno.

El primer periodo comenzaría a mediados del siglo XIX y se extendería hasta el final de la centuria. Se caracterizó por tener altas tasas de mortalidad y natalidad, presentando ambas importantes fluctuaciones. La elevadas cifras de defunciones se debían a las llamadas "crisis de subsistencia", que padecía la población en general, como resultado de la combinación de episodios de hambruna y pauperismo y a unas deficitarias condiciones higiénicas y sanitarias, que incidían muy especialmente en las mujeres de reciente maternidad y en los niños menores de un año; en este caso, según señala Amselem, por la combinación de la lactancia materna con una alimentación suplementaria poco cuidada e introducida de forma prematura, signo inequívoco del retraso español en materia sanitaria e higiénica, que se agudizaba en la provincia leonesa debido a determinados factores socio-culturales.

La segunda etapa abarcaría hasta 1936, año en que se inició la Guerra Civil, un periodo caracterizado por el descenso de la mortalidad, gracias a la mejora de las condiciones sanitarias y de higiene, que se dejó sentir con más fuerza tras la epidemia de

---

4   MONTAGUT CONTRERAS, E., "La transición demográfica en la revolución industrial", - *Los ojos de Hipatia*, abril 2014, p. 1 – El modelo demográfico de Régimen Antiguo o tradicional, muy inestable entre recursos y población, se mantuvo desde la época medieval hasta el siglo XVIII y, en algunas áreas europeas, hasta bien entrado el siglo siguiente. Se caracterizaba por una mortalidad irregular y por la incidencia de las crisis. La mortalidad infantil, por su parte, era muy elevada, junto con una mortalidad maternal considerable. Esta combinación generaba un crecimiento natural muy débil de la población. En este modelo, el mecanismo de regulación era la mortalidad, cuya incidencia dependía estrechamente de la producción agraria. El desequilibrio entre recursos y población provocaba periódicamente las denominadas "crisis de subsistencia", combinación de hambrunas y de enfermedades de carácter epidémico, que se extendían entre una población mal alimentada. El resultado era una mortalidad catastrófica que reducía el crecimiento demográfico que se había alcanzado en las épocas de bonanza económica. Durante el siglo XVIII aquel modelo comenzó a cambiar en algunos estados como Inglaterra o Francia. Se aminoraron los efectos de las hambrunas y epidemias gracias a ciertos progresos médicos e higiénicos, las guerras fueron menos intensas y devastadoras y se produjeron mejoras en la nutrición de la población. Estos factores posibilitaron un importante crecimiento demográfico en el oeste europeo, mientras que en la Europa mediterránea el crecimiento fue menor. Se trataba del inicio de la conocida como transición demográfica.

5   REGUERA RODRÍGUEZ, A., y SERRANO ÁLVAREZ, J.A., "La población leonesa en la época contemporánea. El régimen demográfico" en CARANTOÑA ÁLVAREZ, F. (coord.), *La Historia de León*, Universidad de León y *Diario de León*, León 1999, vol. IV, p. 21.

6   PÉREZ PIÑERO, J., "Las transiciones demográficas y epidemiológicas y la calidad de vida, objetivos de la tercera edad", *GEROINFO*, vol. 1, n.º 3, 2006, p.4. Las primeras aproximaciones a esta teoría las hizo el demógrafo francés Adolphe Landry, en 1909, quien estructuró la teoría bajo el nombre de "revolución demográfica"; posteriormente, en 1929, el demógrafo norteamericano Warren Thompson la llamó "evolución demográfica" y consideró tres etapas: estado de crecimiento potencial, estado de crecimiento efectivo o estacionario y estado de disminución.

gripe de 1918. Aunque esta enfermedad se dio a nivel mundial en las mismas fechas, España fue el país europeo más afectado, con especial virulencia en el caso de la provincia de León, que en ese año duplicó el número de los fallecimientos anuales. Hubo más de 17.000 muertos y los más golpeados fueron los adultos jóvenes entre 16 y 30 años (el 15,38%). A la virulencia de la enfermedad se añadió el problema del alto porcentaje de población hambrienta y en paro, así como a las violentas manifestaciones[7].

Pocos años después de esa crisis de mortalidad, en 1925, comenzó a funcionar el Instituto Provincial de Higiene que contribuyó notablemente a subsanar las deficitarias condiciones higiénico-sanitarias[8]. Tenía unas "competencias comunes" a todos los institutos provinciales, como epidemiología y estadística, analíticas: tuberculosis, higiene infantil, enfermedades venéreas y lepra, y otras "especializadas", en función de la disponibilidad presupuestaria, que iban desde la atención al paludismo a la dedicada a la higiene alimentaria, entre otras. Hubo también una importante caída de la natalidad que podría estar relacionada con el drenaje de gente joven -y por tanto en edad de procrear- sufrida por la provincia en el cambio de siglo. A pesar del descenso, seguía por encima de la media nacional que, a partir de 1914, se situó por debajo del 30‰, mientras en León era del 35‰. En 1930, el descubrimiento de las sulfamidas y los antibióticos contribuyó a la introducción de tratamientos eficaces contra muchas de las infecciones responsables de la elevada mortalidad. Además, en la II República se constituyó el Servicio de Higiene Infantil, pero la significativa mejora de la situación fue después de la Guerra Civil.

Una tercera fase, la de mayor interés para este estudio, sería la comprendida entre 1936 y 1960, caracterizada por un descenso acusado de la tasa de mortalidad, que se redujo en un 48,3% entre 1940 y 1960 (a partir de 1951 se situó por debajo del 10‰), y el mantenimiento de una natalidad estable, en unos niveles realmente altos. Según Reguera Rodríguez "se podría afirmar que en la provincia de León la transición demográfica, esto es, el proceso mediante el cual una población pasa de tener unas altas tasas de mortalidad y natalidad a una nueva situación de equilibrio, se produjo en este periodo"[9]. Así, en 1944, cuando estaba aún vigente una ley de Sanidad de mediados del siglo anterior, cuyos preceptos carecían en su mayoría de aplicación útil, se dictó la Ley de Bases de la Sanidad Nacional, en cuyo preámbulo se decía que la ordenación jurídica de los servicios sanitarios nacionales adolecía de tantas y tales deficiencias que era necesaria su corrección. Dedicaba la base cuarta a la sanidad maternal e infantil, indicando que, en la lucha contra la mortalidad de madres y

---

7   REGUERA RODRÍGUEZ, A., y SERRANO ÁLVAREZ, J.A., "La población leonesa …, p. 19-20.

8   Reglamento de Sanidad Provincial, aprobado por Real Decreto de 20.10.25, publicado el 24.10.25, Gaceta de Madrid núm. 297. Creó los Institutos Provinciales de Higiene que tenían cinco secciones: "de carácter común" —epidemiología y estadística sanitaria; análisis higiénico-sanitarios: tuberculosis; higiene infantil; venéreo y lepra— y, según las disponibilidades presupuestarias, otras "secciones especializadas", que van desde la dedicada al paludismo a la dedicada a la higiene alimentaria, entre otras.

9   REGUERA RODRÍGUEZ, A., y SERRANO ÁLVAREZ, J.A. "La población leonesa …, p. 21.

niños, se tendría muy presente la creación y sostenimiento de consultorios médicos y hospitales de maternología con un número de camas proporcional al de habitantes, sobre todo en las grandes ciudades. La red de dispensarios que se creó y siguió ampliándose, se ocuparía "del desarrollo y vigilancia sanitaria del lactante y del niño en edad preescolar, con especial atención a la vacunación frente a las enfermedades infecciosas". En la provincia de León, entre los años 1955 a 1961, la tarea vacunadora se centró en la varicela, y en menor medida en la difteria, poliovirus y fiebres tifoideas[10]. En el caso de la vacuna BCG, para proteger de las formas graves de tuberculosis, hay constancia de que prácticamente todos los médicos titulares de los ayuntamientos leoneses solicitaron dosis suficientes de esta vacuna entre 1957 y 1961[11].

El 19 de febrero de 1959, el BOP y una circular del Gobierno Civil, recogían la normativa de la DGS, según la cual, todos los médicos titulares de ayuntamientos debían proceder a la vacunación antivariólica y remitir semanalmente los datos a la Jefatura Provincial de Sanidad, junto con los relativos a las enfermedades de declaración obligatoria. También la vacuna contra la poliomielitis (Salk) se administró gratuitamente a los económicamente débiles, entre 1959 y 1963, y este último año se inició su administración por vía oral (OPV o poliovirus), de cuyo programa piloto formó parte la provincia de León.

A las medidas higiénico-sanitarias, sociales y educacionales, había que añadir las de índole nutricional, relacionadas todas ellas con el crecimiento económico del país[12]. Dice Thomas McKeown en su monografía "El descenso de la mortalidad en Europa", que un mejor estatus nutritivo ofrece al organismo una mayor capacidad de resistencia frente a las enfermedades, pero sin que este sea el único factor reductor de la mortalidad[13].

En 1954, poco antes de alcanzar la provincia su máximo poblacional, escribía Ramón García y Ponce de León: "León, de día en día camina con mayor rapidez a su despoblación, no por defectos verdaderamente morales, sino porque hay muchas y trascendentes faltas de higiene en la población. La principal causa de la despoblación se debe al fallecimiento infantil entre uno y cinco años de edad, por motivo del frío, los vegetales y frutos no sazonados vendidos en mercados públicos, las aguas

---

10   Archivo Histórico Provincial de León (AHPL), en diferentes escritos figura la exigencia de certificado de vacunación antivariólica a los niños para su admisión en la escuela, así como para viajes al extranjero, y en este caso, además, se exigía la vacuna antitífica.

11   AHPL, entre los años 1957 y 1961, hay constancia de hasta ochenta y dos escritos dirigidos por los médicos titulares de distintos ayuntamientos leoneses a la Jefatura Provincial de Sanidad solicitando dosis suficientes de las vacunas BCG antituberculosis.

12   SANZ GIMENO, A., y RAMIRO FARIÑAS, D., *Cuadernos de Historia Contemporánea*, vol. 24, 2002, p. 183. Un análisis comparativo de la evolución del PIB y de la mortalidad infantil y juvenil, nos muestra que, tras superarse los efectos irreversibles de las crisis epidémicas del siglo XIX, el crecimiento económico ha contribuido a explicar parte del descenso de la mortalidad, por su relación con una mejor nutrición de la población y con el desarrollo institucional de los sistemas sanitarios.

13   LIVI-BACCI, M., "La relación entre nutrición y mortalidad en el pasado, un comentario", en *El hombre en la historia, Siglo XXI,* Madrid, 1990, pp. 103-109.

potables contaminadas con la cal y la tierra, y los agentes epidémicos contagiosos"; y llamaba la atención del Ayuntamiento leonés con el fin de higienizar la ciudad[14]. Parece que estudios como este ayudaron a mejorar las condiciones sanitarias de ciudades y municipios, y contribuyeron al descenso de la mortalidad infantil, aunque el INE no nos ofrece datos diferenciados por comunidad autónoma y provincia hasta 1975.

Volviendo a los datos poblacionales y centrándonos en la ciudad de León, podemos apreciar en el cuadro núm. 1 y en el gráfico núm. 1 un aumento poblacional en detrimento de las zonas rurales de la provincia que, como ya hemos avanzado, se venía produciendo desde comienzo del siglo XX. Comenzaba la centuria con 15.580 habitantes y solo veinte años más tarde tenía 21.399 habitantes censados, un incremento del 37%. Dos décadas más tarde la población se había duplicado, debido casi exclusivamente al éxodo rural[15], más moderado en los veinte años siguientes, que redujo su aportación desde un 97% a un 25%. En 1960 alcanzaba las 73.483 personas censadas, el 14,39% del total de la provincia. Había entonces únicamente 8 municipios con menos de 500 habitantes, pero la cifra de estos fue aumentando en favor de la capital y otras poblaciones como Ponferrada, La Bañeza o Astorga[16], que fueron creciendo a su costa hasta mediados de los setenta en que la capital leonesa superó los 115.000 habitantes. Comenzaría después una dinámica de ralentización creciente a favor del alfoz[17], como se refleja en los cuadros y gráficos siguientes[18].

Cuadro n.º 1.
La población de la provincia de León y de su capital entre 1900 y 1991 (autora).

POBLACIÓN DE LA PROVINCIA DE LEÓN Y DE LA CAPITAL 1900-1991 (Fuente: INE)				
AÑO	**PROVINCIA**	**CAPITAL**	**DIFERENCIA**	**%Capital/Provincia**
1900	386.083	15.580	370.503	4,04
1910	395.430	18.117	377.313	4,58
1920	412.417	21.399	391.018	5,19
1930	441.908	29.337	412.571	6,64
1940	493.258	44.755	448.503	9,07
1950	544.779	59.549	485.230	10,93
1960	584.117	73.483	510.634	12,58
1970	562.766	105.235	457.531	18,70
1980	523.613	131.134	392.479	25,04
1990	524.896	137.758	387.138	26,24

---

14 GARCÍA Y PONCE DE LEÓN, R., *Vida y muerte en la ciudad. Topografía médica de León*. Edición y estudio introductorio de Antonio T. Reguera Rodríguez, Diputación de León, León, 1988, pp. 3-4.

15 REGUERA RODRÍGUEZ, A. y SERRANO ÁLVAREZ, J.A. "La población leonesa …, p. 27.

16 *Diario de León*, "Maite Rabanillo: León ha perdido 122 pueblos desde 1960, su año álgido de población", 30 de diciembre de 2019.

17 REGUERA RODRÍGUEZ, A. y SERRANO ÁLVAREZ, J.A. "La población leonesa …, pp. 25-37.

18 INE. Datos censales anuales. Disponible en: https://www.ine.es

Gráfico n.º 1.
Evolución poblacional de León y su capital entre 1900 y 1991.

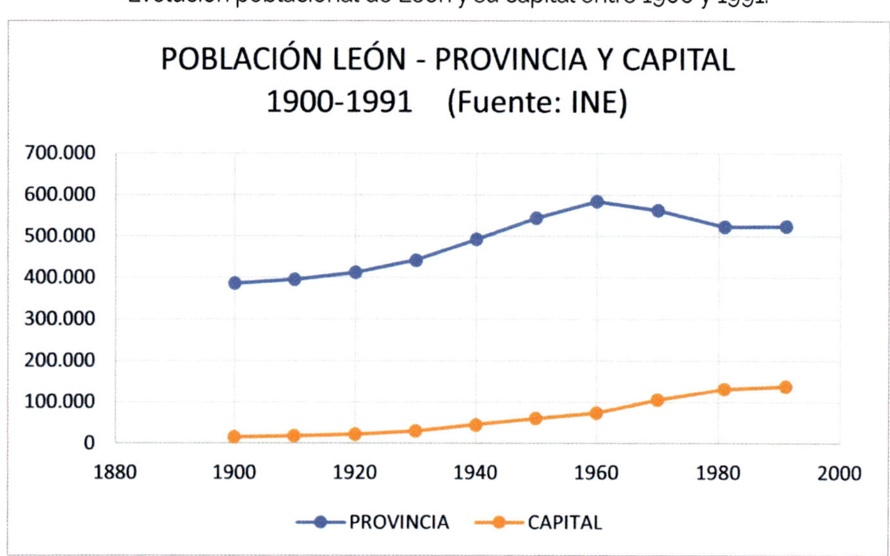

Gráfico n.º 2.
Densidad de población por partidos judiciales en 1960. Fuente: Memoria Diputación Provincial de León 1961.

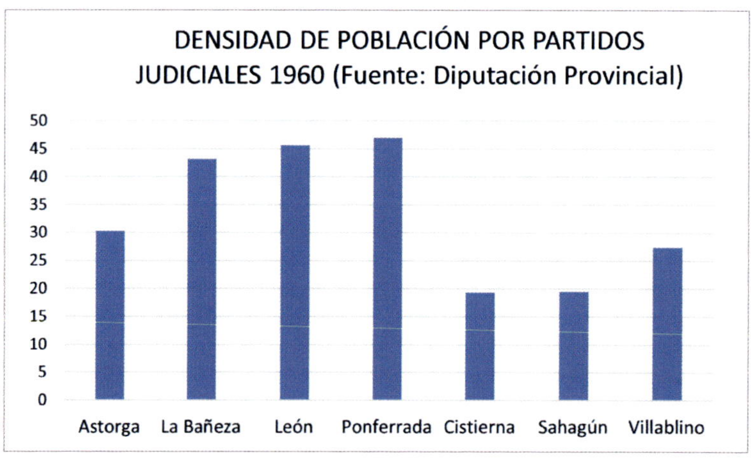

Descendiendo a un análisis poblacional más detallado, hemos recopilado los datos censales de los años que inician cada una de las cuatro décadas de estudio: en primer lugar 1960, punto de partida del cambio sanitario y los siguientes, 1970, 1981 y 1991[19], y hemos elaborado las pirámides demográficas de cada uno con el fin de mostrar su evolución y los cambios etarios determinantes en parte de la demanda sanitaria.

---

19   INE. Población por provincias según sexo y edad 1960, 1970, 1981 y 1991. Disponible en: https://www.ine.es

La morfología de las pirámides nos ha ayudado a determinar las características de la población en cada momento analizado,[20] aunque su complejidad dificulta la síntesis pues, en materia de análisis estructural, la dinámica natural no lo explica todo. El estrangulamiento basal achacable a la caída de los nacimientos, es el factor más importante, ya que una natalidad muy baja no garantiza el reemplazo generacional[21].

Gráfico n.º 3.
Pirámide poblacional de León en 1960. Fuente: INE, datos de población por provincias (1960).

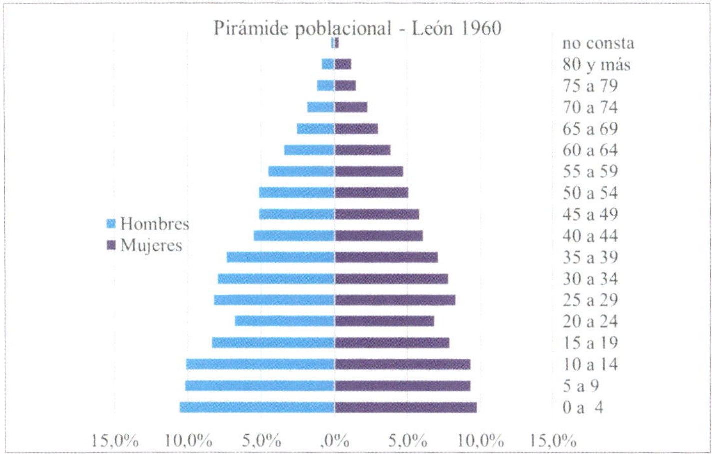

Gráfico n.º 4.
Pirámide poblacional de León en 1970. Fuente: INE, datos de población por provincias (1970).

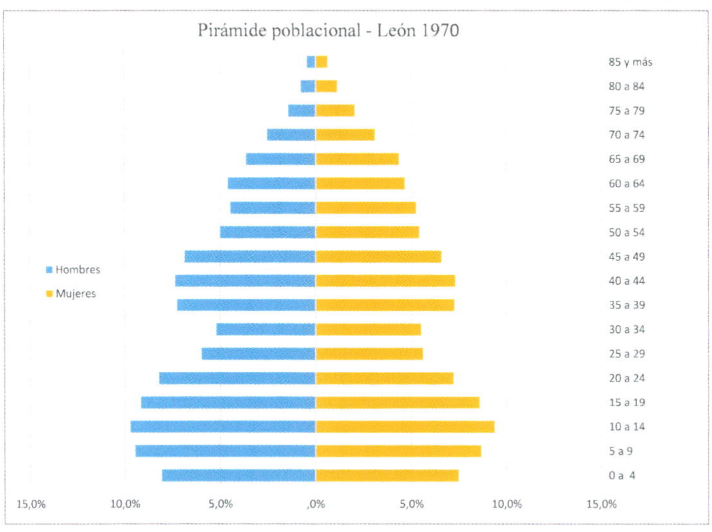

20   REGUERA RODRÍGUEZ, A. y SERRANO ÁLVAREZ, J.A. "La población leonesa ..., pp. 31 y 32.

21   GONZÁLEZ GONZÁLEZ, M. J., "El envejecimiento actual de la población leonesa", *Polígonos*, n.º. 1, 1991, p. 26. Disponible en: https://rev.publi.unileon.es

Gráfico n.º 5.
Pirámide poblacional de León en 1981. Fuente: INE, datos de población por provincias (1980).

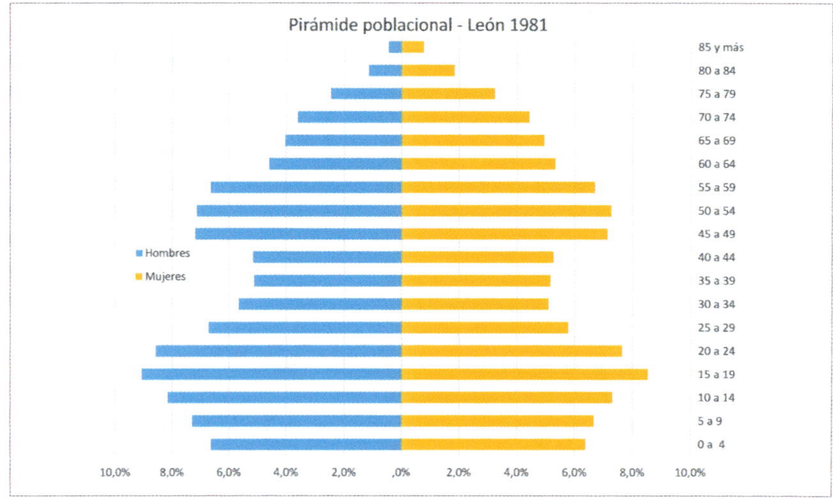

Gráfico n.º 6.
Pirámide poblacional de León en 1991. Fuente: INE, datos de población por provincias (1991).

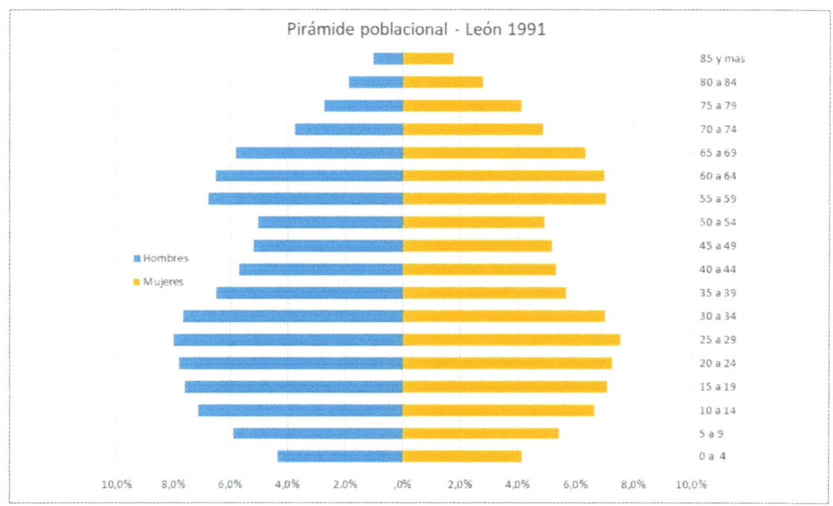

Del análisis se desprende que las pirámides de 1960 y 1970 (gráficos núm. 3 y 4) son expansivas, indican una población en crecimiento, con alta natalidad y mortalidad considerable. Por su parte, las de 1981 y 1991 (gráficos núm. 5 y 6) son regresivas, es decir corresponden a periodos en los que la mayor parte de la población es adulto-mayor (envejecida), por diferentes razones: éxodo de jóvenes, menor tasa de natalidad y, en cierta medida, aumento de la esperanza de vida. En esas circunstancias queda muy poco margen para el crecimiento demográfico[22]. En las cuatro se aprecian con nitidez los efectos que acarreó la Guerra Civil y la postguerra, que, lógicamente dependiendo del año de elaboración del censo, aparecen en un tramo diferente.

Cuadro n.º 2.
Distribución población activa y dependiente León 1960 – 1991 (autora).
Fuente: INE. Datos por provincias (1960, 1970, 1980 y 1991).

DISTRIBUCIÓN DE LA POBLACIÓN ACTIVA Y DEPENDIENTE 1960-1991 (Fuente: Historia de España, Menéndez Pidal, XLII**, p.500).		
AÑO	**Menores de 14 años**	**Entre 15 y 64 años**	**Mayores de 65 años**
1960	29,63%	62,99%	7,37%
1970	26,34%	63,65%	10,01%
1980	21,24%	65,00%	13,75%
1990	16,81%	65,46%	17,73%

En el cuadro núm. 2 observamos el aumento de la población mayor de 65 años —en 1960 era el 7,37% del total y en 1991 el 17,73%—, los menores de 15 años representaban en 1960 el 29,63 % del total poblacional y en 1991 únicamente el 16,81%. El conjunto de ambos estratos poblacionales forma la llamada población dependiente[23]. En tres décadas se produjo un cambio muy notable del componente de esta población. En 1991, uno de esos grupos, el de mayores de 65 años, subió 10 puntos su peso como consecuencia del incremento de la esperanza de vida, esto significa más personas frágiles ante la enfermedad, con mayor necesidad de cuidados, asistencia social y sanitaria. La población activa por su parte (mayores de 15 años y menores de 65), sufrió un ligero aumento en esos 31 años, un 2,47%; que no es un porcentaje relevante, pero habida cuenta de su concentración en los núcleos urbanos y semiurbanos, supuso la transformación y crecimiento de estos.

1.1.2. Urbanismo y salud

Uno de los temas recurrentes a lo largo de la historia del urbanismo ha sido la relación entre salud, planificación y diseño urbano. "La disciplina urbanística surgió como reacción a las desigualdades en salud que daban lugar (en términos de esperanza de vida) a situaciones insostenibles"[24]. En el siglo XVIII, con el movimiento ilustrado, surgió la teoría del Higienismo urbano; este movimiento, al igual que hiciera con la razón o la observación empírica de la naturaleza, adoptó el progreso como

---

22   PÉREZ DÍAZ, J., "La pirámide *regresiva*, una falacia", *ApdD - Apuntes de demografía,* octubre 2012. Disponible en: https://apuntesdedemografia.com.

23   REGUERA RODRÍGUEZ, A. y SERRANO ÁLVAREZ, J. A., "La población leonesa ..., p. 31. Considera población dependiente a los menores de 15 años y mayores de 65 años (criterio del INE).

24   FARIÑA TOJO, J., HIGUERAS GARCÍA, E., y ROMÁS LÓPEZ, E., *Ciudad, urbanismo y salud*, Ministerio de Sanidad, Consumo y Bienestar Social, Madrid, 2019, p. 7.

una de las reglas de oro a seguir para conseguir la meta de la ansiada felicidad del género humano, objetivo último de perfección, resultante del optimismo que siempre acompañó a sus planteamientos[25].

En España los presupuestos liberales de base ilustrada tuvieron un importantísimo papel en la introducción de esta doctrina. Los primeros testimonios escritos acerca del tratamiento de las enfermedades laborales mediante preceptos de carácter higienista, datan de mediados del siglo XVIII, pero fue durante la transición histórica, entre los años finales de la Ilustración y los primeros del movimiento romántico, cuando tuvo lugar el desarrollo definitivo del Higienismo como doctrina de base científica. Comenzó entonces una revolución que cambiaría radicalmente la forma de vida de las personas y terminaría con las elevadas tasas de mortalidad. Los descubrimientos en microbiología, el empleo de las vacunas, los continuados avances técnicos y una amplia divulgación de los contenidos médicos, determinaron una paulatina mejora en las condiciones de vida (nutrición, vivienda, trabajo) y propiciaron el crecimiento vegetativo de la población.

El llamado médico ilustrado consideraba insuficiente la mirada hacia el mundo físico exterior, era necesario, además, observar los efectos de la industrialización y los cambios sociales que se estaban produciendo. Decía el filósofo Michel Foucault que, en la concepción racionalista del universo, típica de la Ilustración, lo fundamental para el médico era situar al cuerpo humano, a la enfermedad y al individuo en un determinado espacio físico y social, de modo que era necesario contemplar, además de las variables climáticas, la naturaleza de los suelos, el temperamento individual,

---

25 ALCAIDE GONZÁLEZ, R., "La introducción y el desarrollo del higienismo en España durante el siglo XIX", *Scripta Nova*, n.º 50, 1999. Disponible en: https://www.ub.edu/geocrit/sn-50.htm, p. 1-42. Dos grandes científicos, pertenecientes al elenco médico español de la época, fueron los responsables, en gran medida, del afianzamiento y desarrollo de la doctrina higienista en nuestro país. En primer lugar, Ignacio María Ruíz de Luzuriaga médico internista vasco y Mateo Seoane Sobral, una de las personalidades científicas más relevantes de este período histórico, cuyo magisterio influirá decisivamente en sus discípulos Pedro Felipe Monlau y Francisco Méndez Álvaro, tres de las personalidades médicas más importantes en los inicios del movimiento higienista español, que mantuvieron un continuo contacto con los científicos más importantes en la materia, tanto en Inglaterra, cuna del Higienismo de carácter social, como en otros países herederos de una tradición más asentada en los preceptos del despotismo ilustrado, conformando desde sus respectivas aportaciones, el primer proyecto fundamentado para el establecimiento de los preceptos en materia de higiene en nuestro país, cuyos postulados fueron tomando posiciones en el seno de la los planes de Ensanche. La tradición de los estudios en materia higiénica y su continuación posibilitaron, en gran medida, una toma de conciencia respecto a la necesidad de un cambio social que había de abarcar, tanto el aspecto de la enfermedad, que implicaba una mejora de la calidad de vida humana, como la consecución -implícita a tal mejora- de los derechos considerados fundamentales por parte de las clases más desfavorecidas y marginadas. Se propuso así el paradigma higienista -por su especial equilibrio entre la ética y la pragmática- como forma de gobierno y como actuación destinada a prevenir y a remediar los males que afectaban al conjunto de la sociedad española. Los remedios curativos contra enfermedades tan temidas como el cólera, la tuberculosis o la sífilis, produjeron enormes resultados en dos frentes: uno, a partir de la investigación microbiológica y el declive del paradigma miasmático (según Sydenham, los miasmas eran el conjunto de emanaciones fétidas de suelos y aguas impuras causantes de la enfermedad),), y otro, a través de una nueva concepción de la ciudad, sus habitantes y la sociedad en definitiva, lucha que, a caballo entre dos siglos caracterizados por una apasionante sucesión de aconteceres históricos, no decayó en su empeño por conseguir uno de los bienes sociales más preciados: la salud.

y el aspecto social de las enfermedades (condiciones de trabajo, alimentación, vivienda)[26].

En base a la corriente higienista que tenía en cuenta factores como la ventilación de las casas, el adoquinado de las calles y su iluminación, la construcción de redes de alcantarillado, o el tratamiento y distribución de las aguas para evitar epidemias y enfermedades[27], se iniciaron reformas higiénicas en los núcleos urbanos mediante los llamados "planes de ensanche" de finales del siglo XIX y principios del XX, paralizadas durante el periodo de la Guerra Civil[28]. Tras finalizar el conflicto bélico, en los años cuarenta, la situación sanitaria del país era desoladora; enfermedades como el paludismo o la polio, la escasez de medidas profilácticas y sanitarias y un problema de saneamiento general, causaban un alto índice de mortalidad. Era necesario conseguir que el agua llegase a todos los hogares, recoger las aguas residuales y el saneamiento global de la vivienda, en especial la rural[29]. Estas mejoras se fueron realizando en las décadas siguientes en que se instauraron infraestructuras higiénico-sanitarias adecuadas, y se inició un notable desarrollo socioeconómico que permitió un cambio sustancial de las condiciones de vida y la puesta en marcha de iniciativas en materia de vivienda, sanidad o educación, entre otras[30].

Las ciudades pasaron a ser el centro de la actividad económica, ante la pérdida acelerada en importancia de la producción agrícola y de la población rural, la expan-

---

26 CASCO SOLÍS, J., "Las Topografías Médicas: Revisión y Cronología", *Asclepio*, vol. LIII-1, 2001, p. 5. Las Topografías Médicas, son estudios de lugares geográficos concretos y de sus poblaciones, que se abordan desde una perspectiva higiénico-sanitaria y que comprenden, por regla general, la descripción física del punto -situación, clima, suelo, hidrografía-, y la del entorno biológico -flora y fauna-; los antecedentes históricos, el temperamento físico y el carácter moral de sus habitantes, las costumbres, las condiciones de vida, los movimientos demográficos, las patologías dominantes y la distribución de las enfermedades. Y todo ello abordado con el fin de promover medidas para prevenirlas y remedios para tratarlas y mejorar el estado de salud de los individuos. Las Topografías Médicas constituyen la principal aportación bibliográfica de la medicina rural española a la Sanidad Pública. De ahí su interés histórico. Casco Solís relaciona más de trescientas topografías médicas realizadas entre 1802 y 1958, aunque hay algunas anteriores (siglo XV y XVI), entre ellas un manuscrito de León, de 1884, y otro de Ponferrada. de 1899, (la mayoría de ellas están recogidas en la Real Academia de Medicina de Barcelona y Madrid). Finaliza su trabajo con una cita muy expresiva de P.F. Monlau, de 1.847, que dice: «Todas las poblaciones han de tener su topografía. El manuscrito que las contenga debe ser custodiado en los archivos de la Casa Municipal como un «libro de familia». Este libro será consultado con mucho fruto para saber lo que ha sido la población, lo que es y lo que puede ser. Se agregarán en forma de apéndices a dicho libro los resultados de cada año. Estos anales locales, bien redactados, serán la joya más preciosa de la población.

27 PALOMERO GONZÁLEZ, J.A., y ALVARIÑO SERRA, P., "La importancia del higienismo y la potabilización del agua en la ciudad de Valencia (1860-1910)", 2016, pp. 1 y 54. En: https://www.investigacionesgeográficas.com

28 MARSET CAMPOS, P., SÁEZ GÓMEZ, J.M., y MARTÍNEZ NAVARRO, F., "La Salud Pública durante el franquismo", *Dynamics*, 1995. "Como en el resto de las ciencias, durante la Guerra Civil se dio un paso atrás, que supuso retroceder en las concepciones de principios de siglo, favorables a la práctica de integrar la higiene y la microbiología, con abandono de las concepciones sociales, así como de las nuevas concepciones sobre epidemiología y administración sanitaria. La evolución de los presupuestos del Estado dedicados a la Dirección General de Sanidad también revela una etapa de estancamiento, con una recuperación posterior paulatina".

29 GARCÍA FERNÁNDEZ DE LA CUESTA, D., *Hospital de Cruces 1955-1993, La Ciudad Sanitaria de Bizkaia*, Hospital de Cruces, Bilbao, 2007, pp. 4-10.

30 ROBLES GONZÁLEZ, E., GARCÍA BENAVIDES, F., y BERNABEU MESTRE, J., "La transición sanitaria en España desde 1900 a 1990", *Revista Española de Salud Pública*, n.º 70, 1996, pp. 229-230.

sión de la industrialización y el inicio de los primeros síntomas de "terciarización" de la sociedad. A partir de la segunda mitad del siglo XX, como hemos visto, se realizaron en las capitales y principales núcleos de población mejoras institucionales fundamentales para la sanidad y la higiene públicas. Se crearon redes de saneamiento y abastecimiento de aguas (aunque en las zonas rurales estas mejoras no llegarían hasta décadas más tarde). El aumento de los niveles de instrucción trajo consigo no solo una mejora personal en la práctica higiénica y en la prevención de las enfermedades, sino también, la aparición de nuevos valores con respecto a la familia, sexualidad e hijos[31].

En lo que se refiere a la ciudad de León, a principios del siglo XIX seguía siendo un pequeño núcleo urbano de marcado carácter rural, articulado en torno a la catedral[32]. A medida que avanzó el siglo, se evidenció que la ciudad vieja era inadecuada para satisfacer las necesidades de la creciente población. La llegada del ferrocarril en 1863 y la realización del Ensanche (plan aprobado en 1904), fueron determinantes para su crecimiento[33]. El proyecto del Ensanche, a cargo del entonces arquitecto municipal Manuel de Cárdenas, se diseñó con tres objetivos, el primero fue el del "urbanismo higienista", tal como lo define Reguera Rodríguez, "para velar por la pureza del aire, planteando la construcción de redes de saneamiento y orientando las calles, incluso, a la dirección de los vientos". El segundo era el de consolidar el desarrollo de León hacia el oeste, acercando el caserío al núcleo ferroviario emergente más allá del rio Bernesga. El tercero sería el de cubrir la expectativa de la ciudad, pues según recogía el propio proyecto: "León es una ciudad que está aumentando, está saliendo de su letárgico sueño y ha de tener en poco tiempo un notable crecimiento"[34].

---

31 LÓPEZ DE LUCIO, R., *Ciudad y urbanismo a finales del siglo XX*, Valencia, 1993, pp. 133-139. En: https://oa.upm.es/13414

32 REGUERA RODRÍGUEZ, A.T., *La ciudad de León en el siglo XX*, Colegio Oficial de Arquitectos, León, 1987, pp. 7 y 8.

33 GONZÁLEZ GONZÁLEZ, M.J., y PÉREZ LLAMAZARES, M. E., *Atlas social de la ciudad de León*, Universidad de León, León, 2000, p.15. La revolución industrial del siglo XIX afectó en muy escasa medida a León, apenas representó un cambio de mentalidad hacia el progreso; y ello en virtud de la instalación del ferrocarril que, si en otros lugares supuso el despegue industrial, en León consiguió unas mejores comunicaciones con el exterior sin que pueda apreciarse repercusión importante alguna. La estación de ferrocarril absorbió la ciudad a su encuentro, pero al mismo tiempo supuso un freno en su progresión, que unido al rio Bernesga hizo que en aquella dirección se paralizase el avance.

34 REGUERA RODRÍGUEZ, A.T., *La ciudad de León …*, pp. 50 a 66. El proyecto original de Ensanche recogía como centros de referencia las plazas de Santo Domingo, centro geométrico, la plaza de Guzmán el Bueno, para distribuir el tráfico de la ciudad y la plaza de San Marcos donde se buscaba conectar la ciudad vieja con el antiguo convento, la Avenida de Ordoño II, entonces Paseo de las Negrillas, fue, de hecho, el eje principal, por ser la línea más corta entre la ciudad amurallada y la estación. El Ensanche se concibió como una solución urbanística de clase burguesa, cuya ocupación se fue materializando con mucha lentitud ya que la previsión de los planificadores había superado con mucho la demanda real del suelo, aunque se ubicaron en él nuevas residencias, negocios comerciales y servicios varios como sanatorios privados o dependencias de la administración (Gobierno Civil, Delegación de Hacienda, etc.). El paso definitivo en el proceso repoblador lo dieron las principales familias del comercio de la ciudad que tenían instalados sus negocios en el casco antiguo (los Lubén, Pallarés, Uría, Roldán, etc.) e iniciaron un nuevo ciclo de negocios: los propiamente urbanísticos. Pioneros habían sido Mariano Andrés y Simón Fernández, quienes, a finales del siglo XIX, encargaron al arquitecto Gaudí el proyecto para la construcción del edificio Botines para albergar su vivienda y comercio de telas, fuera ya de la muralla, en lo que

La previsión de los planificadores del Ensanche había superado con mucho la demanda real del suelo y la ocupación se fue materializando con mucha lentitud, aunque se ubicaron en él nuevas residencias, negocios y servicios varios, como sanatorios privados o dependencias de la administración (Gobierno Civil, Delegación de Hacienda); el paso definitivo en el proceso repoblador lo dieron las principales familias del comercio de la ciudad, que tenían instaladas sus tiendas en el casco antiguo e iniciaron nuevas aventuras inversoras, las propiamente urbanísticas. La realidad era que, si bien su población no dejaba de crecer (tenía 15.580 habitantes en 1900 y 73.483 en 1960, casi 58.000 personas más), se trataba en su mayoría de obreros y empleados procedentes de la emigración rural, que se incorporaban a las industrias y servicios. Se hacía precisa una adaptación, pues en la periferia se estaban propagando parcelaciones particulares y experiencias de autoconstrucción, al margen de cualquier principio ordenancista. Así surgieron barrios como San Mamés, Las Ventas, San Esteban, El Ejido o el entorno del Crucero, con viviendas de menor tamaño, para acoger a familias más pequeñas[35].

León, por tanto, no fue ajena a las teorías de los higienistas dieciochescos; sin embargo, a principios del siglo XX las actuaciones urbanísticas se regulaban todavía por las Ordenanzas Municipales de 1885 que, según el profesor Reguera, eran ambiguas y confusas. Fue en 1924, tras la publicación por el gobierno del Reglamento de Obras, Servicios y Bienes Municipales[36], cuando, en aplicación del mismo, se dictaron ordenanzas para la construcción y modificación de desagües de las fincas municipales. Dos años más tarde, en 1926, entró en vigor el Reglamento de Higiene Municipal de León[37], cuyos contenidos venían determinados, igualmente, por la perspectiva higiénico-sanitaria. En él se establecía que todos los proyectos de edificios de nueva construcción o reforma habían de contar con la inspección y autorización de la Junta de Sanidad previa a su habitabilidad (art. 76). El cumplimiento de la normativa se pretendía que quedara garantizado mediante un Padrón Sanitario de Viviendas, en el que debían constar las condiciones higiénicas de las mismas, supervisado por una

---

luego sería el Ensanche.

35 *Memoria de la Diputación de León 1991*, pp. 103-108. "En 1960, 584.117 habitantes de la provincia leonesa residían en 143.040 viviendas (una media de 4,08 por vivienda). En 1991, 524.896 habitantes residían en 170.407 hogares (una media de 3,08 por vivienda)". Disponible en: https://www.dipuleon.es

36 Reglamento de Obras, Servicios y Bienes Municipales, 1 de enero de 1924, art. 65.

37 Reglamento de Higiene Municipal, 1926, en el que destacan las siguientes disposiciones: 1º- El trazado de vías públicas se hará en líneas paralelas. 2º- En las zonas de ensanche de la población se orientarán de norte a sur las calles principales y las secundarias de este a oeste. 3º- Las plazas o plazuelas se emplazarán en la convergencia de varias calles y se les dará forma de figura geométrica regular. 4º- Ninguna nueva vía pública tendrá menos de 10 m. de anchura. 5º- Se establece el máximo de altura de las construcciones particulares. 6º- Los solares lindantes con la vía pública estarán siempre limpios de escombros y basuras, cerrados con vallas o paredes de dos metros de altura mínima y adecentados con pintura. 7º- El pavimento de las vías públicas debe ser continuo e impermeable…de materiales cuyo desgaste dé poco polvo. 8º- Las aceras o andenes tendrán una anchura proporcional a la de calle. 9º- El Ayuntamiento completará la red de alcantarillas de la población y obligará a todos los propietarios de casas o establecimientos a que desagüen en el mismo.

comisión específica (art. 81)[38]. No obstante, este control se relacionaba directamente con las necesidades de las clases más modestas, a las que relegaba a las afueras de la ciudad: "las barriadas de casas baratas se levantarán en las afueras de la ciudad y cada casa solo podrá habitarse por una familia" (art. 131).

Durante la década de los cuarenta y primeros años de la siguiente, hasta la aparición de nuevas reglamentaciones, el Ayuntamiento, por medio de decretos, acuerdos e instrucciones, trató de recordar insistentemente a los propietarios de las parcelaciones, la normativa al respecto. En 1950 se publicó la Ley de Régimen Local[39] con nuevos mandatos sobre las Ordenanzas de la Construcción; tres años después se publicaron nuevas ordenanzas[40] y se municipalizó el Servicio de Aguas[41].

En 1956, la Ley del Suelo[42] institucionalizó el planeamiento urbanístico global, y en base a esta se elaboró un Plan General de Ordenación Urbana (PGOU), aprobado en 1960 por el Ministerio de la Vivienda[43], calificado como modelo de planificación urbanística-territorial "de derecho" formal. En él se oficializó la norma general en lo referido al planeamiento y régimen del suelo, así como las actuaciones programadas, pero no cuestionó el modelo "de hecho" subyacente, que se desenvolvía según el libre juego de las fuerzas económicas[44].

En la práctica, los equipamientos y zonas verdes de la ciudad no se desarrollaron hasta la llegada de la democracia; entretanto, se multiplicaban por la ciudad las muestras de un urbanismo en vertical, fruto de una creciente especulación[45]; sin em-

---

38 REGUERA RODRÍGUEZ, A., *La ciudad de León* …, pp. 93-95.

39 Decreto de 16 de diciembre de 1950 por el que se aprueba el texto articulado de la Ley de Régimen Local de 17 de julio de 1945, BOE 19 de diciembre de 1950.

40 Ordenanzas de la Construcción, aprobadas por la Corporación Municipal en sesión ordinaria de 9 de abril de 1953, Ayuntamiento de León, 1954.

41 CORONAS VIDAL, L.J., "El abastecimiento de agua potable a las capitales de Castilla y León: entre la concesión y la municipalización (1886-1959)". Disponible en: https://www.aehe.es

42 La Ley de 12 de mayo de 1956 sobre régimen del suelo y ordenación urbana, BOE 14 de mayo de 1956.

43 Plan General de Ordenación Urbana (PGOU), BOE de 4 de mayo de 1960.

44 REGUERA RODRÍGUEZ, A., *La ciudad de León* …, pp. 59 a 70. Se refuerzan las tendencias que contribuyen a hacer de la calle Ordoño II el eje principal del Ensanche o, cuando menos, el eje en torno al cual se proyectan la mayor parte de las operaciones urbanísticas del periodo como, por ejemplo, la apertura de la mayoría de las transversales que existen en la actualidad. Ejemplo de la especulación rampante que supuso el desarrollo del Plan de Ordenación Urbana de 1960 fue un proyecto de gran avenida que atravesaría el continuo urbano desde el barrio de Santa Ana hasta la carretera de Asturias, del que se construyeron tramos como el de la Avenida del Reino de León que mostraban la realidad de la naturaleza de la operación, cuyo objetivo era crear una vía de tráfico fluido, pero a mayor anchura de la vía, mayor altura de los edificios, mayor número de plantas y, por tanto, más metros cuadrados a la venta.

45 GONZÁLEZ GONZÁLEZ, M. J., y PÉREZ LLAMAZARES, M. E., *Atlas social* …, p. 16. La anarquía urbanizadora fue la guía que presidió el desarrollo ciudadano y con ello, la indiscriminada conversión del suelo rústico, más productivo, en suelo urbano, en razón de una gran demanda de viviendas; este fenómeno se multiplicó como consecuencia del despoblamiento rural y de la inversión del ahorro de los agricultores.

bargo, gracias al PGOU, se terminaron los grandes barrios periféricos de la ciudad, algunos de ellos iniciados en los años 20[46].

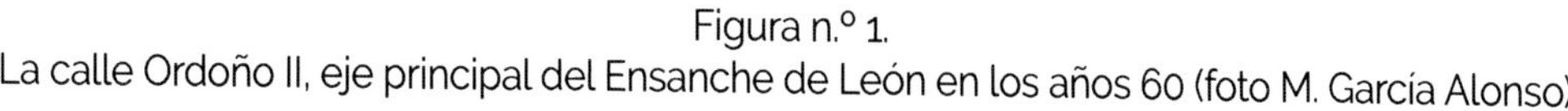
Figura n.º 1.
La calle Ordoño II, eje principal del Ensanche de León en los años 60 (foto M. García Alonso)

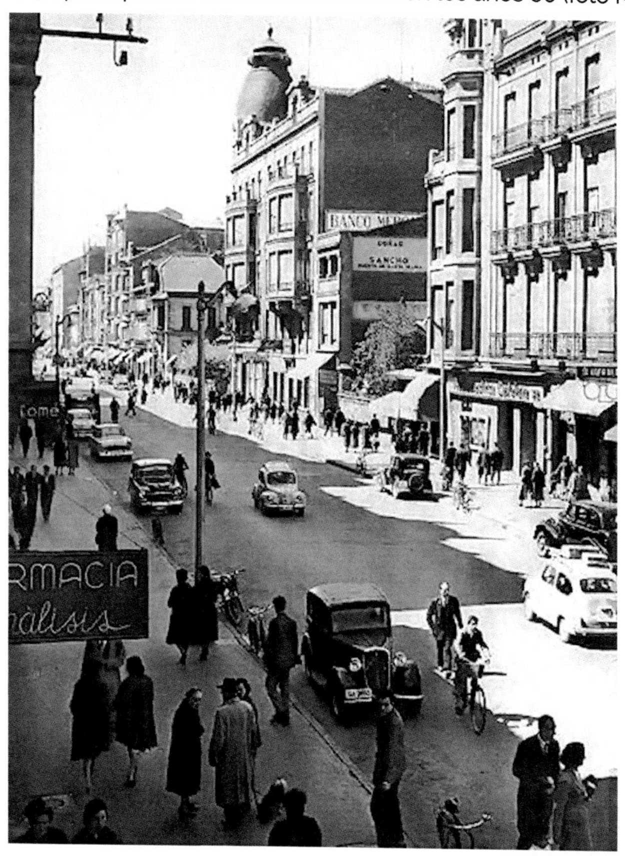

En cuanto a los grandes centros hospitalarios construidos en la década de los sesenta, como veremos luego, no se situaron en el centro de la ciudad, ni siquiera en barrios adyacentes, sino en antiguas fincas rurales del extrarradio, posiblemente por falta de espacio adecuado para albergar edificios tan grandes, o por la influencia del pasado, en que el miedo a la enfermedad favorecía que se edificaran lejos de los núcleos urbanos densos y centrales. Únicamente la Clínica Nuestra Señora de Regla se ubicó en el interior de la vieja ciudad amurallada[47].

---

46 REGUERA RODRÍGUEZ, A., y SERRANO ÁLVAREZ, J.A., "La construcción del espacio urbano", en *La Historia de León*, vol. IV, p. 39.

47 GRATACÓS BATLLE, R., "El impacto urbano de los edificios hospitalarios". Disponible en: https://www.recercat.es. Los hospitales son edificios que generan fuertes externalidades, teniendo un gran impacto en el espacio donde se insertan. La correcta implantación y el encaje del edificio hospitalario en el territorio o en el espacio urbano, es determinante para conseguir que estas externalidades sean lo más positivas posibles pues, especialmente

1.1.3. La configuración social y política

Comenzaremos por dar una visión general de la sociedad y de la política española entre los años 1960 y 1990, y de sus antecedentes, para detenernos después en las características propias del ámbito territorial leonés.

Desde 1939, año de finalización de la Guerra Civil, España estaba sumida en la dictadura y durante los veinte siguientes mantuvo una economía de autosuficiencia en la que el Estado controlaba la producción, el precio y el abastecimiento de los productos de primera necesidad para luchar contra el hambre, si bien, paradójicamente, esta política solamente trajo hambre y miseria para la inmensa mayoría de la población española.

Al comenzar la década de los cincuenta, el régimen franquista, ante los evidentes signos de agotamiento -prácticamente estaba en suspensión de pagos-, tuvo que aceptar lo inevitable e iniciar un largo proceso de liberalización económica interna y de apertura al exterior[48].

A finales de 1958 varios expertos de la OCDE realizaron un diagnóstico preciso de la situación de la economía en la llamada "dictadura de la victoria". Era necesario un cambio de rumbo: la estabilización financiera interior y una reforma general del sistema de intercambios y de pagos con el exterior. Así, en el verano de 1959 se aprobó y puso en práctica el Plan de Estabilización y Liberalización Económica, punto de partida de la dictadura desarrollista, cuyo ciclo expansivo se prolongó, como en el resto de los países del entorno, hasta 1973, un periodo en el que se mantuvieron importantes deficiencias estructurales como la tradicional división entre regiones pobres y ricas, que se había agudizado durante la veintena autárquica, pero en el que se llevaron a cabo los cambios sociológicos más profundos de toda la historia de España[49].

En 1967 se promulgó la Ley Orgánica del Estado que pretendía culminar la legitimación del régimen, introducía retoques a las Leyes Fundamentales, depurando el lenguaje retórico fascista de los años cuarenta, y confirmaba la institucionalización monárquica del mismo. Dos años después, las Cortes, a propuesta de Franco, designaron al príncipe Juan Carlos como sucesor del jefe del Estado con el título de Rey, refrendado en aquella fecha por los principios del Movimiento Nacional, un modelo alejado del de la monarquía parlamentaria que se concretó posteriormente en la Transición. Fue la etapa de mayor bonanza económica, pero también de crisis por la falta de sintonía entre el inmovilismo político y las transformaciones sociales. El

---

los hospitales de gran tamaño, son grandes catalizadores de la vida urbana.

48 REDERO SAN ROMÁN, M., "La transformación de la sociedad española. Introducción", en FUSI AIZPURÚA, J. P. (coord.), *Historia de España Menéndez Pidal*, XLI**, Espasa Calpe, Madrid, 2001, pp. 15-18.

49 CARNERO ARBAT, T., "Franquismo y nacionalismos", en FUSI AIZPIRÚA, J. P., (coord.), *Historia de España Menéndez Pidal*, XLI**, Espasa Calpe, Madrid, 2001, pp. 368-381.

franquismo entró en sus últimos años marcado por la muerte del presidente Carrero Blanco a manos de ETA, en 1973, y la del propio dictador en 1975.

Aunque es difícil generalizar sobre los caracteres y cuantías de los cambios originados en la esfera social, existen unos cuantos indicadores que parecen comunes a las diversas regiones y comunidades. Por un lado, las clases medias urbanas y los trabajadores industriales fueron ganando posiciones y las familias políticas originarias del régimen perdieron cohesión interna, sin que desapareciera el clientelismo respecto a Franco y el continuismo de los principios del Movimiento. Por otro lado, vinculado al *boom* económico de los años sesenta, se evidenciaron nuevos comportamientos colectivos iniciados con anterioridad a la muerte de Franco, que provocaron una forma de movilización encubierta, con un limitado alcance social, además de otros efectos sociopolíticos imprevistos por la élite gobernante: el incremento de la clandestinidad protagonizada por obreros, estudiantes universitarios, nacionalistas y extrema izquierda nacionalista – fundamentalmente ETA en el País Vasco y el minoritario MPAIAC en Canarias-, que el régimen no toleraría y que reprimió. Se produjo también, en el contexto del Concilio Vaticano II, el inicio de un proceso de separación de la Iglesia Católica -la oposición que más dolería a Franco- en que el régimen iba perdiendo legitimidad y seguía contando únicamente con el Ejército, las asociaciones de excombatientes y afines que constituían su núcleo duro o búnker.

Resurgieron las culturas interterritoriales y diferenciadas, sobre todo en las dos nacionalidades históricas con mayor empuje económico en el decenio: Cataluña y el País Vasco. En el País Valenciano y Navarra, regiones con menos cota de transformación socioeconómica, se mostraría también el arraigo de un sentimiento de singularidad que propició el desarrollo de un nuevo nacionalismo, no solo cultural sino también político. Al margen de la diversidad ideológica que subyacía en las viejas y nuevas nacionalidades (Aragón, Galicia y Andalucía), en todas ellas afloraba un doble sentimiento indisociable: la búsqueda de la democracia y de la autonomía[50].

Entre 1976 y 1981, con los primeros pasos de la Transición liderada por el presidente Adolfo Suárez y respaldada por Juan Carlos I, se crearon las condiciones para satisfacer las reivindicaciones de igualdad política individual, colectiva e interterritorial, planteadas desde la década de los sesenta por las fuerzas de oposición al régimen y al modelo de Estado-nación excluyente de la diversidad. Se legalizaron los derechos de reunión, manifestación, propaganda y asociación. El gabinete de Suárez inició los contactos con las centrales sindicales y con los principales dirigentes de la oposición, y, antes de finalizar 1976, el impulso democratizador se hizo realidad con la aprobación de la Ley para la Reforma Política por las últimas Cortes de la dictadura. Fue seguida de una amnistía general para todos los presos políticos, salvo los implicados en delitos de sangre. Finalmente, en 1978, se promulgó la Constitución que

---

50 RODRÍGUEZ GONZÁLEZ, J. J., "La Dictadura Franquista: Evolución económica e inmovilismo político (1959-1975)", en *Historia de León* ..., pp. 382-419.

reconocía y garantizaba la democracia en la composición y el funcionamiento de las instituciones políticas centrales, regionales o locales, así como el derecho a la autonomía de las nacionalidades y regiones, en el marco común de la nación española[51].

Se produjo un cambio en la manera de vivir, trabajar y pensar. La emigración vació el campo, en buena parte, en la conocida como la gran riada emigratoria de los años sesenta, y llenó las ciudades, de modo que la población urbana pasó a ser mayoritaria y el empleo se centró principalmente en las actividades del sector secundario y terciario. España pasó así de ser un país agrario y atrasado en los cuarenta a ocupar el puesto de décima potencia industrial en los primeros años setenta. Se formó una numerosa clase obrera industrial y de servicios, y se abrieron paso las nuevas clases medias, por primera vez mayoritarias (tercer protagonista estructural junto con el Rey y el presidente Adolfo Suárez en el éxito de la Transición). En este marco se incorporaron las mujeres al mundo laboral -un millón de mujeres entre 1960 y 1984- y entraron de forma masiva en la universidad -otro de los fenómenos más destacados de la sociología española actual-[52]. La sociedad de consumo fue entrando en la vida de los españoles, que pudieron disponer de importantes prestaciones y servicios sociales, lo que más tarde daría lugar al llamado "estado del bienestar", cuyos cimientos se establecieron en estos años del tardofranquismo -de 1960 a 1975-, tal como estaba ocurriendo en el mundo occidental, con eje en el pleno empleo, la educación y las prestaciones sociales.

La creciente concienciación social empujó al Estado a crear nuevos programas de bienestar: sanidad, servicios sociales o viviendas de protección oficial -VPO-. Los cambios ideológicos y culturales se vieron favorecidos por la secularización y las aspiraciones de libertad, y de apertura de horizontes hacia la Comunidad Económica Europea. Estas pretensiones se aceleraron a partir de 1967 con el desarrollo de la Seguridad Social, la Ley General de Educación de 1970, la Ley de los Servicios Sociales de la Seguridad Social para las personas con discapacidad —SEREM— y para la tercera edad —SAP—, entre otros hitos legislativos que antecedieron a la plena institucionalización del "estado de bienestar", que tuvo lugar en apenas cinco años y fue, quizás, el logro más importante de la democracia[53]. Los elementos que lo definen son: la existencia de políticas de previsión social, un sistema fiscal moderno y progresivo y, en menor medida, la política de rentas. En el campo de la protección social española existían antecedentes legislativos desde los primeros años del siglo XX, como luego veremos, pero el sistema fiscal no era moderno ni progresivo, por lo que hubo de esperarse a las reformas realizadas por los ministros Fuentes Quintana

---

51   MORENO FERNÁNDEZ, L., "Reforma social, franquismo y estado del bienestar democrático", en GONZÁLEZ MADRID, D. A., y ORTIZ HERAS, M. (coords.), *El estado del bienestar entre el franquismo y la transición*, Ramiro Domínguez Herranz, Madrid, 2020, pp. 25-27.

52   SEGOVIA DE ARANA, J. M., "La salud de los españoles…, pp. 415-432.

53   MORENO FERNÁNDEZ, L, "Reforma social…, pp. 27-31.

y Fernández Ordóñez entre 1977 y 1979; la política de rentas era simplemente inexistente.

Los distintos autores consideran la firma de los Acuerdos de la Moncloa, suscritos por las principales fuerzas parlamentarias el 25 de octubre de 1977, como el acto fundacional del "estado del bienestar". En ellos se estableció una reforma fiscal integral cuya novedad más importante fue el IRPF, el principal tributo directo. Para completar la política redistributiva se modificó la estructura recaudatoria de la Seguridad Social; se acordó que el Estado aumentara su aportación, pasando de un 3,5% en 1977 a 8,2% en 1978, con el compromiso de alcanzar el 20% en 1983. Por otra parte, se instauró el principio de que el sistema de cotización se basaría en criterios de progresividad, eficacia social y redistribución[54].

Desde el punto de vista de la distribución funcional de la renta, la remuneración de los asalariados fue ganando peso desde 1970 a 1978, año en que alcanzó su máximo con el 55,2%. En cuanto al reparto por sectores, se produjo un claro trasvase del sector industrial y de servicios a los sectores más deprimidos, en especial el de la agricultura. En el ámbito personal se crearon prestaciones igualitarias como la asistencia sanitaria y la ayuda a la familia, y otras de índole contributivo, como las pensiones.

El gasto público creció de forma significativa a través de la modificación sustancial de los Presupuestos del Estado, implicando un mayor peso del sector público en términos de PIB. Las políticas que pasaron a formar parte de la base del "estado de bienestar", entre otras, fueron las siguientes: el seguro de desempleo, las pensiones, la Seguridad Social agraria, las prestaciones farmacéuticas y la asistencia sanitaria, la educación y la racionalización del sistema tributario sobre el consumo y la transmisión de bienes. Entre todas ellas, las que mayor influencia tuvieron en la evolución social y cultural fueron las referidas a educación, sanidad y pensiones. El último bloque de medidas de los Acuerdos de la Moncloa fue la creación de los grandes institutos sociales: INSALUD, INSERSO e INSS, que veremos más adelante.

En cuanto a la política sanitaria, que es la que nos ocupa, las principales reformas fueron: el aumento de la cobertura sanitaria hasta llegar a la universalización, a principios de los años noventa; la puesta en marcha de la medicina de familia; la reforma del sistema ambulatorio de la Seguridad Social con la creación de los Equipos de Atención Primaria y la construcción de numerosos Centros de Salud; la restauración del Ministerio de Sanidad; la creación del INSALUD en 1978 y su transferencia posterior a las comunidades autónomas; y la aprobación de la Ley General de Sanidad que dio lugar a la creación del Sistema Nacional de Salud.

Estas reformas produjeron mejoras evidentes que se muestran en indicadores como la esperanza de vida o la mortalidad infantil (vistos anteriormente). España

---

54 ASHFORD, D. E., *La aparición de los Estados de Bienestar,* Ministerio de Trabajo y Seguridad Social, Madrid, 1989, p. 13.

pasó de ser uno de los países europeos con peores niveles de salud de la Europa comunitaria a situarse entre los mejores.

El intenso desarrollo económico creó las condiciones favorables para la implantación de la democracia y aproximó nuestra sociedad a la de la Europa transpirenaica, proceso que culminó con el ingreso de España, junto con Portugal, en la CEE (después UE) en enero de 1986. Se cumplía así el ansiado objetivo compartido por la sociedad española en su conjunto y por los partidos políticos, a los que los decenios de aislamiento internacional hicieron pensar que una sensata renovación sería inalcanzable. La influencia de la UE ha sido particularmente importante para el establecimiento de la denominada *soft law* o ley blanda, que ha inspirado el desarrollo jurídico de los estados miembros; también ha orientado las políticas sociales para promover la igualdad de género, la lucha contra la pobreza y la exclusión y, en general, los avances en la protección social. Paralelamente, el auge del neoliberalismo global ha favorecido el aumento de la mercantilización del bienestar al crearse las condiciones favorables a la competitividad[55].

No obstante, a principios de la década de los noventa el bienestar social en España aparecía como una "vía media" de los modelos existentes en Europa, pues, en comparación con los de Francia o Alemania, estaba muy por debajo -el 8,6% frente al 23% o 26% de estos-. Ha sido la institución familiar la que ha suplido la diferencia, y permanece como la gran proveedora de cuidados que descarga a las instituciones públicas de responsabilidades que el Estado asume en aquellos países.

La sociedad leonesa no fue ajena a los cambios del país, experimentando desde finales del siglo XIX importantes transformaciones en todos los ámbitos analizados. El Seguro Obligatorio de Enfermedad creó en 1952 los primeros ambulatorios médicos, que tres años después unificaría en un gran centro asistencial, el Ambulatorio Hermanos Larrucea, donde ubicó todas las consultas de Medicina General y de las especialidades médicas más comunes; en 1956 entró en funcionamiento la Maternidad Provincial, lo que unido a las campañas nacionales de vacunación infantil y a la introducción de importantes variaciones en la alimentación (la dieta se modificó drásticamente, especialmente por la introducción de alimentos vegetales, leche y carne, dando lugar a la "transición nutricional", periodo en que se puso fin al hambre en España[56]), contribuyó a reducir la mortalidad general e infantil[57]. En las décadas siguientes, las mejoras institucionales y los nuevos valores socio-culturales llevarían

---

55   MORENO FERNÁNDEZ, L, "Reforma social…, pp. 28-34.

56   REGUERA RODRÍGUEZ, A., y SERRANO ÁLVAREZ, J.A., "La población leonesa …, p. 21. En la primera mitad del siglo en la mayoría de los hogares de la provincia, la dieta básica estaba constituida por el pan y las patatas (cocidas y sazonadas con manteca de cerdo y pimentón), pero en la segunda mitad productos como la leche y la carne fresca pasaron a ser alimentos de primer orden.
ALMODÓVAR, M. A., *El hambre en España: una historia de la alimentación,* OBERON, Madrid, 2003, p. 101.

57   INE, página web, disponible en: https://www.ine,es. En 1975, primer año con datos diferenciados por provincia, la mortalidad infantil era del 13‰, quince años más tarde había descendido al 3‰.

al estancamiento de la natalidad y su posterior reducción imparable y a un progresivo envejecimiento de la población, como hemos visto anteriormente.

A nivel político, durante las décadas de los años 50 y 60, en la provincia de León, como en la mayor parte de la España interior y profunda, apenas había oposición al régimen con excepción de algunos núcleos organizados que se reducían al sindicato Comisiones Obreras (CC.OO.), que utilizaba las estructuras del sindicato vertical, y al PCE -Partido Comunista de España- en las zonas mineras de León y Ponferrada. A partir de 1970 se produjeron tímidos movimientos sectoriales de contestación. Menudeaban los conflictos laborales o estudiantiles, cuyo germen provenía de los estudiantes leoneses en universidades de Madrid, Oviedo o Valladolid, que en sus vacaciones traían consigo el catalizador del cambio procedente de aquellas zonas más dinámicas e industrializadas[58].

A la muerte de Franco puede decirse que la oposición al régimen en la provincia leonesa era tan débil y con tan poco respaldo social que no les fue difícil a los dirigentes franquistas reconvertirse a la democracia[59].

Las elecciones municipales, celebradas el 3 de abril de 1979, cerraron en cierta medida la Transición tras la primera renovación democrática de los ayuntamientos desde 1931 -en la II República- y pusieron fin a alcaldías casi vitalicias. La fuerza política más votada en la provincia fue la UCD (Unión de Centro Democrático).

En lo que se refiere a la cuestión autonómica, que quedó definida en la provincia de León durante el periodo de estudio, comenzaremos por decir que la zona centro de la península resultó ser la más problemática a la hora de configurar las comunidades autónomas puesto que era donde tradicionalmente había un menor sentimiento autonomista. Además, la comunidad de Castilla y León, de habla exclusivamente castellana, es la de territorio más extenso de todas las españolas desde que en 1230 la Corona de Castilla, junto con Aragón, realizó la unificación política de los reinos peninsulares, origen de la actual España. Según el profesor Carantoña, siempre existieron partidarios de una comunidad castellano-leonesa pero todos los datos indican que un elevado porcentaje de los leoneses se inclinaba por una autonomía uniprovincial. La lengua no era un hecho diferencial y la demografía y la economía, dada la escasez de recursos, planteaba problemas indudables.

León era la mayor y más poblada de estas provincias. Su orografía y el carácter fronterizo con Galicia y Asturias, hacen que presente una variedad de culturas, comarcas y tradiciones que la hacen peculiar dentro de la comunidad en la que fue integrada; cuenta incluso con movimientos separatistas en la comarca berciana.

---

58 ÁLVAREZ FERNÁNDEZ, F. J., "La lucha por el cambio (1962-1975)", en *La Historia de* …, pp. 456-460. La más sorprendente movilización de esos años fue la que se llevó a cabo contra el proyecto de construcción de una central nuclear en Valencia de Don Juan, en mayo y junio de 1975.

59 ÁLVAREZ FERNÁNDEZ, F. J., "De la muerte de Franco a la consolidación democrática", en *ibidem*, pp. 471-475.

En 1976 fue la Diputación Provincial la que lideró la tarea de reivindicar el protagonismo leonés, dentro del hecho regionalista, en la reunión de corporaciones provinciales celebrada en Monzón de Campos (Palencia).

En 1978 se promulgó un decreto que sancionaba el régimen preautonómico para Castilla y León mediante la creación de un Consejo General. Este debía haber integrado a once provincias, pero tres no fueron incorporadas al organismo -Logroño, Santander y León-, dejando pendiente una configuración autonómica cuya resolución se demoró hasta la década siguiente.

En 1980 el proceso autonómico estaba avanzado en toda España y el futuro de Castilla y León no podía aplazarse más. Fue en ese momento cuando el gobierno de UCD decidió impulsar la incorporación de León a la comunidad y acelerar los pasos para conseguirlo. Los dos partidos mayoritarios estaban a favor de la integración en Castilla, en cambio el PCE defendía la autonomía leonesa. Se sucedieron diversas manifestaciones ciudadanas a favor de la autonomía uniprovincial. El 29 de enero de 1983, el PREPAL -Partido Regionalista del País Leonés-, apoyado por Alianza Popular y otros grupos políticos, convocó una que reunió a más de 20.000 personas. No obstante, el día 25 de febrero del mismo año se publicó la Ley Orgánica 4/1983 que aprobaba el Estatuto de Autonomía de Castilla y León. El 4 de mayo de 1984 tuvo lugar una gran manifestación en favor de la salida de la comunidad que, según *Diario de León* movilizó a más de 35.000 personas, 90.000 según las cifras de la policía local[60]. Expresaba la opinión de un gran porcentaje de leoneses, pero este sentimiento no fue capaz de traducirse en una organización regionalista con un mínimo arraigo. Tres años después se fundó la Unión del Pueblo Leonés (UPL), que logró mayor implantación que otros grupos leonesistas existentes con anterioridad.

La cuestión autonómica dominó la política leonesa durante la Transición e hizo que se invirtiese la tradición anterior a la Guerra Civil -una capital progresista en una provincia conservadora-, pasando la izquierda a controlar durante años la Diputación a pesar de que en la capital dominaba un conservadurismo populista sostenido por su "leonesismo", con el apoyo de la UPL. Tras la decisión tomada en 1980, la rectificación era muy difícil, especialmente cuando la organización territorial del Estado es un asunto conflictivo en el que la atribución de competencias y la financiación siguen siendo cuestiones sin cerrar[61].

---

60 *Diario de León*, "Miguel Ángel González/Ricardo Chao: Una historia que continúa...", 14 de enero de 2007.

61 CARANTOÑA ÁLVAREZ, F., "Epílogo: La implantación del sistema constitucional y la creación de la Comunidad Autónoma de Castilla y León", en *La Historia de León*, Universidad de León y *Diario de León*, León, 1999, vol. IV, pp. 479-489.

1.I.4. La economía

Al iniciarse la década de los cincuenta la economía española estaba anquilosada debido en primer lugar a la Gran Depresión, después a los cambios de rumbo de la II República, más adelante a la Guerra Civil, y a partir de 1940, como resultado de una política muy intervencionista: la autarquía. Durante esta, el franquismo había favorecido un modelo económico antiliberal en el que el Estado, inspirado en las políticas de la Italia fascista y de la Alemania nazi, desarrolló un modelo de autosuficiencia: era el eje de la actividad económica y promovía pautas como los controles de precios o la creación de empresas públicas desde el Instituto Nacional de Industria (INI), que durante dos décadas impulsó diversos sectores y empresas señeras como Talgo, Pegaso o ENSIDESA. Al tiempo reconstruía el país y se dejaban atrás los duros años del hambre y de las cartillas de racionamiento, liquidadas en 1952; pero a la altura de 1956 la autarquía estranguló la economía, puesto que, cerrado el comercio internacional, no llegaban las imprescindibles divisas para modernizar España[62].

En 1951 se habían restablecido relaciones diplomáticas con Estados Unidos, que desde entonces se convirtió -junto a Argentina- en el principal apoyo exterior. La ayuda del "amigo americano" se materializó en bienes de primera necesidad y créditos por valor de 1.500 millones de dólares. A cambio, España aceptaba la instalación de bases militares en su territorio. Eran los años del Plan Marshall, un balón de oxigeno para las deprimidas economías europeas en el escenario posterior a la Segunda Guerra Mundial. Se abrió una etapa de transición económica, aunque seguía siendo una economía muy cerrada, intervenida y regulada, en la que el país era incapaz de generar las suficientes importaciones para financiar todos los bienes y servicios necesarios[63].

Entretanto, en 1950, en el vecino país francés, se firmaba la Declaración de Schuman – nombre de su ministro de asuntos exteriores- que llevó a la creación de la Comunidad Europea del Carbón y del Acero, inspirada y elaborada por el consejero del gobierno Jean Monnet[64], quien defendía la creación de una Alta Autoridad que

---

62 GARCÍA DELGADO, J. L. y JIMÉNEZ, J. C., "La economía", en CARR, R. (coord.), *Historia de España Menéndez Pidal*, XLI", Espasa Calpe, Madrid, 1996, pp. 441-444.

63 *El Correo*, "Jorge Murcia: Sesenta años del *milagro* económico español", 20 de julio de 2019.

64 *European Union*, Jean Monnet: pionero de la Unión Europea. Disponible en https://european-union.europa.eu. Durante una reunión del Comité de Liberación Nacional francés, celebrada el 5 de agosto de 1943, Monnet afirmó: «No habrá paz en Europa si los Estados se reconstruyen sobre la base de la soberanía nacional. Los países de Europa son demasiado pequeños para asegurar a sus pueblos la prosperidad y los avances sociales indispensables, han de formar una federación. En 1944 se hizo cargo del plan de desarrollo y modernización nacional destinado a revitalizar la economía francesa y reconstruir el país después de la guerra. Tras el fracaso de crear una "Comunidad Europea de Defensa", Monnet fundó el "Comité de Acción para los Estados Unidos de Europa", que se convirtió en una de las principales fuerzas motrices de muchos de los progresos en materia de integración europea, como la creación del mercado común, el Sistema Monetario Europeo, las cumbres del Consejo Europeo y la elección por sufragio universal del Parlamento Europeo. Aunque nunca fue elegido para un cargo público y, en consecuencia, nunca tuvo el poder político formal para poner en práctica sus opiniones, con su poder de persuasión convenció a los líderes europeos para que trabajasen por unos intereses comunes.

supervisase toda la producción de carbón y acero de Francia y Alemania. Se basaba en la idea de que, si los dos países más poderosos del continente compartían la producción de estos recursos, se evitarían las guerras en el futuro. Los gobiernos de Alemania, Italia, Países Bajos, Bélgica y Luxemburgo, junto con el francés, fueron los estados firmantes y los que firmarían también, en 1957, el Tratado de Roma, creador de la Comunidad Económica Europea (CEE), con el objetivo de trabajar a favor de la integración y el crecimiento económico mediante un mercado común operativo en el territorio de los estados miembros, la institución de una unión aduanera y la garantía de la libre circulación de personas, mercancías, servicios y capitales.

España, a pesar de compartir un espacio común, no estaba en condiciones de entrar en este mercado. En 1956, en plena crisis política, el consabido pragmatismo del régimen dio otro de sus giros y abrió la puerta a los tecnócratas -la familia política más influyente en adelante en todos los gobiernos- que promoverían el saneamiento y la liberalización de la economía, de la que surgiría la modernización económica y social que tuvo lugar en los años sesenta y primera mitad de los setenta. La decisión de este cambio no fue fácil[65].

De la mano de los tecnócratas, entre 1957 y 1959, el gobierno introdujo una serie de medidas dirigidas a reanimar la economía. Básicamente una reforma fiscal y la devaluación de la peseta que produjeron algunos éxitos en el tímido proceso de integración en la esfera de los organismos internacionales. España, que ya había entrado en la ONU en 1955, logró ser admitida en 1958 en el Fondo Monetario Internacional (FMI) y en la Organización Europea para la Cooperación Económica, pero seguía en una situación crítica, acuciada por las deudas con proveedores y sin reservas de divisas con las que poder hacer frente a las importaciones.

En este escenario se abrió un encendido debate en el seno del gobierno entre los partidarios de prolongar la autarquía y los que abogaban por dar un giro completo a la economía, eso sí, sin cuestionar las líneas políticas del régimen. Entre los primeros se situaban los militares, la Falange y el Instituto Nacional de Industria (INI). El bando reformista estaba representado por el Banco de España, algunas de las principales industrias del país, y un grupo de altos funcionarios de los ministerios de Comercio, Hacienda y Asuntos Exteriores, la mayoría de ellos técnicos comerciales del Estado y economistas, entre los que figuraban Juan Sardá (jefe de estudios del Banco de España), Enrique Fuentes Quintana, Luis Ángel Rojo o Manuel Varela. Habían desembarcado en el Gobierno en 1957, y poco a poco consiguieron erosionar el poder de los "camisas viejas" -nombre dado a los fascistas que ya lo eran antes de la Guerra Civil- y de los militares. Al borde de la suspensión de pagos, sin divisas, Franco acabó por convencerse de que, aunque sólo fuera por una mera cuestión de supervivencia política, era necesario poner la economía en manos de aquellos "tecnócratas". Estos impulsaron la aprobación del Plan de Estabilización y Liberalización Económica y lo

---

65   REGUERA RODRÍGUEZ, A., y SERRANO ÁLVAREZ, J.A., "La población leonesa …, pp. 22-26.

pusieron en marcha para hacer frente, a corto plazo, al déficit de la balanza exterior y a la amenaza de la suspensión de pagos, y, a medio plazo, para abrir y liberalizar la economía[66]. Su estrategia lograría el visto bueno del FMI, que aprobó una línea de crédito de 500 millones de dólares estadounidenses -realmente sólo se necesitaron 74, matiza el profesor Jesús María Valdaliso, catedrático de Historia e Instituciones Económicas en la UPV/EHU-[67].

El paquete de medidas de choque, clásicas en cualquier ajuste económico, consistió en la subida de los tipos de interés, recortes en el gasto público, aumento de impuestos y devaluación de la peseta de casi el 30%. Todo esto tenía como objetivo "introducir la economía de mercado" -según el profesor Fuentes Quintana-, algo difícil de poner en marcha en el marco de un régimen autoritario de hondo carácter intervencionista. Supuso un punto de inflexión, de forma que la política comercial pasó de la autarquía a un mayor grado de flexibilidad en las importaciones y exportaciones; la política monetaria dio un vuelco e inició el camino de la incorporación a las economías europeas y a la finalización de los controles de precios; se alteró el marco normativo regulador para brindar más garantías a la inversión; el gasto público fue congelado y el gigantesco aparato empresarial del Estado empezó a pasar a manos privadas[68].

Los efectos a corto plazo fueron los esperados de un reajuste, cayeron con fuerza el consumo, la inversión, los precios y el PIB, pero se consiguió recuperar cierto equilibrio en la balanza comercial. Mientras que las importaciones, lastradas por el corte de líneas de crédito, se vinieron abajo, las exportaciones crecieron empujadas por el nuevo tipo de cambio. Los costes sociales también fueron negativos a corto plazo: aumentó el paro y los ingresos de los trabajadores cayeron un 25%, no tanto porque se redujeran los salarios, como porque disminuyeron las horas extra y los pluses; de ahí que el régimen favoreciera la emigración, favoreciendo la salida hacia la Europa industrializada, con contratos de trabajo. Estos emigrantes y el incipiente turismo aportaron las principales remesas de divisas, bases para el crecimiento económico junto con los efectos positivos del Plan de Estabilización, que permitieron impulsar los planes de desarrollo (1964-1975). Planes de crecimiento económico y social, inspirados en aquellos de Jean Monnet para la reconstrucción de Francia.

La estructura del trabajo se estaba modernizando, pero conservaba una serie de características que la hacían diferente a la de los países de su entorno: escasa población activa, sobre todo entre las mujeres -solamente uno de cada cinco trabajadores

---

66 GARCÍA DELGADO, J. L. y JIMÉNEZ, J. C., "La economía", en CARR, R..., pp. 445-446.

67 *El Correo*, "Jorge Murcia: Sesenta años del *milagro*…"

68 GARCÍA DELGADO, J. L. y JIMÉNEZ, J. C., "La economía", en CARR, R..., pp. 447-506. Entre 1957 y 1973 llegaron al gobierno los famosos tecnócratas del Opus Dei: Mariano Navarro Rubio, Laureano López Rodó y Alberto Ullastres, que apostaron por el aperturismo y la liberalización de la economía: la apertura comercial, la integración en los mercados internacionales, atracción del turismo e inversión extranjera. A nivel interno se establecieron los llamados Planes de Desarrollo, cuyos resultados, quizá, ni siquiera imaginaban sus impulsores. Fue un cambio a mejor que allanó el camino para la transición a la democracia.

era mujer y el 40% de ellas tenía entre 15 y 24 años-, pocos asalariados, baja cualificación de la población activa, nivel de desempleo bajo, tasas altas de subempleo, superempleo y pluriempleo[69].

Cuadro n.º 3.
Renta per cápita de algunos países europeos de la Europa occidental entre 1940 y 1980.
Fuente: Historia de España Menéndez Pidal, XLII**, p. 500.

RENTA PER CÁPITA EN ALGUNOS PAISES EUROPEOS 1940-1980					
AÑOS	ESPAÑA	ITALIA	GRAN BRETAÑA	FRANCIA	ALEMANIA
1940	746	925	1.715	1.456	1.230
1950	694	982	1.964	1.575	1.363
1960	1.042	1.648	2.442	2.234	1.610
1970	1.904	2.653	3.043	3.508	3.741
1980	2.536	3.426	3.613	4.632	4.850

Desde entonces y hasta 1973, según J. P. Fusi y J. Palafox, la sociedad española finalizó su industrialización, si bien con insuficiencias y desequilibrios notables; todo ello en dos fases: la primera, de auge rápido, superior a la media de los restantes países europeos, abarca desde 1960 a 1966; la segunda, que se extiende hasta la recesión de 1973-75, tuvo un moderado ritmo de expansión, con desajustes derivados del modelo de crecimiento. La economía española creció a una media del 7% anual, una cadencia que pocos países podían seguir (apenas Japón).

Cuatro indicadores ponen de manifiesto el alcance del cambio socioeconómico ocurrido en la década de los sesenta: la población activa, la productividad industrial, los salarios y la industria de bienes de consumo. La proporción de activos en el sector primario descendió un 25%, la renta por habitante se triplicó, con una participación destacada de los pertenecientes a las clases medias y el impulso del sistema de compra a crédito.

Cuadro n.º 4.
Comparativo del crecimiento del PIB español con algunos países de la Europa occidental entre 1966 y 1973. Fuente: Historia de España Menéndez Pidal, XLII**, p. 504.

CRECIMIENTO DEL PIB Y DE LA PRODUCTIVIDAD EN ALGUNOS PAISES EUROPEOS 1966-1973 (Fuente: Historia de España, Menéndez Pidal, XLII**, p.504).			
PAÍSES	(1) PIB privado	(2) Productividad global	(2) / (1)
ALEMANIA	4,9	2,8	57
FRANCIA	5,8	2,8	48
HOLANDA	5,7	3,0	53
REINO UNIDO	3,7	2,5	66
ITALIA	4,5	2,6	58
ESPAÑA	7,2	4,0	56

---

69   SOTO CARMONA, A., "La evolución de la sociedad en la transición y la democracia", en TUSELL, J (coord.), *Historia de España Menéndez Pidal*, XLII, Espasa Calpe, 2003, pp. 499-504.

El PIB creció un 7% en la primera etapa, y en la segunda se situó por encima del 10%. Contribuyeron a ello dos fenómenos sociales: el auge del turismo -que cubrió un 80% del déficit comercial de la segunda etapa-, y la inversión extranjera y las transferencias de los emigrantes, que compensaron el resto[70].

El Plan de Estabilización y Liberalización de mercados tuvo indudables consecuencias sobre los comportamientos de las producción agrícola -no olvidemos que la España de los cincuenta era todavía eminentemente agrícola-. Se desarrolló un programa de colonizaciones y extensión del regadío que abarcó proyectos de concentración parcelaria y de repoblación forestal, la eliminación del paro rural y un pequeño esbozo de reforma agraria. Sin embargo, el cambio de estructuras en el sector supuso un excedente del capital humano que hubo de buscar salidas laborales en otras áreas de ocupación, lo que daría paso a la no utilización del suelo y al envejecimiento de la población campesina. Las medidas adoptadas por el Estado dieron prioridad a la industria y a las materias primas nacionales, con ayudas individuales a la exportación y la prohibición de las importaciones competitivas. Se produjo el despegue de producciones como la del hierro y el acero, bienes de equipo, transformados metálicos y electricidad. A pesar de ello, un número importante de jóvenes migró siguiendo tres direcciones clásicas: la transoceánica más minoritaria, la europea (fundamentalmente Francia, Suiza y Alemania) y la interior (País Vasco, Cataluña y Madrid)[71].

Las medidas expansionistas se detuvieron en 1967 debido a la devaluación monetaria, pero fueron los primeros pasos para recuperar la libertad económica y avanzar hacia la transición política, lo que algunos han llamado "capitalismo franquista" -la pugna entre la primacía del mercado y las políticas proteccionistas-[72].

Nos referimos a continuación al ámbito territorial específico de la provincia de León, en el que, a mediados del siglo XX, la actividad económica principal era la agricultura; junto con la ganadería y la minería ocupaban a algo más del 50% de la población activa[73].

Con 4.600 km de vías fluviales y más de 15.500 km^2 de extensión, la provincia ofrecía en los años cincuenta del siglo pasado una imagen fundamentalmente agraria y fértil. Entre 1961 y 1964 se cosechaban más de 84.000 hectáreas de trigo -la base principal de la agricultura leonesa-, cuyo cultivo se redujo en más de la mitad en los siguientes treinta años -en 1996 solo se cultivaban 40.000 hectáreas-[74]. La producción de legumbres tuvo también gran importancia en los años sesenta, pero con el avance del regadío se fue reduciendo a favor del maíz. Las extensas zonas de secano

---

70   CARNERO ARBAT, T., "Franquismo…, pp. 385-389.

71   SEN RODRÍGUEZ, L. C., "Las transformaciones económicas de los siglos XIX y XX", en *La Historia…*, pp. 58-64.

72   PAREDES ALONSO, J. (dir.), *Historia de España Contemporánea*, Ariel, Barcelona, edición actualizada 2010, p. 125.

73   Véase INE, Memoria población activa 1960. Disponible en: https://www.ine.es

74   Véanse las *Memorias de la Cámara Oficial de Comercio e Industria de León*, años 1965 y 1997.

precisaban su reconversión para conseguir mayores y mejores cosechas; se construyeron entonces los pantanos de Villameca, Barrios de Luna o el del Porma. Tales reservas acuíferas dieron como resultado un importante crecimiento de la producción agrícola provincial y el consecuente incremento de las rentas agrarias, aunque a un ritmo más lento que el de la Renta Nacional, pues al aumentar la productividad, en un mercado limitado, la demanda de trabajo no creció o incluso disminuyó. Se produjo entonces una fuerte capitalización de la agricultura y un tremendo éxodo rural, enmarcado en la gran riada migratoria nacional[75].

Particular atención merece el nacimiento de la organización sindical agraria Unión de Campesinos Leoneses (UCCLL), vinculada a la COAG (Coordinadora de Organizaciones de Agricultores y Ganaderos), con clara influencia de los partidos de izquierda, en un momento de retrasos estructurales, permanencia del sindicalismo vertical, excesiva parcelación, falta de capital empresarial y envejecimiento de la población activa. En este contexto reapareció la protesta del sector agrícola provincial, que, en marzo de 1979, junto a los campesinos castellanos, secundó una movilización nacional para reivindicar precios justos y la equiparación a otros sectores en el pago de la Seguridad Social[76].

En lo que se refiere a la minería, las políticas autárquicas pusieron de relieve los recursos energéticos y minerales de la provincia, impulsando la explotación de yacimientos carboníferos en Sabero, Matallana, Laciana o El Bierzo, así como los de hierro y wolframio en la comarca berciana[77].

En mayo de 1962, cuando el régimen de Franco llevaba 23 años en el poder y el descontento social, laboral y político se había ido gestando, estalló en las cuencas

---

75 ÁLVAREZ FERNÁNDEZ, F. J., y SEN RODRÍGUEZ, L. C., "Las transformaciones económicas…, pp. 60-63. Joaquín Costa y Ricardo Macías Picavea urgieron un programa nacional de embalses y regadíos, con una doble justificación: la producción eléctrica y la extensión del regadío para mejorar el campo y el nivel de vida del agricultor. En León se construyeron a partir de los años cuarenta los pantanos de Barrios de Luna, Villameca y el Porma. Se intentó diversificar la producción, introduciendo cultivos destinados a la agroindustria como el lúpulo, la menta o el tabaco. Adquirió también peso la remolacha azucarera, instalándose fábricas de transformación en León y Veguellina, pero no supuso un revulsivo para la economía leonesa, que se mantuvo estancada y en crisis, lo que provocó una fuerte emigración que se saldó con la pérdida de más de 22.000 habitantes entre 1960 y 1970.

76 ÁLVAREZ FERNÁNDEZ, F. J., "De la muerte de Franco…, p. 478.

77 ÁLVAREZ FERNÁNDEZ, F. J., y SEN RODRÍGUEZ, L. C., "Las transformaciones económicas…, pp. 64-65. "Las actividades mineras se complementarían con centrales térmicas e hidroeléctricas, así como con empresas textiles y metalúrgicas en Astorga, León y Ponferrada. La minería del carbón, motor de muchas de las comarcas leonesas, alcanzó picos de 20.000 trabajadores directos (la huelga de la minería de abril de 1962, fue seguida por 5000 mineros del Bierzo, lo que da una idea de la importancia que este sector tenía en la época) y una producción anual superior a los cuatro millones de toneladas, cuyo impacto en la economía no se limitó a la propia actividad extractiva. Centrales térmicas como la de Compostilla, en el Bierzo o la de La Robla, la Vidriera Leonesa, varias cementeras y numerosas ladrilleras se levantaron en esta época en la provincia, incrementando el consumo local de carbón también. En 1954 comenzó la extracción de hierro en el Bierzo cuando la Minero Siderúrgica de Ponferrada puso en marcha la explotación del coto Wagner, al que seguiría poco después el coto Vivaldi. La explotación alcanzó un pico de 1,2 millones de toneladas en 1971, si bien en 1977 cerró el coto Vivaldi, permaneciendo hasta 1982 el coto Wagner para mantener el suministro a la industria siderúrgica española, año en el que cerró por la competencia del mineral extranjero".

mineras leonesas una protesta sin precedentes[78]. Era el año de la crisis de los misiles de Cuba, de la independencia de Argelia y de la apertura de la Iglesia al mundo en el Concilio Vaticano II. El Plan de Estabilización de 1959 había supuesto una bajada en el precio de los destajos en las minas de carbón y congelaciones salariales. Habían cesado las obras de construcción de la empresa de electricidad Endesa y se había desviado el ferrocarril de Ponferrada a Villablino por el pantano de Bárcena; motivos, entre otros, que supusieron el incremento del paro y la emigración en la cuenca minera[79].

En aquellos días se inició en Mieres (Asturias) un conflicto minero con el plante de siete picadores del pozo Nicolasa y el 28 de abril, los mineros del pozo Julia de Fabero (Bierzo) empezaron a trabajar a bajo rendimiento, mientras Radio Pirenaica alentaba los paros. El día 5 de mayo comenzó la huelga. El conflicto se generalizó al resto de las zonas mineras de Asturias y León y el gobierno decretó el estado de excepción.

En las comarcas del Bierzo y Laciana secundaron la huelga unos 17.000 trabajadores y al régimen no le quedó otro remedio que aceptar la interlocución de las nuevas comisiones obreras (surgidas de la Ley de Convenios Colectivos de 1958) para buscar una salida. Se autorizó entonces la primera reunión obrera y democrática desde 1936, y se legitimó una comisión con representantes electos. El precio de los destajos subió a 75 pesetas por tonelada y los huelguistas consiguieron también el reconocimiento de las enfermedades contraídas en el trabajo como enfermedades laborales, además de la construcción de escuelas en algunos pueblos mineros. Al concluir la huelga se disolvieron los distintos comités de huelga, excepto el de Laciana.

La actividad minera siguió creciendo paulatinamente en la segunda mitad de los setenta, impulsada tanto por el crecimiento de los precios que siguió a la crisis petrolera como por el cambio de orientación de la política energética; un repunte en la producción y volumen de empleo que no corrigió las deficiencias estructurales. De la breve bonanza salieron empresas abocadas al cierre y una propuesta de nacionalización que no se ha querido afrontar[80].

El sector secundario o de transformación de las materias primas: industria y construcción, ocupaba en 1960 al 26,8% de la población activa. La industria ha sido el objetivo de desarrollo más ansiado en esta provincia, y una de sus grandes frustraciones hasta la actualidad[81]. Las políticas desarrollistas, aplicadas tras el fin del perio-

---

78 MARTÍNEZ RODRÍGUEZ, A., *Conquistar el pan y la libertad. Historia de las Comisiones Obreras en Laciana y El Bierzo (1962-1982)*, Marciano Sonoro Ediciones, León, 2023, pp. 21-25.

79 *Diario de León*, "Carlos Fidalgo: El Bierzo y Laciana recuerdan la huelga minera de 1962. CC. OO. celebra desde hoy el 60 aniversario del histórico paro del que nació el sindicato", 4 de mayo de 2022.

80 ÁLVAREZ FERNÁNDEZ, F. J., "De la muerte de Franco…", p. 478.

81 LÓPEZ GONZÁLEZ, E., *Retrospectiva y perspectiva de la economía leonesa. ¿Hacia la sociedad de la información?*,

do autárquico, tuvieron consecuencias nefastas para León, que se vio excluida de la construcción de polos industriales y perdió, además, su condición de suministradora de materias primas a la industria nacional. La sustitución del carbón por petróleo se tradujo en una disminución de las actividades mineras, cuya producción no pudo ser absorbida por las nuevas actividades industriales y energéticas de la provincia. Se instalaron empresas dedicadas a la producción químico-farmacéutica, fabricación de vidrio, transformaciones metálicas y alimentarias, y pequeñas empresas de carácter familiar, adscritas a las más diversas actividades, algunas de tipo artesanal especializadas tradicionalmente en alimentación, alfarería, tejidos y madera[82]. En 1963 se creó el Banco Industrial que despertó muchas expectativas, pero no pudo contribuir a la formación de un tejido fabril más diverso y dinámico[83].

El sector terciario representaba la mitad del PIB provincial y ocupaba al 22,7 % de la población activa, en continuo crecimiento desde entonces, puesto que los aumentos más apreciables de empleo en la provincia se han registrado en actividades desarrolladas con cargo a fondos públicos, como la sanidad, educación, traspor-

---

Memoria Comercial y Estudio sobre el desarrollo de los negocios en la provincia de León (1962-1963), Universidad de León, León, 1994, p. disponible en: https://sicodinet.unileon.es.

 Se trató de configurar un modelo industrial sustentado en la abundancia y diversidad de unos factores autóctonos que -como el carbón, la energía, los recursos agrarios y otras reservas- han constituido la base del desarrollo económico en occidente. Sobresale especialmente el no haber aprovechado el potencial de la provincia para articular un tejido industrial basado en actividades de alto contenido energético, pues mientras se producía el 12% del total de energía eléctrica nacional, se consumía solo el 1%.

82 ÁLVAREZ FERNÁNDEZ, F. J., y SEN RODRÍGUEZ, L. C., "Las transformaciones económicas…, pp. 102-103. La que fuera empresa insignia del sector farmacéutico, Antibióticos S.A., creada en 1949, se formó por la unión de los laboratorios Abelló, IBYS, Zeltia, LETI, UQUIFA e Instituto Llorente. Su volumen de exportación la situó entre las 50 mayores exportadoras del territorio nacional. En 1987 Antibióticos S.A. fue vendida a la multinacional italiana Montedison por 58.000 millones de pesetas. También en los años cuarenta se crearon los laboratorios Syva y los laboratorios Ovejero. Syva, fundado en 1941, surgió en el seno del grupo IAPSA por parte de miembros destacados de la Facultad de Veterinaria de León. Su enfoque fue el tratamiento de enfermedades como la peste porcina, el mal rojo o la septicemia hemorrágica. Laboratorios Ovejero, por su parte, se ha dedicado al negocio veterinario igualmente, manteniendo sus instalaciones centrales en el parque industrial de Trobajo del Cerecedo. Por otro lado, la industria textil fue cuantitativamente el sector artesanal más importante en la economía preindustrial de la Edad Moderna en la provincia de León. Con la llegada del siglo XIX la actividad artesanal comenzó a modernizarse, iniciando un proceso de industrialización apreciable en la zona de la Maragatería, en la que se desarrolló un modelo cooperativista, especialmente en el Val de San Lorenzo, mientras que el resto vería aparecer empresas privadas tras el final de la Guerra Civil y la llegada de los años sesenta. En la capital destacó la creación de la Vidriera Leonesa en 1965, constatándose que en 1970 apenas había en León una docena de empresas con más de 500 empleados.

83 FERNÁNDEZ FERNÁNDEZ, P. V., *Tardofranquismo y transición en León*, Instituto Leonés de Cultura, León, 2005. En 1975, el ministro Martín Villa, en una visita a León, al ser entrevistado por el diario *Proa* acerca de la situación leonesa, respondía: "los dos déficits de León son enseñanza e industrialización". Falta de preparación profesional y falta de tejido industrial. El entonces gobernador civil, Francisco Laina, abundaba en las circunstancias que habían impedido la industrialización de León: a) Estar rodeada de una serie de polos de desarrollo y áreas industriales fuertemente promocionadas por la Administración (Asturias, Santander o incluso Valladolid). b) Deficientes comunicaciones con el exterior para el aprovisionamiento de materias primas y potenciales mercados. c) Carencia de oferta de suelo urbanizado para usos industriales. d) Ausencia de protección estatal a las inversiones privadas en el sector secundario. e) Inexistencia de tradición industrial en el empresariado; indecisión en la iniciativa privada por falta de estímulos oficiales.

te, servicios administrativos, etc.[84], cuyo paradigma fue la instalación de los centros sanitarios de la Seguridad Social, especialmente los hospitales, que no solo traían mejoras en el ámbito de la salud, sino también un importante volumen de empleo, estable y de calidad.

En el ámbito financiero, la instalación de oficinas bancarias no dejó de crecer desde los primeros años sesenta, dando muestras de una economía provincial con más ahorro que inversión; todo ello a pesar de la excelente posición estratégica de León en las comunicaciones del noroeste peninsular, que contaba, desde finales del siglo XIX, con buenas estructuras ferroviarias para el transporte de mercancías y pasajeros[85].

Gráfico n.º 7.
Distribución de la población activa en León en 1960 y 1990 (autora).
(Fuente: La Historia de León, vol. IV, p. 100, y estadísticas del INE 1960 y 1990)

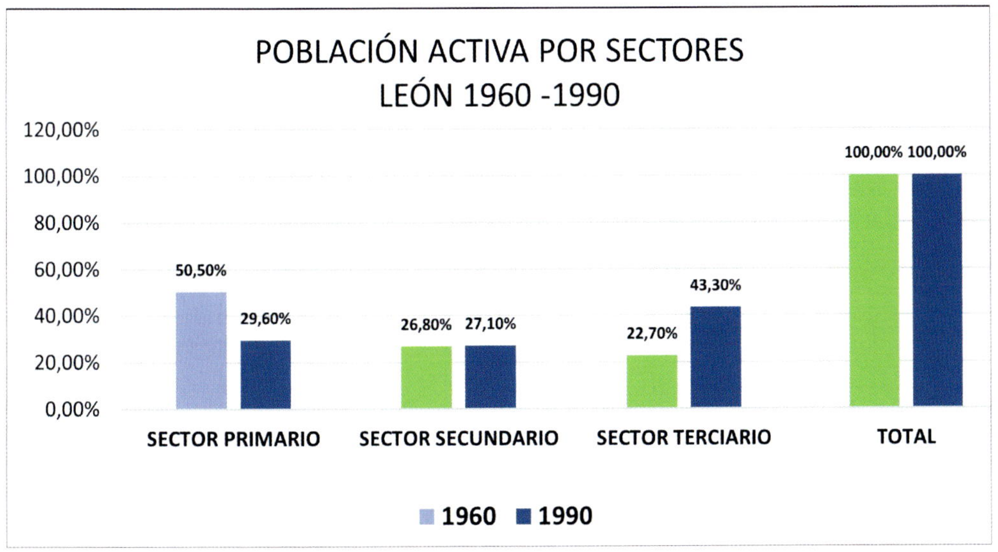

Tal como se muestra en la figura, durante la treintena de estudio el sector primario se redujo casi a la mitad, el secundario (industria y construcción) apenas subió un 3%, mientras que el terciario, al inicio de la década de los noventa, acaparaba ya más del 40% de la población activa.

---

84 ÁLVAREZ FERNÁNDEZ, F. J., y SEN RODRÍGUEZ, L. C., "Las transformaciones económicas...", pp. 103.

85 LÓPEZ GONZÁLEZ, E., "Retrospectiva y perspectiva de la economía leonesa. ¿Hacia la sociedad de la información?" - *Memoria Comercial y Estudio sobre el desarrollo de los negocios en la provincia de León (1962-1963)*, Universidad de León, 1994. Disponible en: https://sicodinet.unileon.es.

1.1.5 La organización político-sanitaria

El máximo organismo responsable de la asistencia sanitaria en España durante el periodo franquista era la Dirección General de Sanidad (DGS), que dependía del Ministerio de la Gobernación y que había sido creada en 1855[86]. A mediados del siglo XX sufrió una etapa de estancamiento y posteriormente, entre 1967 y el final de la dictadura, recuperó su significación, probablemente coincidiendo con el periodo de crecimiento industrial[87]. La estructura sanitaria más importante, la red asistencial del Seguro Obligatorio de Enfermedad (SOE), creada en 1942, fue inicialmente encargada a la DGS, pero ante su rechazo, se adjudicó a una estructura propia del Ministerio de Trabajo, el Instituto Nacional de Previsión (INP)[88]. La política inicial de esta institución supuso un importante retroceso, desde el punto de vista sanitario, ya que dejó a un lado la organización que se había adoptado en la república; respetó únicamente la organización provincial y central y abandonó, prácticamente, la estructura comarcal[89].

En la capital leonesa, a pesar de los cambios competenciales a favor del INP, el Ministerio de Trabajo, a través de la DGS, construyó en 1947 la Maternidad del Estado en terrenos cedidos por el Ayuntamiento. Fue inaugurada en 1956, después del desalojo del Hospicio y la clausura de la antigua Maternidad Provincial. En junio de 1965 se cedió a la Diputación Provincial, tras las reiteradas peticiones de sus dirigentes, que habían comenzado incluso antes de la construcción del centro, como veremos.

Un año antes había entrado en funcionamiento el Ambulatorio Hermanos Larrucea, —construido por el INP con objeto de centralizar la atención sanitaria del SOE y mejorar su calidad asistencial—, que formaba parte del Plan Nacional de Instalaciones Sanitarias aprobado en 1945, a resultas del cual se construyeron también las Residencias Sanitarias de León y Ponferrada[90].

---

86   Ley General de Sanidad de 28 de noviembre de 1855. Art. 1º: La Dirección General de Sanidad reside en el Ministerio de la Gobernación. Art. 2º: Corresponde a los Gobernadores Civiles la dirección superior del Servicio de Sanidad en sus respectivas provincias, bajo la dependencia del Ministerio de la Gobernación. Art. 3º: Habrá un Consejo de Sanidad dependiente del Ministerio de la Gobernación. Sus atribuciones serán consultivas, además de las que el Gobierno determine para casos especiales.

87   MARSET CAMPOS, P., SAÉZ GÓMEZ, J.M., y MARTÍNEZ NAVARRO, F., "La Salud Pública durante el franquismo", *Dynamis*, 1995, p. 221.

88   *Ibidem*, p. 237. La estructura sanitaria más importante, la red asistencial del Seguro Obligatorio de Enfermedad (SOE), se creó en 1942 y fue inicialmente encargada a esta dirección pero, ante su rechazo, se adjudicó a una estructura propia del Ministerio de Trabajo, el Instituto Nacional de Previsión (INP) produciéndose consecuencias de falta de coordinación de todo tipo: estructurales, organizativas, económicas e incluso científicas, pues la DGS tenía unos presupuestos ridículos y el SOE se convirtió en la instancia paraestatal más importante, llegando sus ingresos a constituir, en 1960, el 8,75% del Producto Nacional.

89   *Ibidem*, p. 219.

90   FERNÁNDEZ ARIENZA, J., *Crónica de la Medicina en León 1900-1993*, Colegio de Médicos de León, León, 1995, pp. 243-244.

Por su parte, el Patronato Nacional Antituberculoso[91], construyó en 1961 el Sanatorio Nacional Monte San Isidro, que después estudiaremos. El organismo dependía del Ministerio de la Gobernación y fue fundado en 1936, durante la Guerra Civil española, con el fin de atender a los pacientes tuberculosos e intentar combatir una enfermedad ligada al trabajo en las minas y a la silicosis, que en León tuvo una incidencia muy alta (todavía en 2002 estaba 10 puntos por encima de la media nacional)[92].

En el ámbito competencial provincial, hablaremos en primer lugar de la Diputación. La Constitución de 1812 estableció la división territorial de España en provincias, y creó las diputaciones como organismos responsables de gestionar sus intereses económico-administrativos. En el artículo 325 decía: "en cada provincia habrá una diputación llamada provincial, para promover su prosperidad". El órgano se constituyó en León en 1813, un año después de la jura constitucional[93]. El ámbito benéfico-sanitario fue el eje de sus esfuerzos corporativos y una de las obligaciones tradicionalmente más cuidadas. A nivel sanitario, a partir de 1946, durante el mandato de Ramón Cañas (1946-1961), se pusieron en funcionamiento amplios consultorios y un Servicio de Análisis Clínicos para cubrir las necesidades clínicas y sanitarias de la numerosa población acogida en las Residencias Provinciales de Huérfanos y de Maternología[94]. Diez años más tarde, la progresiva extensión del SOE llevó a la Diputación leonesa a plantearse la conveniencia de seguir conservando estos centros. Se mantuvo durante unos años el servicio de maternidad en las dependencias del antiguo Hospicio de la capital y en 1956 abandonó su gestión directa y concertó el servicio con la Maternidad Provincial construida por el Estado.

A pesar de que el problema hospitalario era un lastre para la corporación provincial, el equipo se planteó la construcción de un centro hospitalario propio, llegando a concertar con la Caja de Ahorros y Monte de Piedad de León una línea de crédito "con destino a la adquisición de terrenos y gastos complementarios, para edificar un hospital provincial". El objetivo quedó paralizado durante varios años y fueron otros los derroteros por los que se inclinó la Caja de Ahorros. La Diputación continuó utilizando el antiguo Hospital San Antonio Abad, y otros centros clínicos provinciales, mediante un concierto con el Cabildo catedralicio que le resultaba muy costoso, ya que debía abonar no solo las estancias -para las que existía un mínimo a pagar, se cubriese o no-, sino también, las obras de reforma de los centros. Por este motivo se plantearon dos soluciones: ir a la construcción directa de un hospital provincial o ab-

---

91 Decreto-ley de 20 de diciembre de 1936, BOE de 22 de diciembre de 1936. Fundación del Patronato Nacional Antituberculoso (PNA) que no entró en vigor hasta el final de la Guerra Civil, aprobándose la Ley de Bases del Patronato el 5 de agosto de 1939. El 26 de diciembre de 1958 cambió su nombre por el de Patronato Nacional Antituberculoso y de las Enfermedades del Tórax, siendo integrado en el organismo autónomo Administración Institucional de la Sanidad Nacional (AISNA) el 29 de diciembre de 1972.

92 *Diario de León*, "R. Martín: Una erradicación lejana", 27 de agosto de 2002.

93 CARANTOÑA ÁLVAREZ, F., y PUENTE FÉLIZ, G. (dtres.), *Historia de la Diputación de León*, tomo I, Diputación de León, León, 1995, p. 7.

94 *Ibidem*, pp. 499-504.

sorber el existente, mejorándolo en forma o adaptándolo a las nuevas necesidades, no lejos de las que cubrió en etapas precedentes. La primera exigía desembolsos en los años siguientes, tal vez superiores a sus posibilidades y, a la vez, vendría a originar un colapso en el funcionamiento del Hospital San Antonio Abad que cubría un innegable vacío en la beneficencia pública de la provincia. En 1965, con Antonio del Valle al frente de la Diputación, se culminaron las gestiones con el cabildo y se llegó a un acuerdo para su compra, al que siguió una profunda reforma y ampliación, así como la construcción de otros edificios anexos destinados a servicios complementarios. Este traspaso permitió a la entidad gestionar directamente el grueso del problema hospitalario, aunque mantenía prestaciones concertadas con otros centros asistenciales de la provincia, como el Hospital San Juan Bautista de Astorga, el Hospital de la Reina de Ponferrada o el Hospital de la Providencia de Sahagún[95].

La asistencia y hospitalización de pacientes psiquiátricos era otra asignatura pendiente de la Diputación que resolvió la iniciativa privada; la entidad financiera Caja de Ahorros y Monte de Piedad de León, presidida entonces por el cirujano Dr. Emilio Hurtado Llamas, creó una fundación benéfico-social, a mediados de los años cincuenta, con la finalidad de construir un sanatorio psiquiátrico que fue inaugurado en 1965 con el nombre de Santa Isabel, y con el que la Diputación firmó un concierto para instalar en él a todos los pacientes psiquiátricos de la provincia.

Años más tarde, en 1971, la Diputación aprobó el presupuesto para la construcción del que sería el Hospital Princesa Sofía, que entró en funcionamiento en 1975.

Hay que mencionar también en este apartado la labor institucional de los ayuntamientos, a los que, según la Ley de Bases de Régimen Local de 1945[96], se les asignaban las tareas propias de la salubridad urbana: limpieza, aguas, viviendas y locales públicos, cementerios, mataderos, industrias, espectáculos, además de la prevención contra las enfermedades epidémicas, contagiosas e infecciosas, la asistencia domiciliaria de los enfermos pobres y la higiene de la infancia y de las embarazadas o paridas pobres[97], sin olvidar su responsabilidad institucional en la aprobación de las licencias de obras.

---

95 *Ibidem*, p. 506.

96 Ley de Bases de Régimen Local de 17 de julio de 1945, BOE n.º 199, de 19 de julio de 1945.

97 Ley Orgánica de Sanidad, sancionada por la reina Isabel II el 28 de noviembre de 1855, en el Bienio Progresista (1854-1856).

TÍTULO II. LA ASISTENCIA SANITARIA ENTRE 1960 Y 1990

1.II.1. Marco jurídico sanitario

Las teorías higienistas dieciochescas tuvieron un gran impacto social, jurídico y político que se plasmaría en los contenidos higiénico-sanitarios de los cuerpos legislativos posteriores.

A principios del siglo XX, bajo la presidencia de Antonio Maura, se creó el organismo de protección social Instituto Nacional de Previsión (INP)[98], ente responsable orgánica y funcionalmente de la asistencia sanitaria hasta 1978[99]. En la propia ley de su creación, publicada el 29 de febrero de 1908, se establecía que el Estado bonificaría obligatoriamente las pensiones de vejez que libremente contrataran los obreros con el organismo, aunque no fue hasta once años más tarde, en 1919, cuando se estableció el Seguro Obligatorio de los Retiros Obreros[100], que amplió e intensificó la protección de la vejez de los asalariados, de entre 16 y 65 años, cuya retribución no superara un cierto límite, y planteó por primera vez una financiación mixta de las pensiones de jubilación: por las empresas y por el Estado.

En el tercer decenio del siglo XX, se creó el Seguro Obligatorio de Maternidad[101], que desarrolló y reforzó el Subsidio de Maternidad de 1923[102]. Este seguro garantizaba, entre otras prestaciones, la asistencia facultativa en el embarazo y en el parto. A estos efectos el INP estableció los primeros convenios con las organizaciones profesionales de médicos, farmacéuticos y matronas. Hubo también en el periodo otros logros legislativos significativos para la salud como la aplicación a todos los trabajadores de la agricultura de la Ley de Accidentes de Trabajo[103], primera norma legal del sistema de protección social español, aprobada en 1931[104] y la Ley de Ac-

---

98 Ley de creación del Instituto Nacional de Previsión, decretada por las Cortes y sancionada por el rey Alfonso XIII, Gaceta de Madrid núm. 60, de 29 de febrero de 1908.

99 CABO SALVADOR, J., *Gestión Sanitaria integral: pública y privada. Sistema sanitario español: antecedentes históricos*, Centro de Estudios Financieros, Madrid, 2010, cap. 2.

100 Real Decreto-Ley de 11 de marzo de 1919 de Régimen Obligatorio de los Retiros Obreros, aprobado bajo el reinado de Alfonso XIII y la presidencia del Conde de Romanones, Gaceta de Madrid núm. 71, de 12 de marzo de 1919.

101 Real Decreto de 22 de marzo de 1929, sancionado por Alfonso XIII, Gaceta de Madrid núm. 83 de 24 de marzo de 1929. Su Reglamento General fue aprobado el 29 de enero de 1930 y declarado subsistente por Decreto de 20 de mayo de 1931, Gaceta de Madrid del 27 de mayo de 1931, sancionado por Ley de 9 de septiembre de 1931.

102 Real Decreto de 21 de agosto de 1923, sancionado por Alfonso XIII, Gaceta de Madrid núm. 235, de 23 de agosto de 1923.

103 Ley de Accidentes de Trabajo de 30 de enero de 1900, sancionada por Alfonso XIII y en su nombre, durante la minoría de edad, por la Reina Regente María Cristina de Habsburgo, Gaceta de Madrid núm. 31, de 31 de enero de 1900.

104 Decreto de Accidentes del Trabajo Agrícola, de 12 de junio de 1931, Reglamento de 25 de agosto de 1931. El Decreto fue declarado Ley el 9 de septiembre de 1931.

cidentes de Trabajo en la Industria, aprobada en 1932[105]. Ese mismo año el ministro Largo Caballero presentó una propuesta de ampliación de la cobertura sanitaria que se discutió en el Parlamento, y que, de haberse aprobado, habría transformado a la larga el organismo INP en un Servicio Nacional de Salud, pero la Guerra Civil española paralizó esta iniciativa, así como la del programa que recogía la Constitución de 1931 respecto a los derechos de los trabajadores. Únicamente salió adelante, en 1938, el denominado "régimen obligatorio de subsidios familiares". En 1939 el Retiro Obrero se transformó en Subsidio de Vejez[106], sustituyendo el régimen de capitalización por el de pensión fija, aumentó su cuantía y convirtió las Cajas colaboradoras en Delegaciones del INP. Posteriormente, en 1947, se integró en el seguro de "Vejez e Invalidez" (SOVI)[107] que cubría el riesgo de invalidez no derivado de accidentes de trabajo o enfermedades profesionales, y, a partir de 1955 cubriría también el riesgo de muerte[108].

En 1942, tras finalizar la Guerra Civil, se implantó el Seguro Obligatorio de Enfermedad[109], que entró en vigor el día 1 de septiembre de 1944, con la finalidad de proteger a los trabajadores económicamente débiles cuyas rentas de trabajo no excediesen de los límites establecidos en la ley. Aplicaba una filosofía derivada de las antiguas Cajas de Enfermedad, centrada principalmente en la curación de los trabajadores, que no tenía en cuenta ni la medicina preventiva ni la sanidad ambiental. Sus antecedentes los encontramos en la Ley de Sanidad de 1855[110] que estableció el deber ineludible de todos los ayuntamientos de España de proporcionar asistencia facultativa gratuita a las familias pobres residentes en cada municipio, a los que hacía responsables de la contratación directa con el médico; se excluía de la gratuidad a los vecinos acomodados de la misma u otra población[111]

---

105 Ley de Accidentes de Trabajo en la Industria de 4 de julio de 1932, Gaceta de Madrid núm. 286, de 12 de octubre de 1932.

106 Ley de 1 de septiembre de 1939, BOE núm. 252, de 2 de septiembre de 1939.

107 Decreto de 18 de abril de 1947 por el que se crea la Caja Nacional del Seguro de Vejez e Invalidez y prepara el sistema de protección para este último riesgo (SOVI). BOE núm. 25, de 5 de mayo de 1947.

108 Decreto-ley de 2 de septiembre de 1955 por el que se eleva la prestación del Seguro de Vejez e Invalidez, BOE núm. 296, de 23 de octubre de 1955.

109 Ley de 14 de diciembre de 1942 por la que se crea el Seguro Obligatorio de Enfermedad (SOE), BOE de 27 de diciembre de 1942. En su disposición transitoria 5ª dice: "La implantación del Seguro de Enfermedad se llevará a cabo en tres etapas. La asistencia domiciliaria se prestará en el plazo máximo de seis meses a partir de la publicación del Reglamento de esta Ley; la de Especialidades y Servicio de Sanatorios, dentro del término de dos años a contar desde la publicación de dicho Reglamento". Se integraron en el SOE los llamados médicos del Cuerpo Nacional de Médicos Titulares, Escala A, dependientes del Ministerio de Sanidad y Seguridad Social, cuya misión hasta entonces era, no solo la actividad clínica curativa y preventiva, sino también la salud pública, ambiental y de la sanidad local

110 Ley de Sanidad de 1855, promulgada el 28 de noviembre de 1855, extendió el modelo napoleónico imperante en la Administración Pública española al ámbito sanitario.

111 ZAFRA ANTA, M. A., FLORES MARTÍN, C., PONTE HERNANDO, F.J., *et alii*, "La Medicina rural a principios del siglo XX (1855-1937). A propósito de Martínez Saldise, socio de honor de la Sociedad de Pediatría de Madrid de 1927", vol. 48, n.º 1, *Elsevier, Atención Primaria*, enero 2016, pp. 54-62.

La Ley General de Sanidad de 1944 aumentó las competencias del Estado, pero mantuvo un modelo sanitario del siglo anterior en el que concurrían establecimientos dependientes de los ayuntamientos, de las diputaciones y del propio Estado, y dejaba vía libre a la incorporación de organismos como el INP o el PNA, que funcionaban de forma independiente y desordenada, por lo que no resolvió los problemas de coordinación que había creado la Ley de Sanidad anterior[112].

A pesar del caos competencial, en los años cuarenta se produjo un importante avance sanitario que tuvo como eje el uso de la penicilina -descubierta por Alexander Fleming en 1928, en el St. Mary's Hospital de Londres-[113] y la influencia de políticas sanitarias emprendidas por algunos países de la Europa occidental tras la Segunda Guerra Mundial, especialmente el Reino Unido, donde, en 1946, finalizada la contienda y el sufrimiento social y económico que trajo consigo, su ministro de sanidad, Aneurin Bevan, redactó la Ley del Servicio Nacional de Salud -con la oposición de algunos miembros del gobierno e incluso de la Asociación Médica Británica-. Dos años después se habían nacionalizado más de 2.500 hospitales, lo que dio lugar al nacimiento del National Healt Service[114].

Las nuevas tendencias sanitarias europeas indujeron al Ministerio de Trabajo -a cuyo frente estaba D. José Antonio Girón de Velasco- a la creación del Seguro Obligatorio de Enfermedad y a la elaboración de un Plan de Asistencia Sanitaria para sus afiliados, que puso fin a una situación en que, o bien era el propio paciente quien pagaba por la atención médica o eran las entidades públicas, especialmente las diputaciones, las que cubrían los costes en régimen de beneficencia. Las clases medias vieron con extrañeza, al principio, las nuevas prestaciones sanitarias que ofrecía el organismo, pero paulatinamente fueron cambiando de mentalidad y acabaron afiliándose a las mutualidades complementarias del sistema. Así dejó de parecer normal que un parto o una operación tuviera que pagarse directamente[115].

---

112 Ley de Bases de Sanidad Nacional, de 25 de noviembre de 1944, BOE 16.11.44.

113 Hay que destacar el importante hito del descubrimiento de la penicilina en 1945, y la consiguiente utilización de antibióticos y sulfamidas que hizo que la esperanza de vida, que era de 35 años en 1900 -cuando un porcentaje importante de la población no llegaba a la edad adulta y moría durante la infancia-, superase en 1960 los 65 años (en un 7, 12%) e incluso los 80 años (cuadro núm. 2).

114 McLELLAN, C., "¿Qué es el NHS y cómo funciona la sanidad en el Reino Unido?", 2021. Disponible en: https://www.britiscouncil.es

115 En 1948, la ONU publicó la Declaración Universal de Derechos Humanos, que en su artículo 25.1 establece: "Toda persona tiene derecho a un nivel de vida adecuado que le asegure, así como a su familia, la salud y el bienestar, y en especial el vestido, la vivienda, la asistencia médica y los servicios sociales necesarios". Disponible en: https://www.un.org

Figura n.º 2.
Edificio del antiguo INP, y posterior INSALUD, en la Calle Alcalá de Madrid (foto autora)

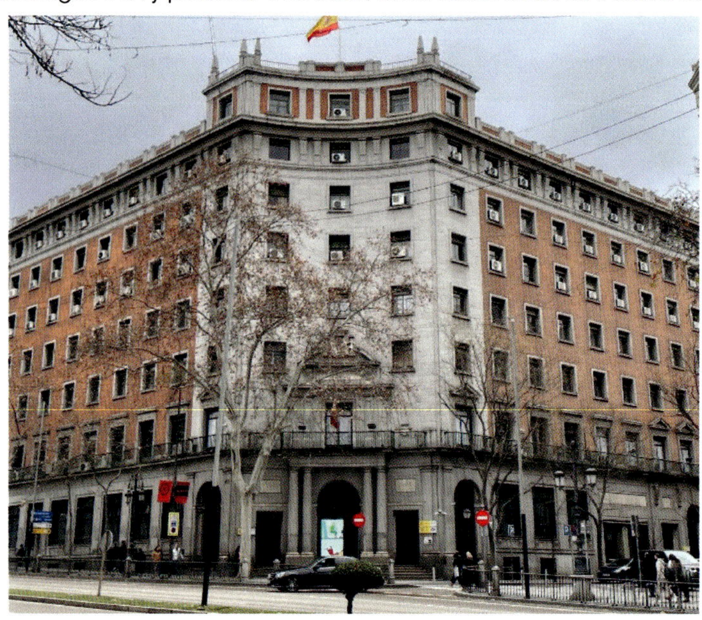

En 1945 se puso en marcha el Plan Nacional de Instalaciones Sanitarias (PNIS)[116] que aportó a la sociedad española recursos quirúrgicos y tratamientos técnicos anteriormente inaccesibles para la mayoría de los ciudadanos. El ambicioso Plan tutelado por el INP -adscrito al Ministerio de Trabajo y al margen de la DGS, dependiente del Ministerio de la Gobernación, a la que no debía rendir cuentas-, transformó la sanidad del país mediante la construcción de ambulatorios y residencias sanitarias en todas las capitales de provincia y grandes ciudades[117]. Para su desarrollo se hacía necesario conocer las infraestructuras con las que contaba el país y así, a comienzos de 1957, la DGS recibió el encargo de elaborar un censo de hospitales públicos; el trabajo culminó a finales del mismo año y fue realizado por medio de las Comisiones Sanitarias Provinciales creadas al efecto. En 1958 se instauró la Comisión Central para la Coordinación Hospitalaria (CCCH), una organización interinstitucional con Secretaría en la propia DGS, cuya función era recoger las propuestas de las comisiones provinciales y elaborar proyectos unitarios. Dos años después, en 1960, el ministro de Gobernación, Camilo Alonso Vega, encargó a un grupo de trabajo de la CCCH el estudio de los hospitales públicos de Madrid. El exitoso resultado de una tarea tan heterogénea -había casi 7.000 camas sanitarias distribuidas en cerca de treinta instituciones hospitalarias-, dio lugar a la publicación de sendas órdenes de la Presidencia del Gobierno, que obligarían en lo sucesivo a someter los proyectos de construcción

---

116 Plan de Instalaciones Sanitarias del INP (PNIS), aprobado por Orden Ministerial de 19 de enero de 1945.

117 El INP contaba en 1955 con 336.000 afiliados con derecho a asistencia sanitaria, web del Ministerio de Sanidad y Seguridad Social. Disponible en: https://www.seg-social.es

hospitalaria a la aprobación de la citada CCCH[118]. Al año siguiente, la DGS, por orden del Ministerio de Gobernación, creó la Sección de Hospitales y Centros Asistenciales para cuestiones relacionadas con su propio título y encargó una serie de anteproyectos previos a la publicación de Ley de Hospitales, que finalmente vio la luz en julio de 1962[119]. La pretensión del ministerio era conseguir en todo el territorio nacional la coordinación hospitalaria y conformar un sistema de salud y un nivel asistencial similar al de los países vecinos. La pertinaz fragmentación de la responsabilidad sanitaria pública en múltiples organismos independientes y en continuo crecimiento, lo hicieron inviable en aquellas fechas. A pesar de ello, al amparo de la ley, se hizo un Catálogo de Hospitales de toda la Red Nacional, ya fueran residencias, sanatorios, clínicas o centros médicos, sin tener en cuenta el organismo del que dependían. Se trataba de reforzar a la DGS que así gestionaría el presupuesto sanitario de los Planes de Desarrollo Económico y Social, pero esta expectativa no llegó a cumplirse debido a la insumisión del INP, que nunca aceptó su tutela ni la de la CCCH[120].

Al tiempo que el Ministerio de la Gobernación concluía su Ley de Hospitales, el Ministerio de Trabajo preparaba el borrador de la Ley de Bases de la Seguridad Social, publicada en 1963[121], que introdujo el tránsito desde los esquemas clásicos de previsión al actual sistema de Seguridad Social. Más tarde, la Ley de Seguridad Social de 1966[122] constituyó la puesta en práctica del mismo, que pronto sería modificada por la Ley de financiación y perfeccionamiento[123]. Ambas leyes, fusionadas, dieron lugar, en 1974, al Texto refundido de la Ley General de la Seguridad Social[124] (vigente hasta 1994), que decía en su artículo dos: "a través de la Seguridad Social, el Estado español garantiza a las personas que por razón de sus actividades estén comprendidas en su campo de aplicación y a los familiares y asimilados que tuvieran a su cargo, la protección adecuada de las contingencias y situaciones que en esta Ley se

---

118 PIELTAIN ÁLVAREZ-ARENAS, A., *Los Hospitales de Franco. La versión autóctona de una arquitectura moderna*, Universidad Politécnica de Madrid, Madrid, 2003, pp. 262- 264.

119 Ley 37/1962, de 21 de julio, sobre Hospitales. BOE» núm. 175 de 23.07.62.

120 PIELTAIN ÁLVAREZ-ARENAS, A., *Los Hospitales de…*, pp. 264-265.

121 Ley 193/1963, de 28 de diciembre, sobre Bases de la Seguridad Social, BOE 30.12.63. En su artículo segundo, autorizó al Gobierno para aprobar en el plazo de dos años, el texto o textos articulados en desarrollo de la misma. Sus principales directrices son: la tendencia a la unidad, la participación de los interesados en el gobierno de los órganos gestores, la supresión del posible ánimo de lucro de estos últimos, la conjunta consideración de las situaciones o contingencias protegidas, la transformación del régimen financiero, la acentuación de la participación del Estado en el sostenimiento del sistema y la preocupación preferente sobre los servicios de recuperación.

122 Decreto 907/1966, de 21 de abril, aprueba el Texto articulado I de la Ley 193/1963, de 28 de diciembre, sobre Bases de la Seguridad Social, BOE de 22 de abril de 1966.

123 Ley 24/1972, de 21 de junio, de financiación y perfeccionamiento de la acción protectora de la Seguridad Social, BOE núm. 149, de 22 de junio de 1972.

124 Ley General de Seguridad Social, aprobada por Decreto 2065/1974, BOE núm. 173, de 20 de julio de 1974. en su artículo uno dice: "se aprueba el adjunto Texto refundido de la Ley de la Seguridad Social de 21 de abril de 1966 y de la Ley 24/1972, de 21 de junio, al que se incorporan preceptos, en materia de Seguridad Social, contenidos en otras disposiciones de igual rango".

definen y la progresiva elevación de su nivel de vida en los órdenes sanitario, económico y cultural".

A pesar de los problemas jurídicos, competenciales y de organización sanitaria del periodo analizado, otros muchos factores -políticos, económicos, sociales, sanitarios y jurídicos- confluyeron en una década en la que, como dijo el Dr. Laín Entralgo, se inició un fabuloso despliegue renovador de la ciencia y la práctica del curar, con cuatro orientaciones principales: la creciente tecnificación física y química, su incipiente y pujante humanización, el auge de la prevención de la enfermedad y la progresiva socialización de la asistencia médica[125].

1.II.2. La asistencia sanitaria en la provincia de León

En los primeros años del franquismo, tras la posguerra, la organización sanitaria provincial estaba constituida por la Jefatura Provincial de Sanidad, el Instituto Provincial de Sanidad y la Inspección Médica Escolar. Existían además Centros Secundarios de Sanidad Rural en Astorga, Villafranca del Bierzo y La Bañeza. En 1944 se implantó el SOE, y en este año, según la Memoria de la Secretaría del Colegio de Médicos de León, había 404 médicos inscritos, de los que 106 residían en la capital. Los comienzos del SOE no fueron fáciles: irregular cobro de haberes por parte de los profesionales, debido al desconocimiento del número exacto de afiliados cuya asistencia tenían encomendada, limitación para recetar y carencia de personal de enfermería. Sin embargo, lentamente, fue consiguiendo una estructura provincial mínimamente aceptable. A partir de 1952, la ciudad pudo contar con dos ambulatorios, en el primero, situado en la calle Juan Madrazo, se atendía a los beneficiarios de la capital y en el otro, ubicado en la calle García I, se instalaron consultas de especialistas para los distintos sectores sanitarios de la provincia. Ante la ausencia de hospitales públicos, el SOE mantenía conciertos con varios sanatorios privados de la capital y de Astorga[126]. Sin embargo, eran locales cuyas dependencias no respondían a la creciente demanda, por lo que, en 1955, el INP puso en marcha el Ambulatorio Hermanos Larrucea, en el Paseo de La Condesa, donde tres años después centralizaría toda la asistencia. Eran los albores de la disociación asistencia primaria y especializada, y la sociedad despertaba a la necesidad de infraestructuras hospitalarias adecuadas, que, hasta el comienzo de la segunda mitad del siglo XX, se había solventado mediante conciertos con la medicina privada.

---

125 LAÍN ENTRALGO, P., *Historia de la Medicina moderna y contemporánea,* Editorial Científico-Médica, Madrid, 1963, p. 35.

126 FERNÁNDEZ ARIENZA, J., *Crónica de…,* pp. 135-138 y 243-244. El SOE tenía conciertos en la capital leonesa con los sanatorios de Jacinto Sáez Sánchez, Emilio Hurtado Llamas, Carlos Aparicio Guisasola, Joaquín López Otazú, Vicente Serrano, Néstor Alonso y Miranda. Ponferrada tenía un ambulatorio dotado de todas las especialidades y residencia hospitalaria para el sector del Bierzo y Villablino. En Astorga había concierto con los sanatorios de Fernández Vega Delás y Manuel Otero Carro.

Con la entrada en funcionamiento de la Maternidad del Estado, en noviembre de 1956, se inició en la ciudad el despegue hacia la creación de grandes centros hospitalarios. Ya en 1949, el Patronato Nacional Antituberculoso y de las enfermedades del Tórax, dependiente del Ministerio de la Gobernación, empezó las obras del Sanatorio Nacional Monte San Isidro, que concluyeron en 1961. En la segunda mitad de la década de los sesenta el INP puso en funcionamiento las dos residencias sanitarias de la Seguridad Social.

En 1965 se puso fin al desplazamiento de los pacientes psiquiátricos fuera de la provincia, cuando la entidad privada Caja de Ahorros y Monte de Piedad de León, inauguró el Hospital Psiquiátrico Santa Isabel.

Gráfico n.º 8.
Comparativo camas León 1960 -1970 (autora)

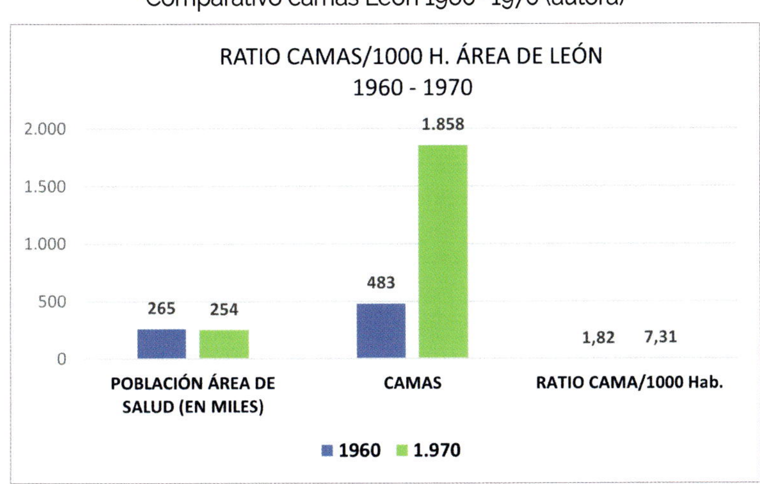

Simultáneamente, otras corporaciones y entidades de carácter privado acometieron empeños sanitarios para la hospitalización y tratamiento médico y quirúrgico de los pacientes leoneses, como luego veremos. Así nacieron: la Obra Hospitalaria Nuestra Señora de Regla, perteneciente a un Patronato del que formaba parte el Cabildo catedralicio y el Obispado de la diócesis leonesa; la Clínica San Francisco, ligada a la Unión Médica Previsora y el Centro Sanitario y de Rehabilitación San Juan de Dios, vinculado a esta orden religiosa.

1.II.3. *La creación de las primeras Escuelas de Enfermería*

Comenzaremos por hacer un breve repaso de la historia de la enfermería para después detenernos en la creación de las primeras escuelas en la provincia leonesa.

Desde la antigüedad las labores de enfermería se han manifestado como necesarias para poder prestar una asistencia sanitaria a los enfermos y contribuir a mitigar los efectos de la enfermedad y, en su caso, a curar la dolencia[127]. Hasta época reciente el rol de cuidar se ha asignado a las mujeres y el de curar ha sido tradicionalmente masculino[128].

En la historia de los cuidados podemos considerar cuatro etapas: tribal-doméstica, religiosa-institucional, preprofesional y profesional[129]. La etapa profesional se inició a principios del siglo XIX, tras un periodo sombrío que asoló durante décadas a la enfermería.

En 1836 un pastor protestante alemán fundó la escuela de las Diaconisas de Kaiserswerth, una organización de mujeres consagradas al servicio de los enfermos. Su labor no estaba remunerada pero sí eran previamente instruidas en el ejercicio de los cuidados. Unos años después Henri Dunant fundó en Ginebra la Cruz Roja, organización que nació con la preocupación de tratar a los heridos de las guerras, con el apoyo del voluntariado femenino. Se dieron entonces los primeros pasos para el reconocimiento profesional de las enfermeras, no solo por los cuidados que dispensaban, sino también por su aportación a la sanidad. Fue un logro de todas las mujeres, lideradas, entre otras, por Florence Nightingale —formada en las Diaconisas de Kaiserswerth—, enfermera, matemática y sobre todo humanista; nació en Florencia en 1820 —aunque su vida se desarrolló en Londres—. Se refería a esta profesión como un arte y al mismo tiempo como una ciencia.

Nightingale era defensora de cinco elementos esenciales para la salud ambiental, que mantienen su vigencia en la actualidad -ventilación, temperatura, agua pura, alcantarillado eficaz, limpieza y luz-, y se hizo célebre por su brillante labor en la guerra de Crimea donde contribuyó a salvar la vida de muchos soldados y civiles. En 1859 se publicó su libro "Notas de enfermería", que sentó las bases de la enfermería profesional. Al año siguiente inauguró su propia escuela de enfermeras en el hospital Saint Thomas de Londres, en la que quería formar tres tipos de profesionales: hospitalarias, de distrito -para los cuidados en los domicilios y estudios higiénicos-, y docentes. Su labor marcó un hito en la evolución de la enfermería, que años más tarde continuarían otras mujeres, como la canadiense Isabel M. Stewart, nacida en 1878, quien ponía el foco en la propia enfermera para conseguir que su profesión fuese algo más que un oficio muy cualificado. Un trabajo puede ser perfecto, decía, pero para que sea arte requiere técnica, alma, mente e imaginación[130].

---

127 El blog de Fernando Cuevas. Origen y creación de las Escuelas de Enfermería en España. Disponible en: https://search.app/1rvcB9oE2wDLBY9Q6

128 CABRERA BARRERA, I., "Los logros de las enfermeras a lo largo de la historia", *salusplay*, marzo 2020, pp. 3-5. Disponible en: https://www.salusplay/com/blog/logros-enfermería

129 SILES GONZÁLEZ, J., "La construcción social de la Historia de la Enfermería", Index Enfermería, vol. 13, n.º 47, Granada, 2004. Disponible en: http://scielo.iscii.es

130 DONAHUE, M. P., "Historia de la Enfermería", *Doyma*, Barcelona, 1985, pp. 467-469. La herencia de la enfermería es rica. Su historia es un relato de descubrimientos que reflejan los nuevos avances realizados en cada generación. El cuidado es la esencia de la enfermería.
Decía Florence Nightingale "la enfermería es un arte y si se pretende que sea un arte, requiere una devoción ex-

España tuvo también en la figura de Concepción Arenal una defensora del acceso de las mujeres a nuevas profesiones y cometidos sociales. Había nacido en 1820, igual que Florence Nightingale, fue una mujer polifacética -periodista, autora dramática, poetisa y experta en derecho-, pionera del movimiento feminista y precursora del trabajo social. Sus denuncias sobre las condiciones de las prisiones y la miseria de las casas de salud, contribuyeron a mejorar la situación en los hospitales y en las cárceles de los años siguientes; los deberes que atribuía a las enfermeras tenían mucho que ver con las tareas domésticas: asear y vestir a los enfermos, administrar las comidas, ayudarlos en los desplazamientos o tratarlos con cariño, así como realizar la limpieza de camas y mobiliario. Cometidos que explican la alta feminización de la profesión.

La visión de Nightingale llegaría a España en 1896 de la mano de Federico Rubio y Gali, quien fundó la primera escuela de enfermería del país, Santa Isabel de Hungría, en Madrid. En los años siguientes continuaría este proceso de profesionalización de la enfermería en el que destacan diferentes acontecimientos.

En primer lugar, la ley Moyano de 1904, conocida como ley de bases para la instrucción pública —fue la ley educativa más longeva del país; ordenó el sistema educativo hasta la promulgación de la Ley de Educación en 1970—. Se recogió en ella la primera referencia legal a los estudios de enfermería. En 1915 se estableció el primer título de enfermera, que exigía ya un programa de conocimientos. Diferenciaba tres grupos: el practicante, la comadrona y la enfermera. En 1917 se creó la escuela de enfermería de Santa Madrona en Barcelona. También en ese año España ingresó en la Cruz Roja.

Los conflictos bélicos ocurridos en la primera mitad del siglo XX -la Guerra Civil española -1936 a 1939- y posteriormente la Segunda Guerra Mundial -1939 a 1945- trajeron consigo una importante pérdida de vidas humanas e hicieron necesario el voluntariado de enfermeras por parte de ambos bandos.

La Ley de bases de la Sanidad Nacional de 1944 estableció la creación de Colegios Oficiales de Auxiliares Sanitarios en cada provincia. Englobaba practicantes, auxiliares y matronas.

En 1953 se unificaron los estudios de enfermería, aunque se mantuvo la división en tres secciones: practicantes, matronas y enfermeras. Incluían contenidos teóricos —impartidos por los médicos— y exigían estudios previos de bachiller. La formación, no obstante, continuaría separada por sexos, de manera que los antiguos practicantes cursaban estudios en las facultades de medicina, donde recibían instrucción teórica y técnica, para posteriormente prestar servicios en la sanidad local y en la

---

clusiva, una preparación tan dura como el trabajo de un pintor o de un escultor, pero ¿cómo puede compararse la tela muerta o el frio mármol con el tener que trabajar con el cuerpo vivo, el templo del espíritu de Dios? La enfermería es una de las Bellas Artes, casi diría, la más bella de las Bellas Artes".

asistencia pública domiciliaria, y las mujeres enfermeras se formaban en las escuelas hospitalarias donde recibían una educación eminentemente práctica.

Un año más tarde se disolvieron los Colegios Profesionales de Practicantes, Matronas y Enfermeras, y se reglamentaron los Colegios de Auxiliares Sanitarios, que aglutinaban a los tres colectivos. En 1958 se estableció la colegiación obligatoria, si bien los auxiliares sanitarios masculinos formaban parte de la sección de practicantes y las mujeres de la de matronas o de enfermeras, en su caso. La discriminación no fue rectificada hasta finales de los setenta cuando se crearon los Colegios de Ayudantes Técnicos Sanitarios (ATS).

Hasta 1977 los planes de estudio tuvieron un marcado carácter religioso e ideológico, en los que las asignaturas de Religión y Formación Política eran parte del currículo académico y computaban para la calificación global del expediente[131]. Tras la publicación del Decreto 2128/1977 de 23 de julio, se produjo la integración en la universidad de todas las escuelas de Ayudantes Técnicos Sanitarios. Dos años después se creó la Diplomatura Universitaria en Enfermería (DUE) y se dispuso la homologación de los títulos de ATS, con los mismos derechos profesionales, corporativos y nominativos[132]. En 1987, asistimos ya al pleno desarrollo de la profesión de enfermería con la publicación del Real Decreto 992/1987 que regulaba la enfermería especializada.

En cuanto al desempeño de la profesión, el trabajo de la enfermería en España respondió durante años a una ordenación "por tareas", siempre previa consulta y autorización del médico. No hay que olvidar que el objetivo de las escuelas de ATS era formar ayudantes de médico; así lo establecía el artículo 59.1 del Estatuto de Personal Auxiliar Sanitario Titulado y Auxiliar de Clínica de las II. SS. de la Seguridad Social, de 1973, que incluía como primera función de las enfermeras la de "auxiliar al médico, cumplimentando las instrucciones que, por escrito o verbalmente, recibiese de aquel".

Los profesionales y estudiantes de enfermería que, en las últimas décadas del siglo, completaron su formación en países como Francia, Inglaterra o Canadá, vieron allí una práctica muy diferente. La corriente extranjera hizo que surgieran grupos de enfermeras que empezaban a plantearse la búsqueda de su propia identidad, principalmente en Madrid y Cataluña, donde, desde los primeros años setenta, comenzaron a organizarse seminarios y jornadas con ponencias sobre los planes de estudios y

---

131 PONS FERNÁNDEZ, S., *Breve estudio sobre la Historia de la Enfermería*, Universidad de Alicante, 2017. Disponible en: https://rua.ua.es

132 Decreto 2128/1977, de 23 de julio, del Ministerio de Educación de Ciencia, disponía la integración en la Universidad de las Escuelas de Ayudantes Técnicos Sanitarios como Escuelas Universitarias de Enfermería. Real Decreto 111/1980, de 11 de enero, del Ministerio de Universidades e Investigación, sobre homologación de los títulos de ATS con el de Diplomado en Enfermería.

las líneas generales de las futuras escuelas universitarias de enfermería, que fueron el germen de la integración en la universidad y de la futura especialización[133].

Descendiendo al ámbito de la capital leonesa, al inicio de los años sesenta, como hemos visto en el apartado anterior, estaban en fase de construcción cinco grandes centros hospitalarios que entraron en funcionamiento en la segunda mitad de la década. La provincia contaba con un buen número de médicos[134] -en su mayoría adscritos a clínicas privadas- que colaboraban en las consultas de los ambulatorios del Seguro Obligatorio de Enfermedad, pero precisaba incrementar el número de enfermeras y mejorar su cualificación para responder a la previsible demanda. Fue así como en apenas tres años se crearon en la capital dos Escuelas de Enfermería. La primera se puso en marcha en el curso 1965-66, a instancias de la Diputación Provincial y fue adscrita a la Facultad de Medicina de la Universidad de Oviedo. En mayo de 1967 la Dirección General de Educación y Ciencia autorizó a la Obra Hospitalaria Nuestra Señora de Regla una segunda escuela, esta de titularidad privada. Inicialmente fue vinculada a la Facultad de Medicina de la Universidad de Valladolid; en 1970 pasó a depender, igual que la anterior, de la Facultad de Medicina de Oviedo. Finalmente fue clausurada en 1980 cuando la provincia contaba con tres escuelas de enfermería públicas, dos ubicadas en la capital: una de la Diputación Provincial y otra de la Seguridad Social -la de la Residencia Virgen Blanca- y una en Ponferrada, también de la Seguridad Social.

En 1979 se creó la Universidad de León. La Escuela Universitaria de Enfermería de la Diputación Provincial comenzaría entonces un proceso de integración que culminó en el curso académico 2000-2001 con la graduación de la primera promoción de Diplomados Universitarios en Enfermería de León. El 13 de julio de 2001 cambió su denominación por la de Escuela de Ciencias de la Salud. Desapareció en 2015 para dar paso a la actual Facultad de Ciencias de la Salud[135].

---

133 FERNÁNDEZ FERRÍN, C., *et alii*, "Historia de la enfermería", *Masson*, Universidad de Barcelona, 2003, pp. 100-102.

134 FERNÁNDEZ ARIENZA, J., *Crónica de...*, p. 244-246. En febrero de 1970, el Colegio de Médicos de León estaba integrado por 657 médicos, 250 residían en la capital, entre ellos había 32 especialistas en Cirugía General, 29 en Traumatología, 13 en Oftalmología, 19 en ORL, 34 en Pediatría, 10 en Anestesia, etc.

135 Universidad de León, página web oficial, disponible en: https://centros.unileon.es

Capítulo 2. LAS INFRAESTRUCTURAS SANITARIAS DE LA CIUDAD DE LEÓN ENTRE 1960 Y 1990

2.1. INTRODUCCIÓN

Las instituciones hospitalarias gozan en España de una larga tradición histórica ya que su creación vino impulsada, por un lado, por el apogeo de las peregrinaciones a Santiago de Compostela, iniciadas en toda Europa en los siglos centrales de la Edad Media; y, por otro, por el mensaje cristiano de la caridad hacia los más necesitados, entre ellos los enfermos. El afán peregrino fue facilitado seguramente por el viaje del algunos reyes -Alfonso II, Ramiro I, Alfonso IV y Ordoño II-, eclesiásticos y nobles. A esto se unirían razones múltiples: penitencia, devoción, cumplimiento de penas canónicas o civiles, obtención de indulgencias, o incluso, "turismo". Eran momentos en que el fervor religioso presidía la mentalidad de los peregrinos, convencidos de que -haciendo el Camino-, encontrarían solución a sus enfermedades. Según autores como Vázquez de Parga, la afluencia de peregrinos a Santiago coadyuvó en algo al progreso de la medicina práctica, probablemente porque tanto la vía *Sancti Jacobi*, como las ciudades y lugares del trayecto, estaban sobrecargadas de dolientes, muchos más que otros itinerarios[136]. Refiere el Dr. Fernández Arienza la existencia a finales del siglo XII de hasta veinte hospitales en la ciudad de León, que fueron paulatinamente desapareciendo para quedar únicamente el de San Antonio Abad. En el siglo XVIII hubo un resurgimiento; señala este autor la existencia de no menos de 164 hospitales en la provincia leonesa, que es la que cuenta con mayor extensión en el recorrido por el Camino Francés hacia Santiago de Compostela[137].

---

136 VÁZQUEZ DE PARGA, L., LACARRA J.M., y URÍA RIU, J., *Las peregrinaciones a Santiago de Compostela*, tomo I, Consejo Superior de Investigaciones Científicas, Madrid, 2009, p. 435.

137 MARTÍN GARCÍA, A., y PÉREZ ÁLVAREZ, M. J., "Hospitalidad y asistencia en la provincia de León a finales del Antiguo Régimen (1728-1896)", *Dynamics,* n.º 27, 2007, pp. 3-11. Una de las principales cautelas que es necesario tomar en relación con la documentación (Catastro de Ensenada, década de los cincuenta del siglo XVIII), está relacionada con la acepción del término "hospital", por aquel entonces, que ni exclusiva ni necesariamente cubre las funciones médico-sanitarias que hoy en día le atribuimos. Consecuencia de la variedad de acepciones del término, es el número relativamente abundante de centros que configuraban la red asistencial leonesa a finales del Antiguo Régimen. De hecho, solamente el 8% de todos los centros localizados contaba con una función marcadamente sanitaria, una atención especializada a cargo de un médico y una o varias salas para el descanso y recuperación de enfermos. Era el caso del Hospital Real de San Juan, en Astorga, el de Santiago, en Villafranca, el Dulce Nombre de Jesús, en Sahagún, San Juan de Mansilla, en La Bañeza, San Antonio Abad, en León, así como los de Ponferrada y Benavides, casi todos ellos en poblaciones de cierta entidad, en los que había instituciones solventes para sostenerlos económicamente.
FERNÁNDEZ ARIENZA, J., *Crónica de...*, p. 33.

En la atención a peregrinos, pobres y enfermos, la iglesia católica ha sido adelantada a muchas instituciones El investigador Taurino Burón, siguiendo datos del Catastro de Ensenada, dice que, en 1752 un 62% de los hospitales del Camino de Santiago eran administrados por cofradías y un 22% estaban relacionados con el mundo religioso (obispados, parroquias, órdenes religiosas), aunque tan solo unos pocos ejercían una función verdaderamente sanitaria; eran los ubicados en las localidades más pobladas como Astorga, Villafranca, Sahagún, La Bañeza, Ponferrada o la propia capital. Los dos más importantes, por las prestaciones que ofrecían, estaban regidos por cabildos catedralicios: el Hospital San Antonio Abad de León, el único que ha perdurado, y el Hospital San Juan de Astorga[138].

Dedicaremos este capítulo al estudio de las instituciones hospitalarias, tanto de titularidad pública como privada, anteriores y coetáneas a la Residencia Virgen Blanca.

2.2. Los hospitales y centros sanitarios de titularidad pública

2.2.1. El Hospital San Antonio Abad

El hospital San Marçiel fue posiblemente el primer hospital de la ciudad de León o al menos, el primero del que tenemos referencias en las fuentes documentales, y como decíamos arriba, el único que ha perdurado. En el año 1084, el Obispo Pelayo fundó un albergue para los peregrinos que volvían de Santiago. Unos años más tarde, en 1096, fue el Obispo Pedro, quien, tras reedificar la iglesia de San Marçiel (actual San Marcelo) y su monasterio, creó en ella un hospital para pobres y peregrinos. El edificio, prácticamente adosado a la muralla que rodeaba la ciudad medieval, estaba situado entre el Ayuntamiento y el Teatro, lugar en el que permaneció hasta los primeros años del siglo XX.

En 1531, una bula del papa Clemente VII ordenó que la abadía de San Marcelo pasara a formar parte del hospital, que a partir de 1535 se llamó de San Antonio Abad[139]. Algunos historiadores estudiosos de la asistencia sanitaria en España, exponen que el espíritu humanista y de organización general que presidia la atención prestada a los pobres y a la ordenación de la beneficencia, le hacían diferente a los otros hospitales de la época[140]. Las primeras referencias que se tienen sobre la presencia de

---

138 GUTIÉRREZ CAMPILLO, J., "El hospital San Antonio Abad de León. Siglos XV al XX", en *León y su historia*, vol. VII, Caja España y Archivo Histórico Diocesano de León, León, 2002, pp. 28-36.

139 ARIAS FERNÁNDEZ, A. I., "San Antonio Abad, el hospital de beneficencia de León", *Argutorio*, año 8, n.º 16, 2006, p. 7.

140 GUTIÉRREZ CAMPILLO, J., "El hospital San Antonio ...", pp. 36-60.

médicos, ayudados por el sangrador y el barbero del hospital, se encuentran en el año 1540[141].

Tras cinco siglos al servicio de los pobres, el hospital de la plaza de San Marcelo, no reunía las condiciones necesarias para prestar una atención adecuada a los enfermos, -especialmente a los pacientes militares, que estaban a cargo de la Diputación-. Sus instalaciones se hallaban en una situación muy precaria, era muy viejo y las autoridades y muchos ciudadanos no veían con buenos ojos el que estuviera situado en el centro de la ciudad. Además, estorbaba para la urbanización y ensanche de la ciudad, motivos por los que el patronato (formado por el Cabildo catedralicio y el Obispado de León) y las instituciones públicas, deseaban su traslado. En febrero de 1913 el patronato nombró una comisión, con plenos poderes, a la que encargó el proyecto de cambio de ubicación y, para ello, un mes después acordó comprar terrenos sobre la carretera de Nava, en un altozano que domina toda la ribera del río Torio. Los trabajos preparatorios para su construcción se suspendieron con motivo de la guerra europea y la consiguiente carestía de los materiales. Seis años más tarde, en 1919, se vendió el viejo hospital y se iniciaron las obras del nuevo, bajo la dirección del arquitecto Manuel de Cárdenas, que finalizaron en 1922. Los enfermos y el mobiliario fueron trasladados al nuevo edificio, con el consentimiento de la Jefatura Provincial de Sanidad, los médicos del establecimiento y el gobernador civil. Se trasladó también la imagen de San Antonio Abad que preside desde entonces la torre de la fachada principal[142].

En 1935, la Diputación presentó una oferta para comprar el hospital, con el fin de hacer frente a las dificultades y problemas asistenciales que aumentaban cada día, pero no hubo consenso entre las instituciones implicadas. El intento se repitió en 1948 cuando el organismo provincial hizo tres propuestas: comprar el hospital, establecer un régimen mixto de administración y gobierno o construir un centro nuevo. Ninguna de ellas satisfizo a las partes por lo que el problema siguió estancado unos años más, durante los cuales, forcejearon debido a la demora en los pagos y por el precio de las estancias, que nunca parecía suficiente para cubrir gastos, lo que llevó al cabildo a malvender el hospital a la corporación en septiembre de 1965, con los terrenos colindantes y enseres, por 11.500.000 pesetas[143]. La venta se firmó en septiembre de 1966 y fue seguida de una profunda reforma y ampliación -que permitió

---

141 Archivo Catedral de León, Fundación Hospital San Antonio Abad, expte. n.º 10000.

142 AGAPITO Y REVILLA, J., *La obra de los maestros de la Escuela Vallisoletana,* Casa Santarén, 1929, p. 14. Según el historiador Ponz Piquer, se trata de una talla posiblemente de Gregorio Fernández, de finales del siglo XVI o principios del XVII.
No podemos dejar de relatar una anécdota ocurrida en 2001 en relación con la escultura de San Antonio Abad que preside la torre de la fachada principal. Pues bien, a la estatua se le había caído la mano derecha y el Dr. Antonio Pelegrín Arenillas, a la sazón Jefe de Servicio de Anestesiología y Reanimación, envió al entonces Director Gerente, D. José Julio González Pérez, un escrito en el que, con mucha gracia y humor, solicitaba la reposición de la mano que, finalmente fue restaurada y también la torre que lo cobija.

143 Archivo Catedral de León, exptes. n.º 10070-4 y 10070-2.

una dotación final de 122 camas-, así como la construcción de otros edificios anejos para servicios complementarios.

Figura n.º 3.
Torre del Hospital San Antonio Abad (foto Chimay)

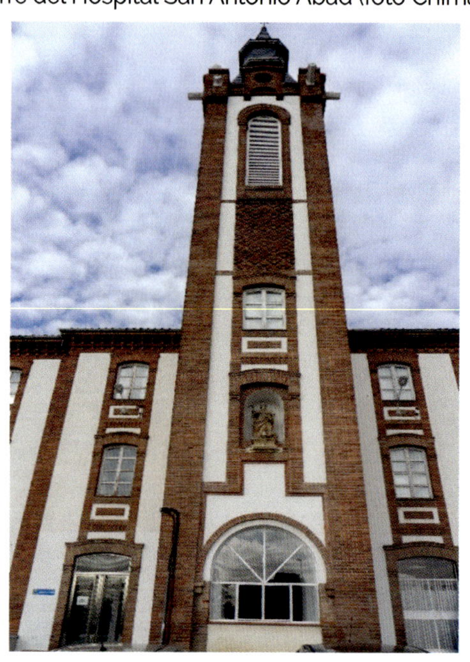

El traspaso permitió a la Diputación gestionar directamente el grueso del problema hospitalario, tras la cesión de la Maternidad en el año anterior, aunque mantuvo prestaciones concertadas con otros centros asistenciales de la provincia, como el Hospital San Juan Bautista, en Astorga, el Hospital de la Reina, en Ponferrada y el de la Providencia, en Sahagún[144].

En 1968 se cambió el ya tradicional nombre de Hospital San Antonio Abad por el de Hospital General de León y se inauguraron las nuevas instalaciones en un acto al que acudió el ministro de la Gobernación quien informó acerca del gasto realizado -más de 50 millones de pesetas- y anunció la inversión de 70 millones más para la construcción de un nuevo hospital[145]. La prensa de la época se hizo eco de la importante actividad asistencial del hospital en sus primeros años, fundamentalmente por la atención a pacientes lesionados en accidentes de tráfico y de trabajo -en 1969 hubo 689 urgencias, 738 intervenciones quirúrgicas y un número de 36.062 estancias totales, con un presupuesto anual de 24.047.834 pesetas[146].

---

144 CARANTOÑA ÁLVAREZ, F., y PUENTE FELIZ, G., *Historia de la Diputación de León*, Instituto Leonés de Cultura, León, 1995, pp. 500-506.

145 FERNÁNDEZ ARIENZA, J., *Crónica de…*, p. 244.

146 *Ibidem*, p 245.

Figura n.º 4.
Hospital San Antonio Abad en la actualidad (foto Chimay)

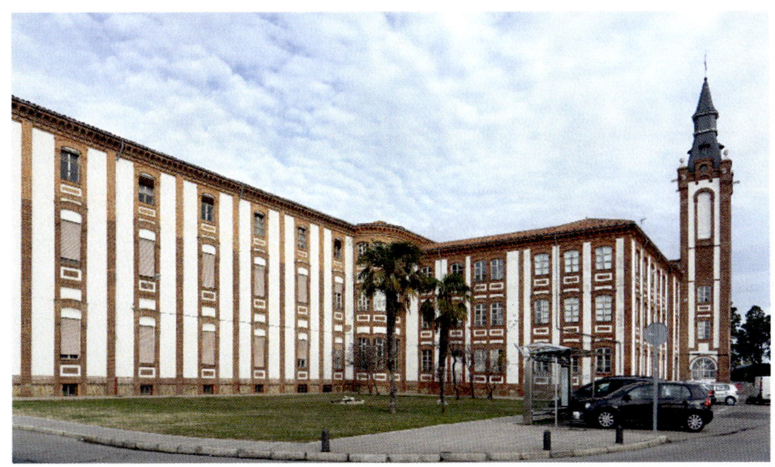

A comienzo de la década de los setenta, bajo la dirección del Dr. Antonio López Sastre, se dio un giro a la medicina ejercida en el centro, a ejemplo del Hospital General de Asturias, del que procedían algunos de los nuevos especialistas; no solo cambió la práctica asistencial, sino que se inició la celebración de sesiones clínicas y clínico-patológicas, con decidida inclinación docente. Se aprobó también la construcción de un edificio para los médicos en formación, en los primeros años de la presidencia de Emiliano Sánchez Lombas -entre 1971 y 1979-, pero la Junta Nacional de Coordinación hospitalaria, contraria a la construcción de un nuevo hospital, no lo autorizó[147]. En 1976 se decidió habilitar parte de sus instalaciones como centro piloto para asistencia a minusválidos psíquicos profundos. El servicio contaba con dos unidades, una mixta para niños de 3 a 14 años y otra para mayores de 14 años. La capacidad de cada unidad era de 20 acogidos que eran atendidos clínicamente por los servicios del recientemente estrenado Hospital Princesa Sofia. Contaba con un psiquiatra infantil, 11 auxiliares psiquiátricos, 1 trabajador social y 10 personas para servicios varios. A finales de 1983 los pacientes se trasladaron a la localidad de La Bañeza, a un centro de nueva construcción dedicado a este uso específico[148].

Años más tarde, en 1987, en pleno funcionamiento del Hospital Princesa Sofia, se firmó un convenio entre el INSALUD, la Junta de Castilla y León y la Diputación Provincial de León para crear la Unidad de Psiquiatría de San Antonio Abad, que coordinaría la atención a los pacientes ingresados e iniciaría los pasos para la integración de la salud mental en la comunidad autónoma. La unidad se mantuvo abierta hasta 1995 y

---

Testimonio oral del Dr. López Contreras: la Diputación contó, en aquellos primeros años de actividad del nuevo Hospital General, con profesionales "traidos" del Hospital General de Asturias. El organismo difundió su nueva politica sanitaria, en la que sería preferente la atención a los accidentes de tráfico y de trabajo.

147 FERNÁNDEZ ARIENZA, J., *Crónica de…*, p. 246.

148 *Memoria de actividades de la Diputación Provincial 1979-1982*, León, 1983, p. 97.

en ese año fue trasladada a la planta novena del edificio Virgen Blanca puesto que, desde el día 1 de diciembre de 1988, el hospital había sido traspasado al INSALUD[149].

Desde entonces el edificio se ha utilizado para albergar los servicios centrales administrativos del Complejo Hospitalario (actual CAULE), tales como Contabilidad, Compras y Suministros, Gestión de Cargos a Terceros, Personal e Intervención, así como los locales de las centrales sindicales y de la junta de personal. También ha albergado en su ala este a la Escuela Universitaria de Enfermería hasta su traslado al campus universitario de León.

2.2.2. La Casa de Socorro

La Casa de Socorro fue edificada en la calle Arco de Ánimas de la capital, en el lugar que ocupaba el pabellón sur del antiguo hospital San Antonio Abad, demolido en 1922. Sustituyó a la antigua institución que estaba ubicada en el viejo Consistorio de la Plaza Mayor. En 1925, siendo alcalde de la ciudad Francisco Roa de la Vega, el Ayuntamiento leonés acordó poner en marcha la nueva Casa de Socorro y un Laboratorio Municipal. Las instalaciones se inauguraron en noviembre de 1926. Su misión era atender las urgencias leves y servir de puente con el nuevo Hospital San Antonio Abad para las urgencias más graves.

Disponía de sala de espera, dos salas de curas, consultas y también dos camas, quirófano, una cámara de desinfección, autoclaves a vapor y máquina lejiadora. Estos últimos elementos daban muestra del interés que tenía la corporación municipal por contar con modernas instalaciones y adelantos de la época, pero la ausencia de renovación hizo que, con el tiempo, se quedaran obsoletas. En 1983, siendo alcalde Juan Morano Masa, se acordó su remodelación, que finalizó un año más tarde; a pesar de ello, fue clausurada definitivamente el 7 de enero de 1992[150]. El Laboratorio Municipal continuó desarrollando sus labores en el edificio de Arco de Ánimas hasta el 1 de enero de 2003, fecha en que se trasladó a la antigua fábrica de productos químicos de Abelló; dos meses después se desmanteló el edificio, del que se mantuvo la fachada debido a su interés arquitectónico[151].

2.2.3. La Maternidad Provincial

La primera Maternidad de la provincia de León formaba parte del complejo del Real Hospicio que mandó construir el Obispo Cayetano Antonio Cuadrillero en el siglo XVIII, con el apoyo del rey Carlos III, quien ordenó la cesión de los terrenos que

---

149 FERNÁNDEZ ARIENZA, J., *Crónica de…*, p. 251.

150 *Ibidem*, p. 252.

151 *El León curioso,* 23 y 28 de septiembre de 2008, "La Casa de Socorro". Disponible en: http://elleoncurioso.blogspot.com/

ocupaban las antiguas fábricas de lienzos del Prado de San Francisco para ese fin. Se trataba de un edificio anejo a la sección de lactantes, dedicado desde 1863 a la acogida de las madres solteras que ingresaban para dar a luz a sus hijos, en algunos casos para entregarles a la crianza de la institución[152]. Bien entrado el siglo XIX pasó a depender de la Diputación Provincial, que, en 1942, ofreció a la Caja de Ahorros y Monte de Piedad de León los terrenos anexos al hospicio para la construcción de una Maternidad provincial que atendiera a las futuras madres de la provincia leonesa. Finalmente, el centro no se edificó en esta ubicación sino en una finca situada en la carretera Adanero-Gijón (actual carretera de Asturias), donada en 1947 por el Ayuntamiento al Ministerio de la Gobernación -del que dependía entonces la sanidad del Estado-[153].

El proyecto de obra de la nueva Maternidad contemplaba detalladamente aspectos estructurales y funcionales inspirados en la Ley de Sanidad Infantil y Maternal de 1941[154]. Tras la inauguración, en 1956, se procedió al desalojo del antiguo Hospicio de San Francisco; todos los lactantes y menores de cinco años fueron trasladados al pabellón Niño Jesús del recientemente creado Centro Residencial Infantil San Cayetano, situado en el Monte San Isidro, junto a la carretera de Carbajal. En aquellos días se clausuró también la antigua Maternidad anexa al hospicio, aunque permanecieron dentro de sus viejos muros los consultorios de la Beneficencia Provincial y los laboratorios de análisis, junto con el Instituto de Higiene en el que tenía su sede la Jefatura Provincial de Sanidad.

Prácticamente desde su inauguración, la nueva Maternidad de la DGS tuvo concierto con la Diputación Provincial hasta la cesión definitiva a este organismo en 1965[155]. Durante los nueve primeros años de actividad el centro fue gestionado por la Jefatura Provincial de Sanidad, y su primer director fue el propio jefe provincial, Dr.

---

152 BODELÓN SÁNCHEZ, C., "Centros de la Diputación para la acogida de menores", *Humanismo y Trabajo Social*, vol. 12, disponible en *Bulería*, Universidad de León, 2014, pp. 149-150.

153 AML, expediente núm. 85, "Obras Antiguas y Fomento". La Comisión Municipal acordó, el 14 de abril de 1947, la cesión al Ministerio de la Gobernación de 2015 m² en los terrenos del viejo cementerio para la construcción de una casa de maternidad.

154 FERNÁNDEZ ARIENZA, J., *Medicina y Sociedad en León durante el siglo XIX*, MIC, León, 1998, pp. 147 a 149. Ley de Sanidad Infantil y Maternal de 12 de julio de 1941, BOE n.º 209, de 28.01.41.

155 Acta del Pleno de la Diputación Provincial de 26 de mayo de 1956: construido por el Estado el nuevo centro hospitalario, destinado a ser Maternidad, "el presidente, Sr. Cañas del Río, que se había dirigido al Ministerio de Gobernación pidiendo se cediera a la Diputación el nuevo centro para continuar con la labor que desde tiempo atrás se venía desarrollando en la Casa Maternal del Hospicio, leyó la carta de respuesta del Ministerio fechada en Madrid el 30 de abril de 1956 y en la que se le comunicaba "que los pabellones recién. construidos con la única aportación del Estado no pueden ser cedidos a la Diputación", aunque se le autoriza a concertar, si lo desea, la prestación de asistencia toco-ginecológica a las acogidas de la Beneficencia provincial, mediante el pago de las estancias correspondientes". El presidente Sr. Cañas del Río, que ya en octubre de 1955 había pedido al Ministerio la cesión de los edificios en construcción, a título de usufructo o venta, hizo nuevas gestiones con el jefe provincial de Sanidad, Dr. José Vega Villalonga, y el 9 de noviembre de 1956 firmó el primer concierto con la nueva Maternidad Nacional por el periodo de un año. Este concierto debió prorrogarse, sin duda, pues aparecen en la Memoria de la Diputación Provincial de 1967, las estancias y el importe abonado desde 1957 hasta 1965, año éste en el que el Estado hizo donación y transferencia del centro a la diputación.

Vega Villalonga, quien desde el principio tuvo la colaboración de la Comunidad de Religiosas Carmelitas Misioneras, así como de personal auxiliar para la atención y cuidado de las pacientes. Contó con profesionales especialistas como el maternólogo Dr. Francisco Ucieda y el puericultor del Estado Dr. Cipriano Pérez Delgado, auxiliados por el Dr. Eguiagaray Pallarés (presidente de la Diputación entre 1958 y 1963) y dos jóvenes médicos residentes, los Dres. González y Manrique de Lara. Había además varios médicos de la Sanidad del Estado que tenían despacho particular en el edificio y atendían a pacientes de su especialidad (Dermatología y otras)[156]. Contaba con 35 camas para parturientas, 8 camas destinadas al periodo de dilatación para el parto, 35 camas nido para los recién nacidos y 7 incubadoras para prematuros o bebés enfermos.

Figura n.º 5.
Edificio de la Maternidad Provincial, actual Geriátrico Santa Luisa (foto autora).

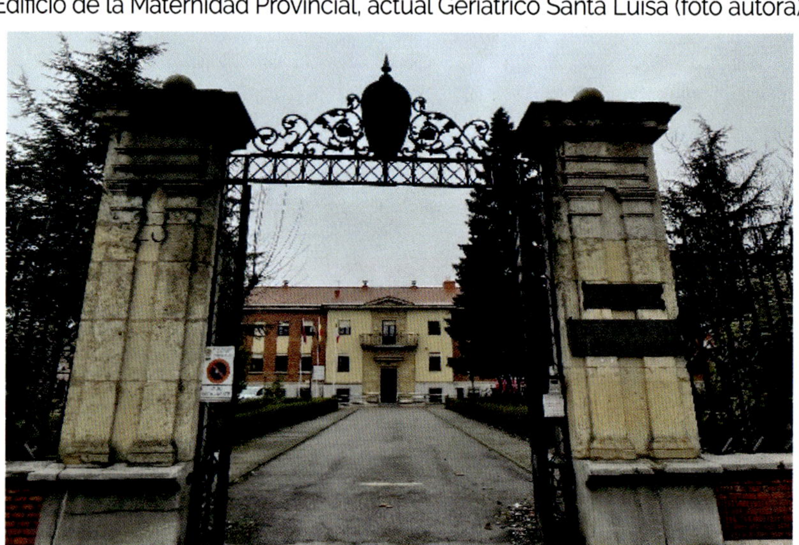

La Diputación pagaba la estancia y los gastos de las madres solteras o parturientas de beneficencia, pero no tuvo responsabilidad en el centro, ni gestionó su quehacer profesional hasta que se hizo cargo de ella. En 1965 pasó a denominarse Instituto Provincial de Maternología y Puericultura, como parte de los Servicios Hospitalarios y Benéfico-Sanitarios provinciales. En esta nueva etapa, desempeñaron una extraordinaria labor médicos especialistas como el ginecólogo Dr. Alfredo Fernández Álvarez y el pediatra Dr. Emilio Álvaro Iglesias[157].

En septiembre de 1972, bajo la nueva dependencia, las religiosas empezaron a sentirse incómodas por las abusivas intromisiones y sobrecarga de trabajo. Un año más tarde firmaron un convenio con la entidad provincial que no sirvió para remediar

---

156 BODELÓN SÁNCHEZ, C., *Humanismo y...*, pp. 161-169.

157 FERNÁNDEZ ARIENZA, J., *Medicina y Sociedad ...*, pp. 147-149.

su descontento, pues en la aplicación del mismo "se procedió con notable arbitrariedad"[158]. En diciembre de 1974, según consta en los archivos de la propia congregación, finalizó su estancia y contrato, "por cambiar la finalidad para la que habían sido llamadas, primero por el Ministerio de Gobernación y, más tarde por la Diputación, y no contar ellas con el personal adecuado ni suficiente para el nuevo cometido al que se quería destinar el centro: residencia de ancianas". En el último año de funcionamiento aún nacieron allí algunos bebés, pero la mayoría de las parturientas, sobre todo si presentaban alguna complicación, eran trasladadas al Hospital San Antonio Abad o a la Residencia Sanitaria Virgen Blanca[159].

Tras dieciocho años de funcionamiento, en una época de profundo cambio social y en plena construcción del Hospital Princesa Sofía, la entidad provincial dedicaba a estas obras la mayor parte de su esfuerzo económico, con la previsión, además, de que la atención materno-infantil fuese asumida por los nuevos servicios hospitalarios. Las consecuencias de esta especie de "interinidad" las pagaba la comunidad religiosa, sobrecargada e incapaz de atender dignamente sus tareas diarias; las instalaciones se quedaron obsoletas, puesto que no se invertía en su mantenimiento y tampoco se hacían nuevas contrataciones de personal[160].

Tras la salida definitiva de las religiosas carmelitas, la Diputación se planteó seriamente la posibilidad de convertir el centro en una residencia de ancianas, pero tampoco tenía medios ni personal para ello. En 1977 se destinó a residencia geriátrica femenina y formalizó la contratación para su atención con las Hermanas de la Caridad de San Vicente de Paul. En los años siguientes, hasta mediados de 1980, cuatro de las religiosas siguieron atendiendo simultáneamente el Hospital General y cuidando en forma muy precaria a las 15 o 20 mujeres adultas acogidas que aún residían en la antigua Maternidad; a la vez colaboraban en el nuevo hospital, "llevando sobre sus hombros el peso de un servicio que rayaba en lo heroico". En 1992, dejaron definitivamente el edificio, que fue reconvertido en la actual Residencia de Ancianos Santa Luisa[161].

2.2.4. El Hospital Monte San Isidro

El Patronato Nacional Antituberculoso y de Enfermedades del Tórax (PNA), fundado en 1908, programó en 1942, un Plan de Construcciones de Lucha contra la Tu-

---

158 PACHO, EULOGIO, *Historia de la Congregación de las Carmelitas Misioneras*, tomo IV, Monte Carmelo, Burgos, 2003, pp. 912-919

159 BODELÓN SÁNCHEZ, C., *Humanismo y…*, p. 163. El 15 de junio recibieron el plácet del Consejo General y el 21 de junio de 1974 les llegaba la autorización del cese por parte del prelado diocesano. La salida de las últimas religiosas y el cierre definitivo de su contrato lleva fecha 15 de diciembre de 1974.

160 *Ibidem*, p. 162.

161 *Diario de León*, "E.A.R.: Trabajadoras sin horario", 15 de diciembre de 1992. Después de 20 años de servicio, las Hermanas de la Caridad casi salieron por la puerta de atrás, como el año anterior había sucedido con las que dejaron San Cayetano.

berculosis, dada la alta incidencia de la enfermedad, que consistía en la creación de una red de dispensarios y sanatorios antituberculosos distribuidos por toda España, con el fin de hacer diagnósticos precoces y aislar a los afectados para evitar el contagio[162]. Según la Memoria del organismo elaborada en 1944, en todas sus edificaciones adoptó el modelo arquitectónico "tipo italiano de las zonas llanas", compacto y con planta en forma de T o de avión, con independencia del tamaño o la localización de las mismas. El proyecto fue impulsado por el arquitecto Ernesto Ripollés, jefe de la Sección de Construcciones del PNA.

A finales de los años cuarenta el Patronato materializó la construcción de un centro hospitalario en la capital leonesa, que se ubicó en el kilometro 331 de la Carretera de Asturias, en un monte poblado de encinas y robles, de 22 hectáreas de extensión, llamado Monte San Isidro. El paraje había pertenecido a la Real Colegiata de San Isidoro y le había sido expropiado durante la desamortización de Mendizábal. En 1945 se segregó una parcela del monte, en su cerro norte, con el fin de facilitar la construcción del sanatorio. El resto del terreno lo aportó la junta vecinal del municipio de Navatejera mediante escritura pública de cesión de 17 de junio de 1949. Se construyó un edificio monobloque, de corte sobrio, que respondía al modelo arquitectónico general, revestido de piedra de Boñar, que ocupó 12.750 m² de los 30.000 que se urbanizaron.

Figura n.º 6.
Hospital Monte San Isidro (foto Chimay)

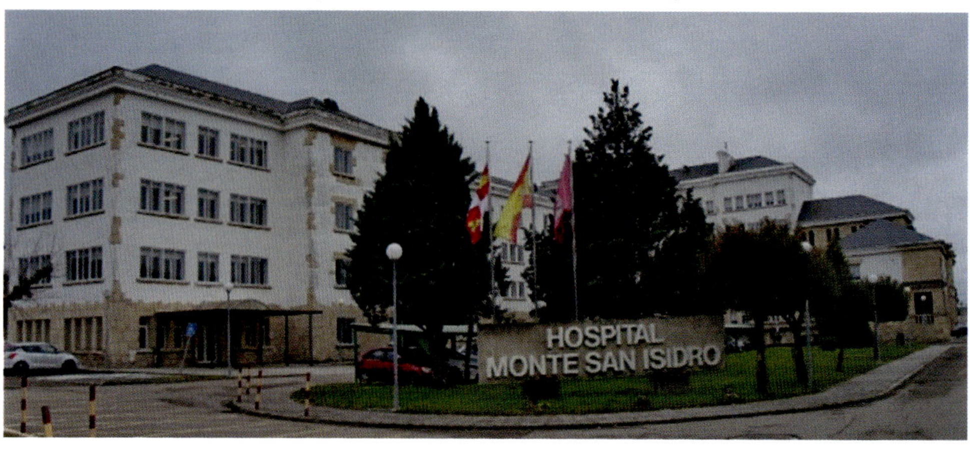

---

162 RUILOBA QUECEDO, C., *Arquitectura Sanitaria: sanatorios antituberculosos*, Escuela Nacional de Sanidad, Instituto de Salud Carlos III, Madrid, 2014, p. 10 y 69-73. En 1927, unos quince años antes de que el Ministerio de la Gobernación convocara el Concurso de Anteproyectos de Sanatorios Antituberculosos, el gobierno fascista italiano ya había creado un seguro obligatorio contra la tuberculosis con el fin de recaudar los fondos necesarios para la construcción de 20.000 camas para enfermos de tuberculosis, a través del Instituto Nacional Fascista de la Providencia Social, estableciendo dos tipos de sanatorios: los "de las tierras llanas" para sanatorios de tamaño medio, 250 camas, con planta en forma de T o de avión, con dos modelos diferentes según la situación geográfica: tipo "Nord", en el norte de Italia, con la planta en forma de doble T y en el sur, los de tipo "Sud", con planta en forma de T sencilla.

El hospital comenzó su actividad en 1961 con cien pacientes afectados de tuberculosis que procedían de los sanatorios de Boñar -tras la Guerra Civil, el establecimiento "Hotel -Balneario de Boñar" fue transformado en sanatorio para albergar y aislar a los pacientes afectados por la enfermedad, cuyo número no dejaba de crecer- y del antituberculoso Monte El Viejo de Palencia, inaugurado en 1938, a donde habían sido trasladados ante la inexistencia de otros establecimientos idóneos en la provincia.

Pocos meses después de su inauguración, dado el importante volumen de pacientes, se aumentó el número de camas a 180. En 1963 se completó hasta las 250 camas y finalmente a 260, en 1964. Su misión era atender a los enfermos con afecciones pulmonares, especialmente tuberculosis, no solo de la provincia de León sino también de Asturias, Valladolid, Zamora y Palencia.

Figura n.º 7.
Vista lateral del Hospital Monte San Isidro (foto Chimay)

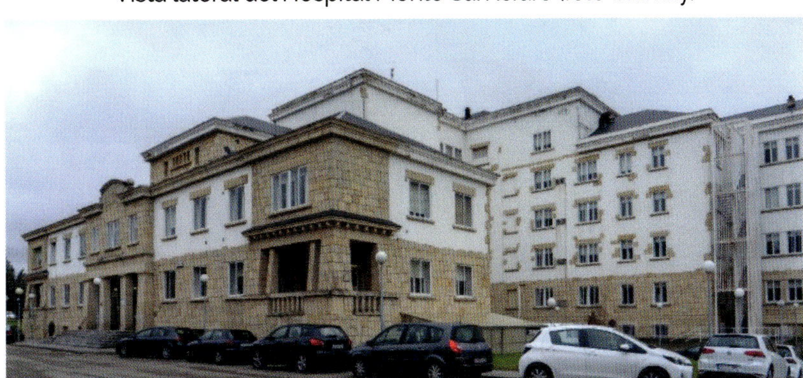

Se trata de un edificio simétrico, con ligeras bajadas en ambas fachadas y con un escalonamiento de volumen en el frente norte, en cuyo centro está la puerta principal de acceso al hospital. Las habitaciones, agrupadas por enfermerías, eran de seis, cuatro, dos o una sola cama; se orientaron hacia el sur y contaban con una galería de cura. En el centro de cada unidad de enfermería se situaban los servicios comunes que separaban absolutamente a los pacientes de uno y otro sexo. Cada tres habitaciones se disponía un núcleo de aseos y baños, y un comedor por planta; además había un ropero central para evitar incluir armarios en ellas. La zona de aislados o graves estaba situada en un cuerpo aparte, paralelo al principal, y junto a este se situaban los servicios médicos. Un volumen transversal que contenía el vestíbulo de acceso, ascensores y escaleras conectaba la zona de pacientes comunes y aislados. La capacidad de cada planta era de unas 60 camas, con una enfermería por cada 30. Los servicios de desinfección, cocina, lavaderos, centrales térmicas o de necropsia, se situaban en la planta semisótano, dispuesta para evitar la transmisión de ruidos y olores a los enfermos.

La dirección fue ocupada desde su creación hasta octubre de 1982 por el Dr. Santos de Cossío. Posteriormente fue dirigido sucesivamente por la Dra. Villafañe Marcos, el Dr. Chinea Navarro, el Dr. Hernández Redero y, desde 1995 hasta la integración en el Sacyl en 2003, por el Dr. Santos Calderón.

Entre 1963 y 1965 la ocupación fue superior al 100%. En los diez primeros años de funcionamiento pasaron por el centro 2.530 pacientes, de los cuales 2.136 eran casos de tuberculosis activa o con secuelas derivadas de esta. Al principio las curaciones de enfermos crónicos eran del 20 al 25%, pero ya al final de la década de los sesenta, superaban el 46%. La mortalidad hospitalaria pasó en estos años del 15% al 9,20%[163].

En 1972 el PNA se integró en la Administración Institucional de la Sanidad Nacional (AISNA)[164]. Cuatro años más tarde esta firmó con el INP un concierto para la atención a los afiliados a la Seguridad Social y el hospital pasó a denominarse Hospital Médico-Quirúrgico de las Enfermedades del Tórax. En una de las cláusulas del concierto se contemplaba que las habitaciones no estuvieran ocupadas por más de cuatro pacientes, lo que determinó que aquel mismo año se iniciaran las obras de remodelación del hospital. Se construyó un segundo piso para enfermos de Neumología con patología aguda, de estancia media hospitalaria, y posteriormente, a medida que la tuberculosis se iba reduciendo, para los de Cardiología y Medicina Interna.

En la década de los setenta la tuberculosis, a pesar de ser endémica en la provincia de León, prácticamente se extinguió[165] gracias a la mejora de las condiciones de vida y la aparición de fármacos eficaces para su tratamiento[166]. Pasó a formar "parte del encanto y misterio de un mundo perdido, pasado, acabado, de algo que, esperamos, no volverá a repetirse"[167]. Esto permitió disponer de un mayor número de camas para otras afecciones torácicas, constituyendo así un punto de inflexión en lo que había sido una asistencia casi monográfica desde su creación.

En marzo de 2003 el Hospital Monte San Isidro se integró en la Gerencia de Atención Especializada del Área de León, de Sacyl, como un edificio más de hospitalización del CAULE[168].

---

163 *Memoria del Sanatorio Monte San Isidro 1961-1970*, Ministerio de la Gobernación, Dirección General de Sanidad y Diputación de León, León, 1971, pp. 14 -15.
Proa, "La mortalidad de pacientes con tuberculosis en nuestra provincia pasó de un 25% en los años cuarenta a un 2,5% en 1970", suplemento de 18 de febrero de 1970.

164 Decreto-ley 13/1972, de 29 de diciembre, BOE 10.01.73. Creó el Organismo Autónomo denominado Administración Institucional de la Sanidad Nacional (AISNA), en que quedó integrado el PNA y otros organismos, y se hizo cargo de todos sus bienes, derechos y obligaciones.

165 *Proa*, suplemento de 18 de febrero de 1970.

166 TÚÑEZ BASTIDA, V., GARCÍA RAMOS, M.L., *et alii*, "Epidemiología de la tuberculosis", vol. 39, n.º 5, 2002, p. 172. Disponible en: https://www.elsevier.es. A partir de la década de los ochenta ha comenzado un resurgimiento de la enfermedad como grave problema de salud pública.

167 RUILOBA QUECEDO, C., *Arquitectura Sanitaria...*, prólogo de José León Paniagua Caparrós, Escuela Nacional de Sanidad, Instituto de Salud Carlos III, Madrid, 2014, p. 9.

168 Decreto 24/2003, de 6 de marzo, por el que se desarrolla la estructura orgánica de los Servicios Periféricos de la

2.2.5. Clínica de la Obra Sindical 18 de Julio

La Obra Sindical 18 de Julio era un organismo de asistencia sanitaria dependiente de la Organización Sindical Española. Fue fundado en 1940 con la finalidad de prestar atención sanitaria por enfermedad, accidente de trabajo o maternidad, en su caso, a los trabajadores y sus familiares que, a través de mutualidades obreras, hubiesen establecido un concierto con la entidad, bien mediante un seguro libre o por trabajar en empresas afiliadas a los servicios sindicales del seguro de enfermedad[169]. En 1971 se integró en la estructura de la Seguridad Social[170]. Su labor cobró un gran impulso tras la publicación de la Ley de 24 de diciembre de 1942 que encauzó la prestación de los servicios médicos del SOE a través de la Obra Sindical como colaboradora del INP.

Estableció su primera clínica en la capital leonesa en un edificio situado en la plaza de Colón -que anteriormente había sido ocupado por el Sanatorio López Otazú hasta su traslado a la calle Lancia-. En 1957 se desplazó a la calle Ramón y Cajal, número 13, en la que disponía de cinco habitaciones de 2 camas y una de 4. Residía en la clínica la Comunidad Religiosa de las Terciarias Capuchinas de la Sagrada Familia que se ocupaba de la atención a los pacientes y de la hostelería.

2.2.6. El Hospital Princesa Sofía

La creación del Hospital Princesa Sofía surgió durante la etapa de transformación de San Antonio Abad en Hospital General de León, el cual, a pesar de su modernización, carecía de las dimensiones necesarias para permitir el pleno desarrollo de los servicios, motivo por el que la Diputación Provincial se planteó la creación del nuevo centro como "iniciativa profundamente innovadora que debía estar presidida por una idea central de calidad", requiriendo la puesta en marcha de un modelo de hospital bien dimensionado, eficiente, capaz de motivar a sus trabajadores y de aportar una medicina de calidad[171]. Para ello, era necesario un esfuerzo de gestión y un entorno de autonomía, dentro de la jerarquía de la Diputación, que procurase la agilidad necesaria y la profesionalización de su administración. Con esta finalidad se potenció el Consejo de Administración de los Servicios Hospitalarios y Benéfico-Asistenciales, al que dotó de amplias facultades decisorias, aunque no de personalidad jurídica.

Gerencia Regional de Salud, Bocyl núm. 49 de 12.03.2003, disposición adicional tercera: se integran en la Gerencia de Atención Especializada del Área de Salud de León: el Hospital de León (Hospital Virgen Blanca y Princesa Sofía), el Hospital Monte San Isidro y el Hospital Santa Isabel.

169 LÓPEZ GALLEGOS, S., "La política social desarrollada por la Organización Sindical durante el primer franquismo en Zamora (1939-1945)", *Studia Zamorensia*, n.º 7, 2005, pp.140-144.

170 Decreto 558/1971 de 1 de abril, BOE n.º 78 de 1 de abril de 1971, por el que la Obra Sindical "18 de Julio" se integra en la Seguridad Social.

171 ESCUDERO, R., "Del Hospital General de León al Hospital General Princesa Sofía", en MURES QUINTANA, A., (recop.), *XXV Aniversario Hospital Princesa Sofía*, Diputación de León, León, 2000, pp. 49-82.

Figura n.º 8.
Hospital Princesa Sofía (foto Archivo CAULE).

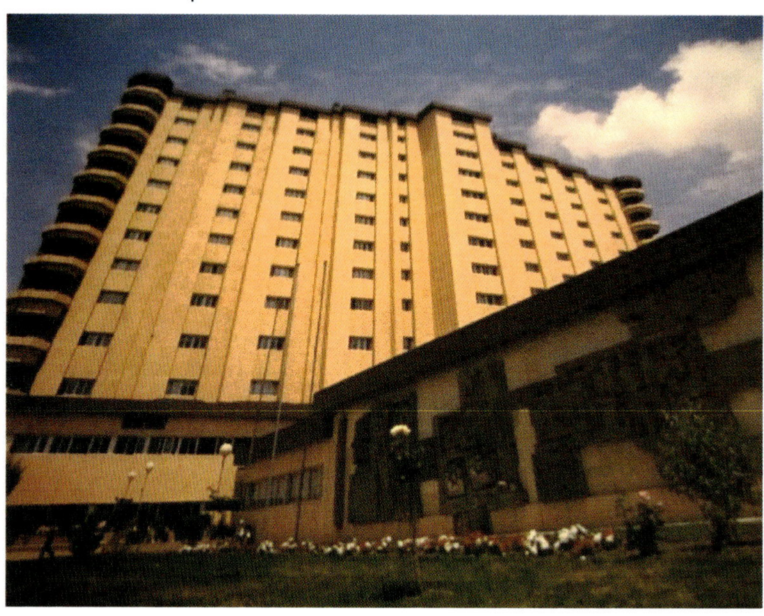

El edificio se construyó en los Altos de Nava, en una finca ocupada en parte por el Hospital San Antonio Abad, transformado ya en Hospital General, y muy próximo a la Residencia Virgen Blanca. La superficie edificada fue de 5.656 m² y 24.874 m² construidos, distribuidos en 14 plantas. Las obras, dirigidas por el arquitecto Pablo Vicente Herranz, se iniciaron en junio de 1972 y finalizaron en 1975.

Con una dotación de 436 camas, su finalidad era prestar asistencia sanitaria hospitalaria a personas sin medios económicos y a cuantas quisieran acudir al centro en régimen de pago o asistencia concertada[172].

El organigrama jerárquico estaba encabezado por la dirección médica, ocupada, desde su etapa inicial, por el Dr. López Sastre, a la vez Jefe del Servicio de Traumatología, cuya misión era coordinar el cuadro médico y el funcionamiento técnico del centro. Contaba para su asesoramiento y consejo con una junta facultativa, órgano informativo entre los departamentos técnico y administrativo. Desde el principio fue dotado de un amplio cuadro de especialidades médicas y quirúrgicas, alguna de las cuales no existían en la Seguridad Social (Cirugía Vascular o Neurocirugía). A su objetivo básico asistencial, la atención al paciente, unió también la investigación y la docencia. Desde su comienzo tuvo la colaboración de las Hermanas de la Caridad de San Vicente de Paul, comunidad religiosa que había prestado sus servicios en la

---

172 *Memoria de actividades de la Diputación Provincial 1979-1982*, Diputación Provincial, León, 1983, p. 101.

Maternidad Provincial y también en San Antonio Abad, como hemos dicho anteriormente[173].

Cuatro años después de su entrada en funcionamiento, representantes del INSALUD y del Hospital Princesa Sofía, iniciaron negociaciones en Madrid para la integración del hospital en la red de centros de la Seguridad Social. Se abrió entonces un periodo de incertidumbre y expectación para sus trabajadores. El Dr. Cabreros Pisonero, quien dirigió el hospital entre 1983 y 1987, explicaba que "la mayoría de los trabajadores compartían la necesidad de buscar una alternativa al funcionamiento del centro para adecuarlo a los requerimientos de la Ley General de Sanidad y buscar una mayor rentabilidad social, sin renunciar a seguir manteniendo, o incluso potenciando su identidad como hospital". Se produjo entonces un proceso de reorganización y reasignación de recursos, pero también "de diálogo e imposiciones", que culminó el 25 de enero de 1990, fecha en que la Diputación Provincial aprobó el convenio de integración en el INSALUD, con el voto único del partido socialista, que seis meses después, el 25 de julio, firmaría el ministro de Sanidad, Julián García Vargas. Se constituyó así el Complejo Asistencial de León, formado por los hospitales Virgen Blanca, Princesa Sofía y San Antonio Abad.

2.3. LOS HOSPITALES Y CLÍNICAS DE TITULARIDAD PRIVADA

A continuación, relacionaremos y haremos una breve descripción de las clínicas y hospitales de titularidad privada de los que tenemos constancia documental, que durante la década de los sesenta del siglo pasado, prestaban asistencia especializada a los leoneses en la capital de la provincia; así como aquellos de nueva creación, imprescindibles colaboradores de la sanidad pública que pasaron a formar parte del actual Sistema Nacional de Salud.

2.3.1. Las pequeñas clínicas

A finales de los años cuarenta del siglo XX afloraron en España pequeñas clínicas y sanatorios privados, la mayoría al amparo de seguros libres, en una época de precariedad hospitalaria que venía arrastrándose desde principios de siglo y que aún se prolongó hasta finales de la década de los sesenta; tras la aprobación, en 1945, del Plan Nacional de Instalaciones Sanitarias del INP, fueron progresivamente desapareciendo y se fueron creando camas en hospitales más grandes y mejor equipados.

A mediados del siglo XX la dotación hospitalaria de la provincia de León era, como en el resto del país, precaria, insuficiente y las más de las veces lejos del alcance de los ciudadanos. En la capital había pequeñas unidades de hospitalización dirigidas por sus titulares médicos, pero inasequibles para la mayoría de los ciudadanos, bien

---

173 ESCUDERO, R., "Del Hospital General de León…, pp. 55-67.

por falta de recursos, por la exigencia de desplazamiento de los potenciales pacientes o por la patología a tratar[174]. Habían surgido en la primera mitad del siglo y mantuvieron su actividad, en algunos casos, hasta bien entrados los años ochenta e incluso algunos años más. Estos galenos fueron el paradigma de la medicina especializada hasta la aparición de los grandes centros hospitalarios. El cirujano Dr. Coderque Navarro fue el creador del primer sanatorio de la ciudad -situado en la zona del ensanche, en la calle Sierra Pambley, hoy Alcázar de Toledo-[175], pionero de otros muchos, casi una veintena, que los autores Dr. Fernández Arienza, y Dra. Ballesteros Pomar han relacionado. La mayoría de ellos, se ubicaron en el ensanche capitalino, como puede verse en un plano de la ciudad que data de 1959, y que se recoge en la figura n.º 13.

Detallamos a continuación cada una de estas instituciones hospitalarias, su ubicación, el número de camas de que disponían en 1960 y el que tenían diez años más tarde, así como su año de creación y cierre. Estos datos nos servirán para constatar que, tras la apertura de los grandes centros hospitalarios de la ciudad, estas pequeñas instalaciones de hospitalización se fueron clausurando. Así, al finalizar el siglo XX, únicamente permanecía abierta la Clínica del Dr. López Otazu, que tenía concierto con la Seguridad Social, y que finalmente se cerró en 2006.

En la actualidad estos pequeños establecimientos hospitalarios han desaparecido para dejar espacio a nuevas y modernas construcciones -solamente permanece en pie, como inmueble de uso residencial, el edificio del Sanatorio Miranda-.

En las figuras siguientes recogemos antiguas fotografías de alguna de las instituciones hospitalarias de titularidad privada detalladas arriba, que ocupaban edificios emblemáticos y representativos de la arquitectura de la época.

Figura n.º 9.
Sanatorio Néstor Alonso (foto Pinterest).

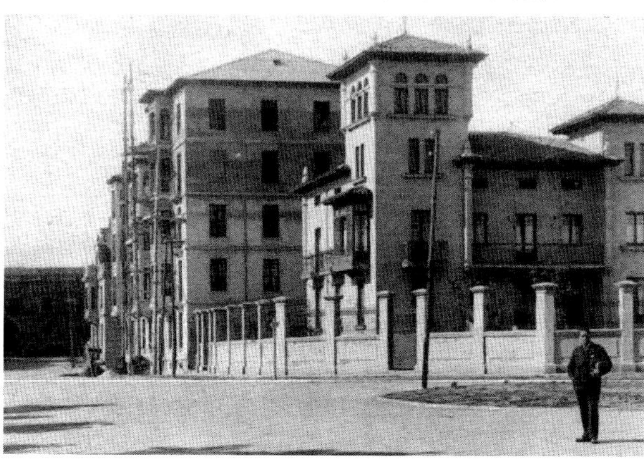

---

174 BALLESTEROS SAHORÍ, A., *Historia de un hospital, San Juan de Dios*, Everest, León, 2006, p. 21.
175 BALLESTEROS POMAR, M., *Asistencia hospitalaria ...*, p. 425.

Cuadro n.º 5.
Clínicas de titularidad privada de la ciudad de León en 1960 (autora)

CLÍNICAS PRIVADAS LEÓN 1960-1970					
NOMBRE	UBICACIÓN	AÑO CREACIÓN	AÑO CIERRE	N.º CAMAS 1960	N.º CAMAS 1970
1. Clínica Cruz Roja	Álvaro López Núñez, 26	1953-54	1998	27	58
2. Clínica Santa María la Blanca	República Argentina, 38	1949	1994	25	25
3. Sanatorio Dr. Eguiagaray	Paseo de la Condesa, 20	1927	1972	30	30
4. Sanatorio Dr. Fernández Calvo	Alcázar de Toledo,7	1955	1978	4	4
5. Sanatorio Dr. Hurtado Llamas	Lope de Vega, 3	1927	1975	8	8
6. Sanatorio Dr. López Otazu	Lancia, 4	1945	2006	39	39
7. Sanatorio Dr. Martínez Pérez	San Claudio, 22	1950-51	1969	45	0
8. Sanatorio Dr. Navas Concas	Calvo Sotelo, 5	1950	1965-66	8	0
9. Sanatorio Dr. Néstor Alonso	Paseo de la Condesa, 32	1947	1969	15	
10. Sanatorio Dr. Sáez Sánchez	República Argentina, 13	1948	1973	25	25
11. Sanatorio Dr. Serrano	Bernardo del Carpio, 14	1948	1969	12	0
12. Sanatorio Dr. Pérez Martínez	Juan de Badajoz, 5	No consta	No consta	7	0
13. Sanatorio Dr. Aparicio	Avda. República Argentina, 5	1948	1971	16	16
14. Sanatorio Dr. Eiriz	García I, 11	1955	1974	10	10
15. Sanatorio Dr. Ucieda	Ramiro Valbuena, 8	1943	1982	9	9
16. Sanatorio Miranda	Plaza de Guzmán el Bueno, 1	1925	1988	47	15
17. Sanatorio Dr. Solís Suárez	Alcázar de Toledo, 4	1953	1970	12	12

Figura n.º 10.
Sanatorio Miranda (foto *Pinterest*).

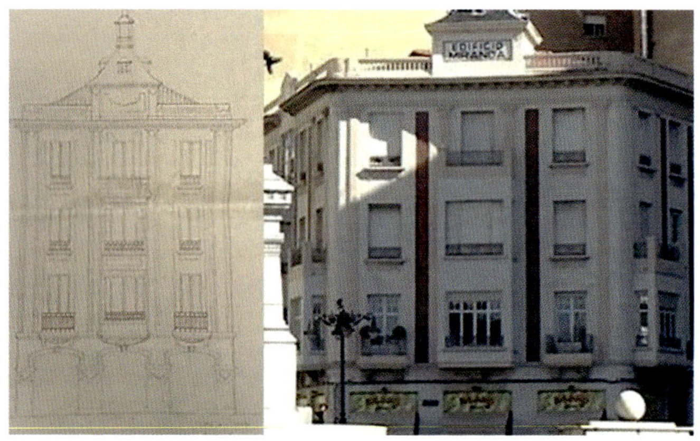

Figura n.º 11.
Clínica Fernández Calvo (foto archivo Dr. Ballesteros).

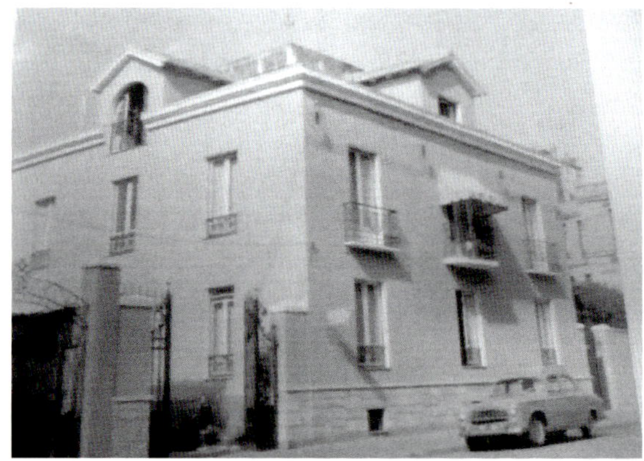

Figura n.º 12.
Sanatorio Hurtado (foto archivo Dr. Ballesteros).

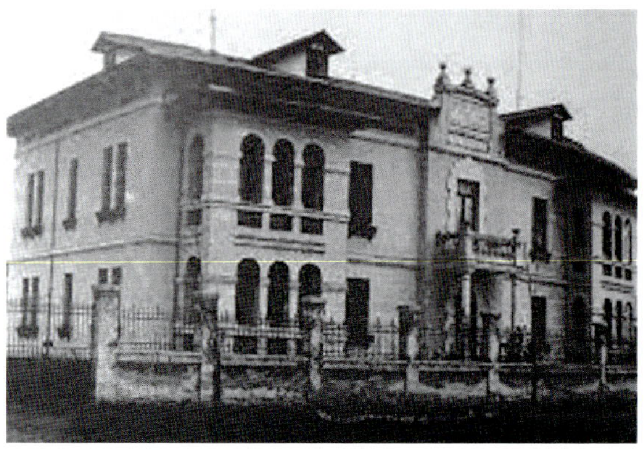

Figura n.º 13.
Plano de la ciudad de León de 1959, con la ubicación de todas las instalaciones sanitarias, según la siguiente numeración [176]. (Fondo cartográfico Universidad de León - localización efectuada por la autora)

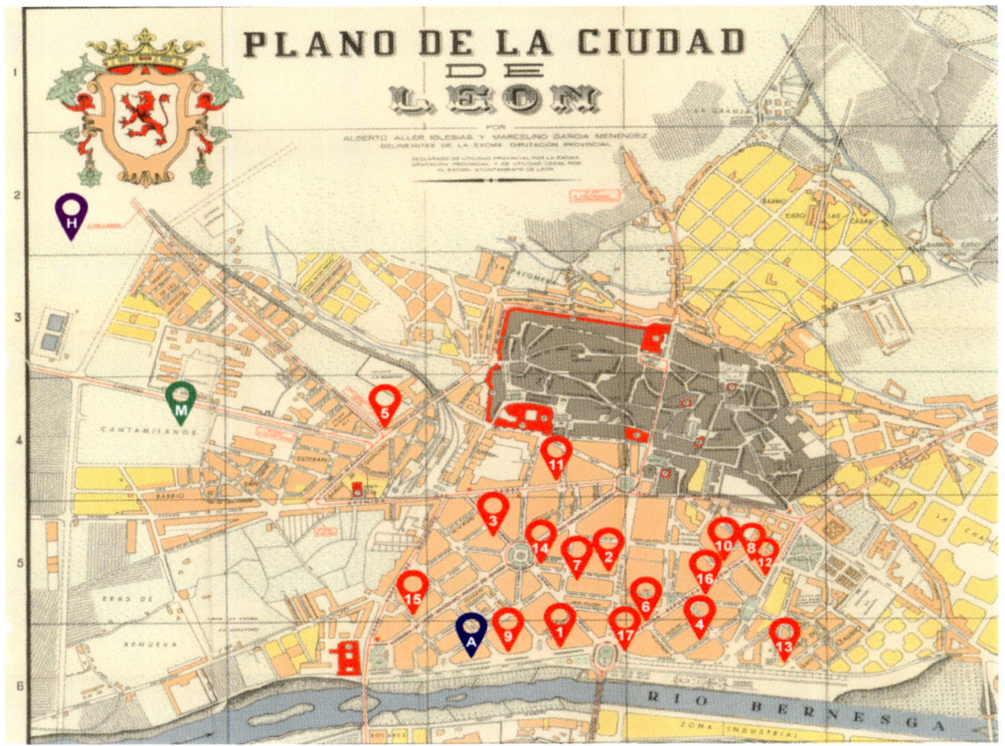

Cuadro n.º 6.
Ubicación en 1960 de las distintas instalaciones sanitarias en la ciudad de León, diferenciadas por número y color (autora).

INFRAESTRUCTURAS SANITARIAS EN LA CIUDAD DE LEÓN - 1960		
Nº MAPA COLOR	**NOMBRE**	**UBICACIÓN**
1 rojo	Sanatorio Dr. Néstor Alonso	Paseo de la Condesa, 32
2 rojo	Sanatorio Dr. Solís Suárez	Alcázar de Toledo, 4
3 rojo	Sanatorio Ucieda	Ramiro Valbuena, 8
4 rojo	Clínica Dr. Serrano	Bernardo del Carpio, 14
5 rojo	Clínica Cruz Roja	Álvaro López Núñez, 26
6 rojo	Clínica Santa María la Blanca	Avda. República Argentina, 38

[176] El plano de la ciudad correspondiente al año 1959, nos sirve para señalar la ubicación de todas las instituciones sanitarias de la capital leonesa en 1960, al inicio del periodo de estudio, con la distribución siguiente: en color rojo, los sanatorios y pequeñas clínicas, números 1 al 17. En color morado, el Hospital San Antonio Abad. En color verde, la Maternidad Provincial y en color azul el Ambulatorio Hermanos Larrucea,

INFRAESTRUCTURAS SANITARIAS EN LA CIUDAD DE LEÓN - 1960		
Nº MAPA COLOR	NOMBRE	UBICACIÓN
7 rojo	Sanatorio Dr. Fernández Calvo	Alcázar de Toledo, 7
8 rojo	Sanatorio Dr. Aparicio	Avda. República Argentina, 5
9 rojo	Sanatorio Dr. Eguiagaray	Paseo de la Condesa, 20
10 rojo	Sanatorio Dr. Eiriz	García I, 11
11 rojo	Sanatorio Dr. Hurtado Llamas	Lope de Vega, 3
12 rojo	Sanatorio Dr. López Otazu	Lancia, 4
13 rojo	Sanatorio Dr. Martínez Pérez	San Claudio, 22
14 rojo	Sanatorio Dr. Navas Concas	Plaza Calvo Sotelo, 5
15 rojo	Sanatorio Dr. Pérez Martínez	Juan de Badajoz, 5
16 rojo	Sanatorio Dr. Sáez Sánchez	Avda. República Argentina, 13
17 rojo	Sanatorio Miranda	Plaza de Guzmán el Bueno, 1
Morado	Hospital San Antonio Abad	Altos de Nava, s/n
Verde	Maternidad Provincial	Avda. de Asturias, 15
Azul	Ambulatorio Hermanos Larrucea	Paseo de la Condesa, 16

Gráfico n.º 9.
Camas sanitarias privadas León 1960 (autora) (Fuente: Ballesteros Pomar, M.)

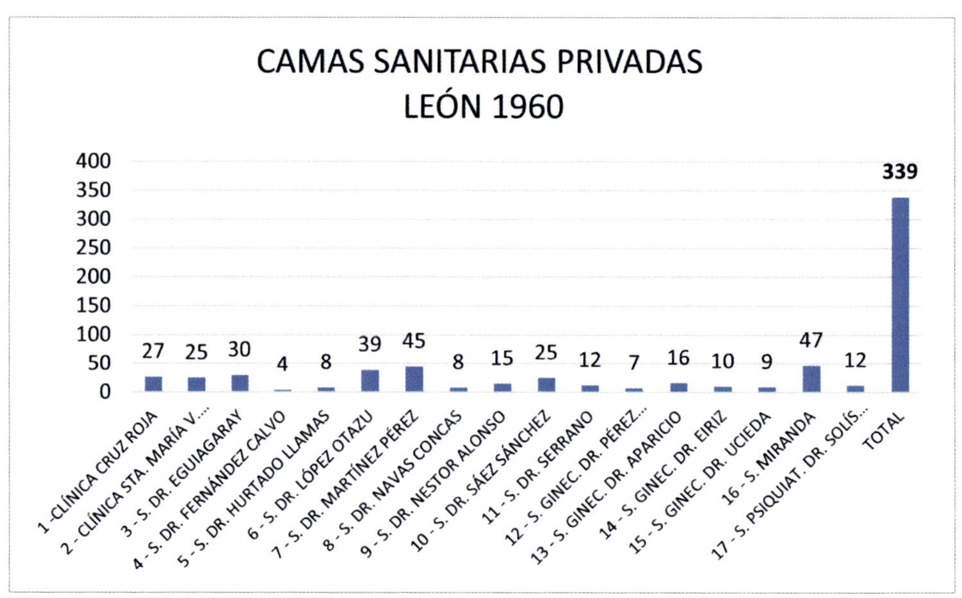

Fuera de la capital, mencionaremos: en Ponferrada el Sanatorio Santiago con 32 camas y el Hospital Reina Católica, con 42 camas; en La Bañeza, el Sanatorio Nuestra Señora de la Asunción con 24 camas y en Cistierna, la Clínica Rivas con 11 camas.

2.3.2. El Sanatorio de la Cruz Roja Española

El 18 de octubre de 1942 se inauguró en la ciudad de León el dispensario de la Cruz Roja Española, que años después dio origen al sanatorio del mismo nombre. Situado en la confluencia entre las calles Álvaro López Núñez y Mariano Andrés, con una dotación de 27 camas[177], permaneció abierto hasta el 15 de agosto de 1998, fecha en que la organización lo cedió gratuitamente a la Junta de Castilla y León, tras años de deterioro progresivo[178].

Figura n.º 14.
Sanatorio de la Cruz Roja Española (foto *Pin page*).

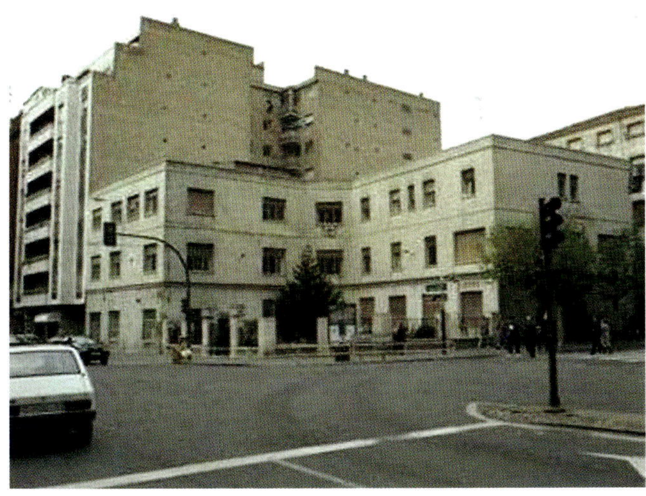

Su economía dependía casi exclusivamente del concierto con el INSALUD, por lo que la falta de liquidez impidió mejoras e inversiones e hizo insostenible su mantenimiento. Su cierre agravó el problema de camas de hospital que León padecía en esas fechas[179].

2.3.3. El Hospital Psiquiátrico Santa Isabel

La provincia de León tuvo su primer centro psiquiátrico en la segunda mitad del siglo XX, a pesar de que los primeros sanatorios psiquiátricos españoles datan del

177 Centro de Documentación de Cruz Roja Española, Madrid. Relación de hospitales de Cruz Roja en la que figura el número de camas y de directores de cada uno de ellos a 30 de octubre de 1973. En la clínica leonesa figura como director en esa fecha el Dr. José Quindós Fernández. En la memoria de actividad de 1970 consta que el número de pacientes ingresados en el año fue de 562, que produjeron 5.786 estancias. Su plantilla era: 1 directivo, 9 médicos, 1 enfermera, 1 administrativo, 8 trabajadores entre subalternos y de oficio, 2 damas auxiliares voluntarias y 6 religiosas con título sanitario.

178 Datos facilitados por D. Anselmo Castaño del Valle, quien presidió la Cruz Roja provincial desde 1992.

179 FERNÁNDEZ ARIENZA, J., *Crónica de...*, p. 252.

siglo XV. Hasta la publicación de la Ley General de Sanidad de 1986 se les denominaba manicomios[180]. En frase del Dr. Morchón San José, "la historia de estos centros está llena de sufrimiento, de dolor, de marginación, de abandono, de encierro, de custodia"[181].

A finales del siglo XVIII y comienzos del XIX empezó a haber un rechazo hacia unas prácticas sanatoriales que llevaban a quienes las sufrían a condiciones de vida intolerables. Se desarrolló una nueva sensibilidad hacia el "loco" y su reclusión, que culminó con la humanización de su trato. Fue en el siglo XX cuando se iniciaron experiencias en Francia, Estados Unidos o Italia, que defendían el modelo representado por el hospital psiquiátrico y trataban de devolver al enfermo mental sus derechos como persona y como ciudadano dentro de la sociedad, no en la marginalidad.

Por razones obvias, la reforma psiquiátrica en nuestro país comenzó tardíamente respecto al resto de Europa, especialmente la occidental, que experimentó un fuerte impulso en asistencia psiquiátrica y salud mental en los años siguientes a la Segunda Guerra Mundial. El primer intento serio de reforma psiquiátrica en España se llevó a cabo en Asturias, entre 1969 y 1972[182].

En León, al inicio de la década de los sesenta, la atención psiquiátrica representaba una carencia que afectaba tanto a los poderes públicos como a la población en general. Los pacientes psiquiátricos eran derivados con excesiva frecuencia a los establecimientos nosocomiales de Valladolid, Palencia, e incluso de Madrid y Santiago de Compostela. Por ese motivo se proyectó la construcción de un sanatorio psiquiátrico que surgió como fundación benéfico-social de la Caja de Ahorros y Monte de Piedad de León, impulsada por su presidente, el Dr. Emilio Hurtado Llamas, prestigioso cirujano leonés vinculado a la Seguridad Social y al Hospital San Antonio Abad.

En mayo de 1961 se presentó en el Ayuntamiento la solicitud de licencia de obras para la construcción de un sanatorio psiquiátrico, junto con el proyecto de construcción del arquitecto Gabriel de la Corriente. Fue aprobado por la Comisión Municipal en sesión celebrada el día 21 de junio de 1961[183]. La inauguración tuvo lugar en marzo de 1965 y comenzó su actividad un mes después con pacientes trasladados en autocares desde establecimientos psiquiátricos de Palencia, Arévalo, Ciempozuelos y Conxo.

---

180 *El Correo Gallego*, La Ley 14/1986, General de Sanidad, de 25 de abril, planteó una reforma en psiquiatría, instó al cierre de los manicomios e impulsó el desarrollo de las unidades de salud mental, 24 de abril de 2011.

181 MORCHÓN SAN JOSÉ, J., "Introducción", en *XXXV Aniversario del Hospital Santa Isabel 1965-2000*, Recopilatorio VI Jornadas Asociación Castellano-Leonesa de Salud Mental, Junta de Castilla y León, León, 2000, pp. 13-14.

182 LEAL HERRERO, F., "La reforma psiquiátrica en Castilla y León desde el Villacián de sus orígenes", en *XXXV Aniversario…*, pp. 15-20.

183 AML, expdte. 833/1961, núm. Registro General 4228 (sign. 167722), Caja de Ahorros y Monte de Piedad de León, representada por Emilio Hurtado Llamas. Construcción de edificio destinado a Sanatorio Psiquiátrico, en Carretera de Madrid, barrio de Puente Castro (León), Cuesta del Portillo.

Figura n.º 15.
Hospital Psiquiátrico Santa Isabel (foto Chimay).

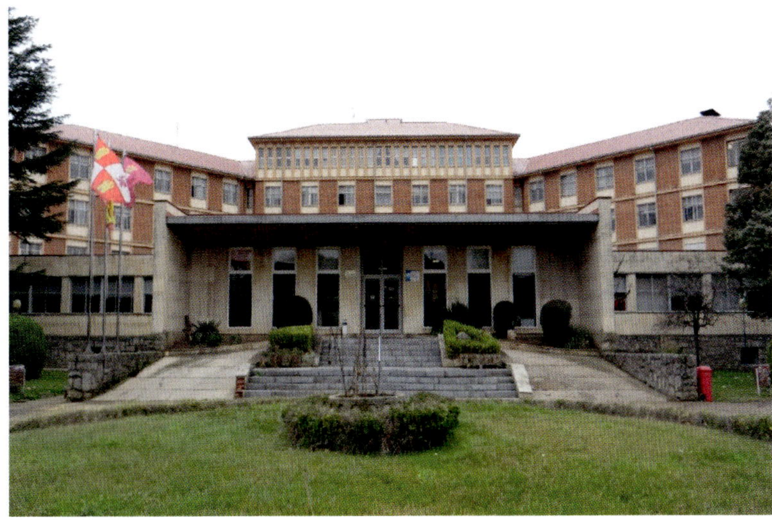

El centro fue construido en una finca situada a las afueras de la ciudad, en la carretera de Madrid, de 250.000 m² de extensión, parte de los cuales se destinaron a jardines y huertos. La superficie edificada era de 12.000 m², cuyo cuerpo central, que ocupaba unos 2.700 m², se construyó a doscientos metros de distancia de la carretera para aislarlo del tráfico y los ruidos. El coste total de la edificación junto con la finca en que se encuentra enclavado, talleres, iglesia y resto de instalaciones clínicas y residenciales, rondó los sesenta millones de pesetas. El sostenimiento del centro corría a cargo de la entidad propietaria, a costa de los fondos benéfico-sociales propios, y los que la Diputación Provincial debía abonar mediante cuotas por estancias de los "dementes" carentes de recursos[184]. Contaba con 500 plazas, de las cuales algo más de doscientas eran para varones o adultos, otras tantas para mujeres, 30 para niños y 30 para niñas. La zona de hospitalización se dividió en dos pabellones independientes, para hombres y mujeres. Los especialistas en neuropsiquiatría asignados fueron los doctores Juan Clérigo Delgado para el pabellón de mujeres y Francisco Ramos Sancho para el pabellón de hombres. En 1966, y ante la necesidad de aislar a algunos enfermos agudos, se proyectó un pabellón para acoger a 40 pacientes varones, que se situó en la parte posterior del edificio. Fuera de este se construyeron las naves destinadas a talleres ocupacionales y parcelas dedicadas a huertos. Posteriormente

---

184 *Diario de León*, "Inauguración del Hospital Psiquiátrico Santa Isabel", 18 y 24 de marzo de 1965.
   Memoria de la Diputación de León de 1967. Diputación de León, León, 1968. En 1965 había 538 acogidos asistidos provinciales en Santa Isabel, por los que la Diputación abonaba una estancia diaria de 55 ptas. por paciente. Previamente al ingreso, los servicios facultativos de la Diputación reconocían al paciente y debía autorizar las altas y las bajas. Por este concepto abonó 3.840.210 ptas. en 1965 y 7.464.971,95 en 1966, pp. 108.
   Memoria de la Diputación 1979-1982, Diputación de León, León, 1983, pág. 104. El importe dedicado a la psiquiatría en 1982 es de 257.219.043 ptas. en concepto de estancias y otros.

se levantó una iglesia con capacidad para 350 personas, abierta a la asistencia de los fieles del vecino barrio de Puente Castro.

Desde los primeros tiempos de funcionamiento, la dirección técnica, de forma consensuada con la Caja de Ahorros y Monte de Piedad de León, consideró necesario disponer de asistencia neuroquirúrgica y de un cuadro médico de especialistas. A tal fin se creó un departamento de electroencefalografía y un quirófano (que solo se utilizó dos veces)[185]. Se dotó también con servicios de oftalmología, odontología, ORL, ginecología, medicina interna y traumatología.

El Dr. José Solís Suárez fue el responsable de la dirección técnica desde sus inicios hasta el 1979 (compatibilizándola durante los primeros años, con la atención a su clínica privada de neuropsiquiatría, en la calle Alcázar de Toledo). De sus ideas renovadoras en el campo de la psiquiatría, dio cuenta el diario *El Comercio* de Asturias, en el que destacaba su preferencia por los aspectos rehabilitadores de la enfermedad mental[186]. Tras su jubilación, en 1979, la Caja de Ahorros convocó la plaza de director médico. En 1980 tomó el relevo el Dr. Onésimo Fernández Rubí, quien ocupó la dirección hasta finales de 1988, año en que fue asumida por el Dr. Clérigo Delgado que venía ejerciendo como jefe clínico[187].

Para la asistencia a los pacientes se incorporaron al centro las Religiosas Hospitalarias del Sagrado Corazón que poseían una dilatada experiencia en la atención psiquiátrica -la Orden fue fundada por el Padre Benito Menni en 1881, en el Sanatorio Psiquiátrico de Ciempozuelos-. Esta congregación religiosa acompañó y protagonizó los primeros catorce años de la actividad hospitalaria; en 1979 las religiosas fueron sustituidas por enfermeras profesionales.

A comienzos de 1991 se denunciaron en distintos medios de comunicación presuntas deficiencias sanitarias y de atención psiquiátrica[188]-correspondía por entonces la titularidad del centro a Caja España, heredera de la antigua Caja de Ahorros y Monte de Piedad de León-; se produjeron repetidos contactos con la Diputación para abordar el problema planteado, en los que se constató que ninguna de las dos entidades quería mantener la situación existente, pero concluyeron que el problema de

---

185 MORCHÓN SAN JOSÉ, J., "Del ayer al mañana, una visión del hospital Santa Isabel desde Enfermería", en *XXXV Aniversario* …, pp. 29-30.

186 *El Comercio*, "Pedro Trabajo Vega: En recuerdo del psiquiatra asturiano José Solís Suárez". 7 de febrero de 2007. De sus dotes organizadoras, vasta cultura y participación en la vida leonesa valgan como ejemplo la fundación de la Sociedad Filarmónica y las presidencias del Ateneo y de la Alianza Francesa. También se encargó de promover la primera reunión de antiguos residentes de la ya mítica Residencia de Estudiantes.

187 BALLESTEROS SAHORÍ, A., notas personales.

188 CASTRO GONZÁLEZ, M. P., testimonio oral. El personal de enfermería denunció en los primeros meses de 1991, en diversos medios de comunicación local, deficiencias de calidad y de atención a los pacientes, así como el mantenimiento de rígidos patrones propios de una institución manicomial. Se produjeron encierros en la sede central de Caja España, en la calle Ordoño II. Se proponía poner en marcha un modelo de reforma psiquiátrica acorde a las necesidades del momento y la transferencia del centro a la red de Salud Mental de la Junta de Castilla y León.

la salud mental competía a la Junta de Castilla y León. En diciembre del mismo año se firmó un acuerdo según el cual ambas entidades se hacían cargo a partes iguales del mantenimiento del centro, condicionado a que no se produjeran nuevos ingresos ni reingresos de pacientes internados en otras provincias.

En 1993 el centro psiquiátrico se transfirió a la Junta de Castilla y León que suspendió los contratos con los médicos vinculados a la institución y contrató a nuevos especialistas. Entre los años 1996 y 1999 ejerció la dirección el Dr. Fernando Uribe, quien posteriormente se hizo cargo de la Dirección General de Planificación Sanitaria de Sacyl. Le sucedió el Dr. Jesús Morchón San José que ha permanecido en el cargo hasta la actualidad. Desde marzo de 2003 el centro está integrado en Servicio de Salud de Castilla y León (Sacyl) y forma parte del CAULE[189].

2.3.4. La Clínica Nuestra Señora de Regla

La Obra Hospitalaria Nuestra Señora de Regla nació por integración del Sanatorio del Clero (con todos sus servicios de previsión), la Residencia de Sacerdotes Venerables, el Hospital San Antonio Abad, la Sección de Enfermos de Caritas Diocesana y los dispensarios parroquiales para pobres. El Hospital San Antonio Abad se integró en la Obra Hospitalaria tras poner a la venta su edificio de San Marcelo y destinar lo obtenido a la dotación de camas para enfermos, que eran ocupadas preferentemente por el clero y los pobres de Caritas Diocesana[190].

El 10 de abril de 1966 el Obispo de la Diócesis de León, D. Luis Almarcha Hernández, promulgó el Decreto Fundacional de la Obra Hospitalaria y el 6 de diciembre del mismo año se autorizó el inicio de la actividad hospitalaria[191].

La clínica llamada Nuestra Señora de Regla se ubicó junto a la catedral, en fincas adquiridas a la Fundación Chicarro-Arriola-Banciella. La distingue una impresionante fachada del siglo XVII, procedente del palacio de los Marqueses de Prado, de Renedo de Valdetuejar, de donde había sido traída piedra a piedra[192]. En sus comienzos

---

189 Decreto 24/2003, de 6 de marzo, Bocyl n.º 49 de 12 de marzo de 2003. Desarrolla la estructura orgánica de los servicios periféricos de la Gerencia Regional de Salud, establece en su disposición adicional tercera que se constituye en complejo asistencial la Gerencia de Atención Especializada del Área de Salud de León: Hospital de León (Hospital Virgen Blanca y Hospital Princesa Sofía), Hospital Monte San Isidro y Hospital Santa Isabel. Todos ellos conforman en la actualidad el Complejo Asistencial Universitario de León.

190 GUTIÉRREZ CAMPILLO, J., *Obra Hospitalaria Nuestra Señora de Regla. Cuarenta aniversario 1963-2002*, Fundación Obra Hospitalaria, León, 2003, p. 7.

191 BALLESTEROS POMAR, M., *Asistencia hospitalaria…*, p. 331.

192 GUTIÉRREZ CAMPILLO, J., *Obra hospitalaria…*, p. 13. Según el Decreto de creación de la Obra Hospitalaria, la Santa Sede autorizó en Rescripto de 20 de mayo de 1963, la cesión del convento de San Marcos y el Estado acordó la adquisición de los derechos que la diócesis de León tenía sobre este, que estaba ocupado por los militares, a cambio de la construcción de un Hospital Sanatorio del Clero y Residencia de Venerables y los servicios sanitarios a los pobres de Cáritas Diocesana. Tras el acuerdo, la Iglesia contaba con 12.000.000 ptas., que debían emplearse en la construcción del citado hospital, cuyo coste final ascendió a 23.487.000 ptas.
El palacio de Valdetuejar, o mejor sus ruinas, fueron adquiridas por Pablo Díez Fernández -empresario y filántro-

el centro se dividió en tres secciones independientes: el hospital propiamente dicho y la Escuela de Enfermeras, la Residencia de Venerables (sacerdotes jubilados) y la Residencia de Señoras (que en los primeros años contribuyó al mantenimiento económico de la Obra y después desapareció).

Figura n.º 16.
Hospital Nuestra Señora de Regla (foto Chimay).

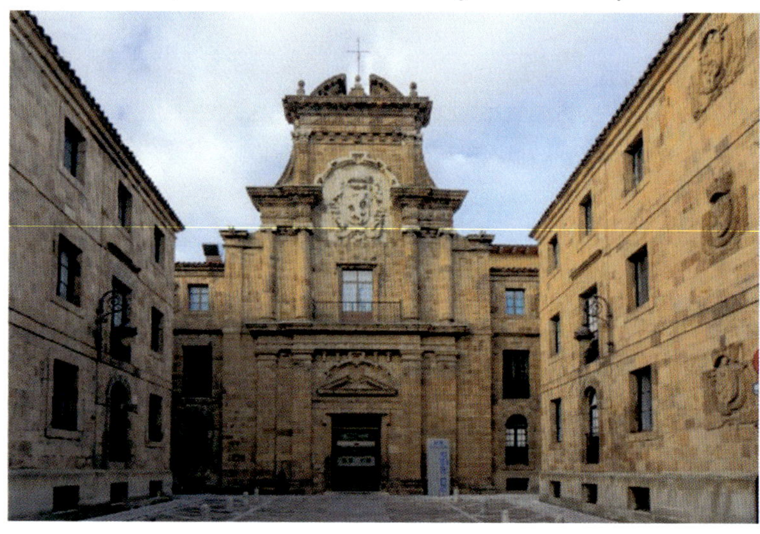

El establecimiento fue dotado de instalaciones acordes con la época: un moderno quirófano, equipo de RX, laboratorio, sala de anestesia-reanimación y una plantilla de enfermería dirigida por las Misioneras Médicas de María, de procedencia irlandesa. Aunque no consta el número inicial de plazas -el Decreto fundacional dice que se procurará la dotación de camas cuyas rentas sean las suficientes para pagar la pensión de un enfermo-, según Fernández Arienza en 1987 eran 152.

En 1969 se amplió el edificio y se construyó un nuevo pabellón. En 1980 se cerró la Escuela de Enfermeras y las habitaciones de las alumnas se adaptaron para vivienda de la comunidad religiosa y residencia de señoras. Ese mismo año se creó la Unidad de Cuidados Intensivos. En los años siguientes se realizaron obras para mejorar las instalaciones y la confortabilidad de los pacientes y del personal; se instalaron equipos de radiología digital, resonancia magnética, densitometría y un quirófano séptico para intervenciones con riesgo de infección; se adecuaron el resto de los quirófanos y se amplió la zona de consultas externas; siempre estuvo en constante adaptación

po español, nacido en Vegaquemada (León), que emigró a México y allí consiguió importantes logros empresariales, fundamentalmente en empresas cerveceras, cuyos beneficios dedicó en buena parte a obras benéficas-, quien las puso a disposición del Obispado de León para que sirvieran de fachada a la santuario de la Virgen del Camino, pero las piedras vetustas no encajaban con el aire modernista que se le quería dar, por lo que se acordó destinarlas a la Obra hospitalaria. P. 25.

a las necesidades de cada época[193]. Desde 2017 está integrado en la red HM Hospitales que mantiene concierto con el Sacyl.

Figura n.º 17.
Acceso a la Cínica Nuestra Señora de Regla (foto Chimay).

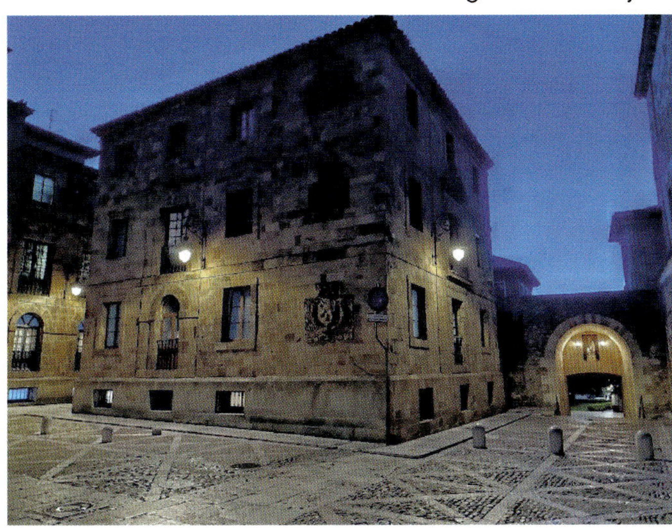

2.3.5. El Hospital San Juan de Dios

El Centro Sanitario San Juan de Dios es un hospital general médico-quirúrgico de carácter privado, sin ánimo de lucro, perteneciente a la Orden Hospitalaria de San Juan de Dios -aprobada por la Santa Sede en 1955-, que entró en funcionamiento en 1968, promovido bajo los principios de su regla. Se construyó gracias a la herencia de las hermanas Antonia y Angela Hevia Chaussadat, que instituyeron a la Orden como destinataria de todos sus bienes, derechos y acciones[194]. La finalidad del legado se

---

193 *Ibidem*, p. 17-23.

194 BALLESTEROS SAHORÍ, A., *Historia de...*, pp. 28-29. En la cláusula cuarta del testamento Angela Chaussadat dispone que el dinero de la venta de un piso de su propiedad en Madrid, se destine a fundar una sala en el Hospital San Carlos de esta ciudad. Lega también al Hospital San Antonio Abad la cantidad de quinientas mil pesetas, para que se inviertan en fundar una sala con el nombre de la otorgante y el de su hermana Antonia.
FERNÁNDEZ CASTAÑÓN, G., *León entre recuerdos y añoranzas*. Los libros de Camparredonda, Gregorio Fernández Castañón, León, 2017, pp. 45-47. En el libro figura la copia del folleto original emitido por el Provincial de la Orden de San Juan de Dios en Castilla y América del Sur, en noviembre de 1946, según el cual, en un principio, estaba previsto que el edificio tuviera el nombre de Sanatorio San Rafael y se construyera para la atención de niños lisiados pobres de la Región Leonesa-Castellana, "que, atacados de parálisis infantil, de tuberculosis óseas y diversas enfermedades congénitas, se consumen inútilmente entre la pobreza o la miseria de un hogar humilde. Y esto, porque no existe en esta Región, hasta el presente, un Sanatorio de esta especialidad, donde la caridad y la ciencia unidas, hagan el prodigio de devolver a sus padres en las condiciones físicas no imaginadas, a los hijos que consideraban perdidos por toda la vida, haciéndoles hombres útiles para la Sociedad y la Patria". En este se informa que, en la capital de León, "una noble y distinguida dama leonesa, Dª Antonia Hevia, ha dado el primer ejemplo donando para el futuro Sanatorio, una finca de 18.000 m² en el pueblecito de San Andrés del Rabanedo".

recogía en el testamento de Angela, otorgado el 19 de noviembre de 1957: "para que, sobre sus fincas -que ellas mismas habían donado a la Orden religiosa años antes-, se construyan los edificios y dependencias necesarias para el fin propuesto al hacer la donación", que no era otro que el de crear un centro hospitalario y fomentar vocaciones religiosas[195].

El edificio está situado en la carretera de Caboalles, actual avenida de San Ignacio de Loyola, y pertenece al municipio de San Andrés del Rabanedo, limítrofe con la capital leonesa. Fue construido siguiendo el proyecto de los arquitectos Ramón Cañas del Río y Cañas Represa, en el que primaron dos premisas fundamentales: conseguir una estructura funcional, lo más flexible posible, que permitiera acoger los constantes avances en el campo sanitario y dotar de independencia a las comunidades que habían de ocuparlo, que eran: el alumnado del Colegio Apostólico, su profesorado, la Comunidad Religiosa Hermanas de la Caridad de Santa Ana -con la que contó los primeros años-, el equipo médico-quirúrgico, los enfermos hospitalizados y los pacientes en tratamiento o recuperación. Todo el conjunto se realizó en tres fases sucesivas.

Figura n.º 18.
Hospital San Juan de Dios (foto Chimay).

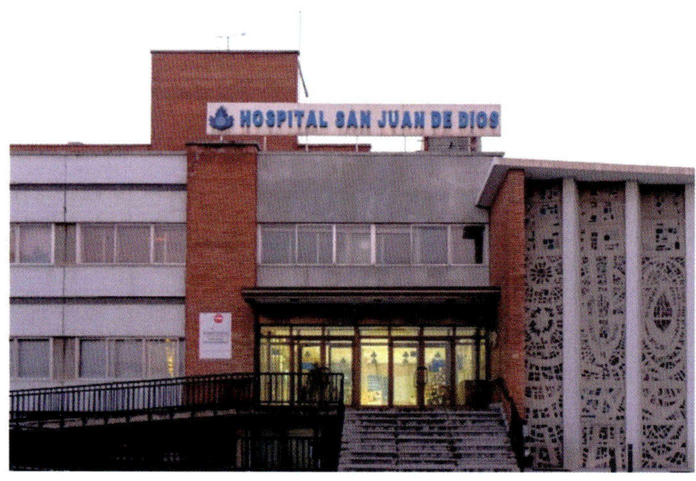

La dotación inicial fue de 130 camas, que amplió hasta 220 en 1971[196]. Fue su primer director médico el Dr. Carlos Santos Pérez, especialista en Traumatología y Cirugía Ortopédica.

---

195 BALLESTEROS SAHORÍ, A., *Historia de …*, pp. 28-29, 43-52 y 185. Durante más de cuarenta y cinco años, el Dr. Ballesteros Sahorí, médico especialista en Cirugía General y del Aparato Digestivo, estuvo vinculado al centro, al que se incorporó ya en los meses previos a su inauguración. Desde 1995 hasta 2001 desarrolló su labor hospitalaria como director médico, manteniendo a la vez el ejercicio de su profesión de médico especialista en Cirugía General.

196 FERNÁNDEZ ARIENZA, J., *Crónica de …*, p. 250.

Desde octubre de 1975 mantuvo concierto con el INSALUD, aunque este no siempre "gozó de buena salud". En 1988, debido a la falta de acuerdo económico sobre la cuantía de las tarifas, se produjo un deterioro tal de las relaciones que llegaron a romperse en febrero del mismo año, lo que puso en peligro el empleo de sus 150 trabajadores. Tras diferentes avatares, el conflicto se resolvió ocho meses después mediante un Acuerdo Marco de colaboración entre el Ministerio de Sanidad y Consumo y la Orden Hospitalaria que garantizaba la viabilidad económica, técnica y asistencial de la institución. En la actualidad mantiene el acuerdo con el Sacyl, una vez realizadas las transferencias sanitarias a la comunidad autónoma.

Figura n.º 19.
Ampliación del Hospital San Juan de Dios (foto Chimay).

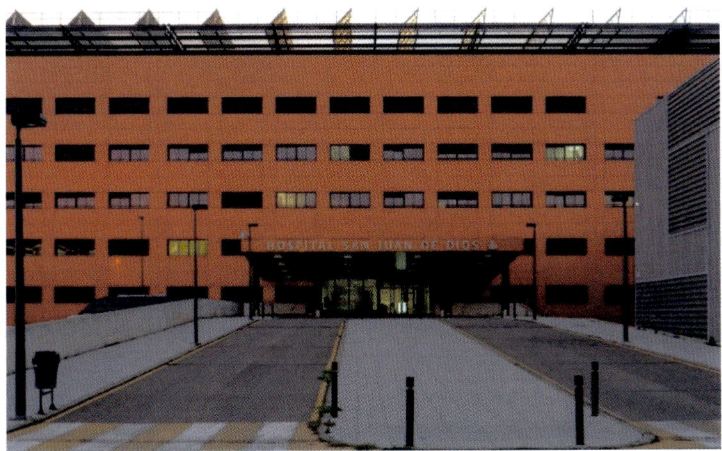

Sus pacientes proceden también de los conciertos con compañías aseguradoras, mutuas de accidentes de trabajo y enfermedades profesionales, y otras entidades[197].

2.3.6. La Clínica San Francisco

La Clínica San Francisco comenzó su andadura sanitaria el 15 de septiembre de 1969 en la calle Marqueses de San Isidro, n.º 11, de León. Su titularidad correspondía a la Sociedad Clínica San Francisco, formada casi en su totalidad por profesionales médicos procedentes de la Unión Médica Previsora. Contaba con 161 camas. En 1982 realizó una importante ampliación y reforma de sus instalaciones. Años más tarde, en 1998, se creó la Fundación Clínica San Francisco para desarrollar actividades de carácter social orientadas al campo de la salud, concediendo especial importancia a la formación de los profesionales[198].

197 Hospital San Juan de Dios, pág. web. Disponible en: https://hospitalsanjuandedios.es, 2021.
198 BALLESTEROS POMAR, M., *Asistencia hospitalaria* …, p. 399.

Figura n.º 20.
Clínica San Francisco (foto Chimay).

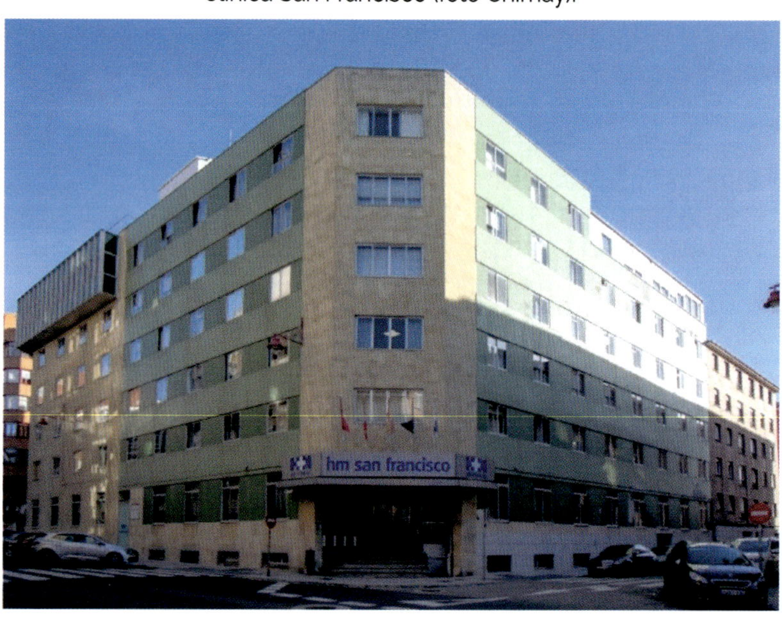

En 2017 se integró en la red HM Hospitales y funciona desde entonces con la Clínica HM Regla como un único centro con dos sedes, según dice su director médico, lo que les permite mejorar su oferta asistencial.

2.4. La asistencia especializada y la década de los sesenta

Hemos visto en este capítulo los establecimientos sanitarios de hospitalización con que contaba la ciudad de León en 1960 y los que fueron construidos e inaugurados en la década siguiente. Fuera de este periodo únicamente se construyó el Hospital Princesa Sofía, que se puso en funcionamiento en 1975. Las pequeñas clínicas fueron cerrando sus puertas a medida que se abrían los grandes hospitales y a comienzos del siglo XX prácticamente habían desaparecido.

En el primer capítulo hemos constatado que el crecimiento económico experimentado por nuestro país a partir de los años sesenta, por encima del de la mayoría de los países de su entorno, se tradujo en avances en todos los ámbitos de la vida, lo que se reflejó en el desarrollo de las ciudades y en la mejora de las condiciones de vida de sus ciudadanos -educación, sanidad, servicios públicos o transporte-.

En el sector sanitario público, a lo largo de más de cuarenta años de la segunda mitad del siglo pasado, el Plan Nacional de Instalaciones Sanitarias, aprobado por el INP en 1945, construyó a lo largo de toda la geografía española, una red de hospitales que cambió la fisonomía sanitaria del territorio español.

El sector sanitario privado no le anduvo a la zaga y corporaciones de derecho privado -aseguradoras, órdenes religiosas y otras entidades con ánimo de lucro-, construyeron numerosos centros hospitalarios que se dotaron de tecnología e instalaciones punteras que han competido y compiten con las de la Seguridad Social, y en muchos casos la complementan.

La expansión hospitalaria nacional tuvo también su reflejo en la capital de la provincia de León que, en el espacio de diez años, pasó de tener poco más de 500 camas a sobrepasar las 1800, de las cuales el 65 por ciento pertenecían a entidades privadas, y de estas un 40% se dedicaba a pacientes psiquiátricos.

Gráfico n.º 10.
Camas sanitarias públicas y privadas en la ciudad de León - 1960 y 1970 (autora).

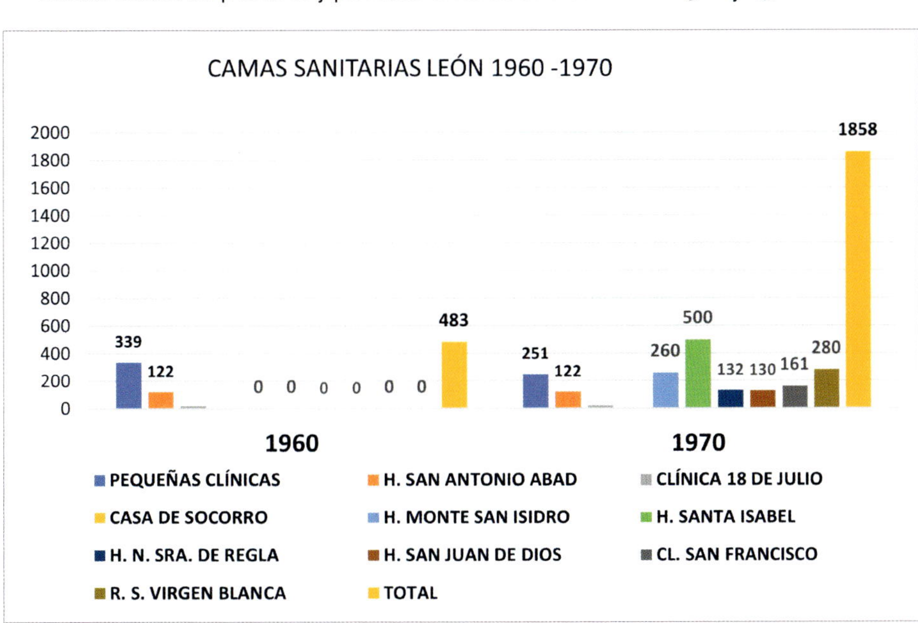

El gráfico refleja el cambio experimentado en la dotación hospitalaria de la capital leonesa en la década de los sesenta del siglo XX, en la que se multiplicó por cuatro el número camas sanitarias.

En el ámbito de la atención sanitaria primaria, la capital leonesa tuvo su primera institución asistencial en 1955, el Ambulatorio Hermanos Larrucea, que fue construido dentro del Plan Nacional de Instalaciones Sanitarias. Hubieron de transcurrir treinta años más hasta que pudo contar con una nueva instalación, el Centro de Salud José Aguado. Un año más tarde se aprobaría la Ley 14/1986, de 25 de abril, General de Sanidad, que diseñó un sistema de salud descentralizado basado en la atención primaria y en la transferencia a las comunidades autónomas de la responsabilidad de la ordenación, gestión y prestación de servicios.

2.5. Los Centros de Salud y los Centros de Especialidades Periféricos

A continuación, haremos una breve referencia a estos centros de asistencia primaria que había en la ciudad en el periodo de estudio, que acogían también consultas de asistencia especializada.

2.5.1. El Ambulatorio Hermanos Larrucea

El Centro de Salud La Condesa fue construido como Ambulatorio Hermanos Larrucea en 1952, sobre un proyecto del arquitecto Martín José Marcide. Está situado en el Paseo de la Condesa de Sagasta de León y es una auténtica joya de la arquitectura contemporánea[199]. Inaugurado en 1955, supuso el cierre de los dos consultorios que, con anterioridad, daban respuesta a las necesidades asistenciales ambulatorias de la población leonesa. El primero, situado en el número 2 de la calle Juan Madrazo, se dedicaba a las consultas de Medicina General -aunque era habitual que algunos médicos pasaran consulta en su domicilio particular-, y el segundo, ubicado en la calle García I, contaba con consultas ambulatorias para las especialidades de Traumatología, Urología, Endocrinología, Ginecología y Aparato Digestivo, de los sectores de León y de los subsectores de Valencia de Don Juan, Sahagún, Cistierna, La Robla, Astorga y La Bañeza[200].

Figura n.º 21.
Ambulatorio Hermanos Larrucea (foto Chimay).

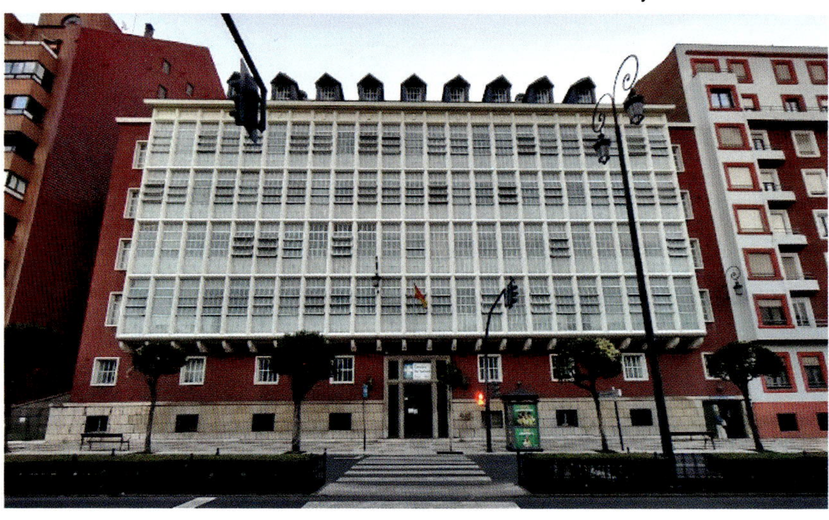

---

199 *Leonoticias digital*, 17 de agosto de 2008. Cuatro asociaciones de arquitectura, españolas y extranjeras, han catalogado los edificios más importantes del siglo XX en el sudoeste de Europa, figurando entre los treinta y siete edificios leoneses más importantes el del Ambulatorio Hermanos Larrucea, actualmente Centro de Salud La Condesa.

200 FERNÁNDEZ ARIENZA, J., *Crónica de...*, p. 134.

Hasta 1985 fue el único ambulatorio de la Seguridad Social en la capital leonesa. Ese año se inauguró el Centro de Salud José Aguado y comenzó a funcionar como Centro de Salud, rebautizado como "La Condesa" por su ubicación. Actualmente es Centro de Salud de Atención Primaria y Centro de Especialidades Periférico (CEP), al que se desplazan los médicos especialistas del CAULE para pasar consulta. Tiene además de las salas correspondientes a las consultas, sala de extracciones, unidad de radiodiagnóstico, servicio de citaciones, quirófano de cirugía menor y unidad de electrocardiogramas. Se ubica en el centro una subdirección médica, dependiente de la Gerencia del CAULE, que gestiona las consultas especializadas de los dos CEPS: La Condesa y José Aguado.

2.5.2. El Centro de Salud José Aguado

El Centro de Salud José Aguado entró en funcionamiento el día 2 de mayo de 1985[201]. El equipo de salud, destinado a dar asistencia al 40% de los leoneses, lo integraban siete facultativos de medicina general, tres pediatras y catorce enfermeras, además del 50% de los médicos dependientes del todavía Ambulatorio Hermanos Larrucea. Las obras costaron 345 millones de pesetas. La novedad que destacaban los titulares del *Diario de León* de aquella fecha era la necesidad de solicitar cita previa a la asistencia. Se introdujeron también los llamados Equipos de Atención Primaria, con medicina integral, preventiva y de rehabilitación, y asistencia en horarios de nueve horas.

Figura n.º 22.
Centro de Salud José Aguado (foto Chimay).

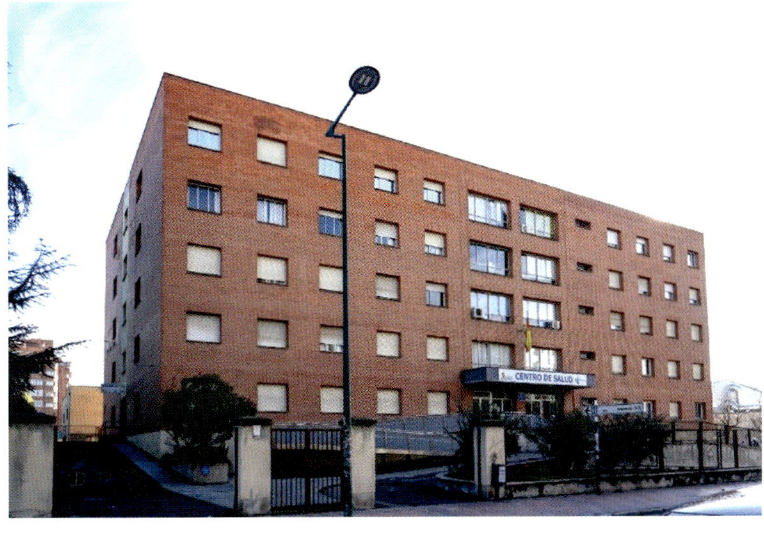

---

201 *Diario de León*, "El día 25 de marzo de 1985, el ministro de Sanidad, D. Ernest Lluch se trasladó a León para inaugurar el Centro de Salud José Aguado", 4 de mayo de 2010.

En la actualidad funciona como centro de salud dependiente de la Gerencia de Atención Primaria y además como CEP dependiente de la Gerencia de Atención Especializada en el que pasan consulta los médicos especialistas del CAULE. Cuenta con sala de extracciones, unidad de radiodiagnóstico, quirófano de cirugía menor y unidad de electrocardiogramas.

SEGUNDA PARTE

LA RESIDENCIA SANITARIA DE LA SEGURIDAD SOCIAL VIRGEN BLANCA Y LA FUSIÓN HOSPITALARIA

Capítulo 3: LA RESIDENCIA SANITARIA DE LA SEGURIDAD SOCIAL VIRGEN BLANCA

En los capítulos anteriores hemos mostrado el escenario en el que se inauguró la Residencia Virgen Blanca, objeto de nuestro estudio. En este capítulo nos centraremos en la historia del nuevo centro sanitario, y más concretamente en las características del edificio que lo sustentaba y en sus antecedentes, las ampliaciones arquitectónicas, la organización y gobierno, los recursos humanos, la cartera de servicios, su actividad, los avances sanitarios que le afectaron, la financiación, etc.

3.1. LA ARQUITECTURA SANITARIA

El movimiento ilustrado del siglo XVIII, con sus teorías sobre el Higienismo urbano, tuvo también su aplicación en la construcción de hospitales. Sus defensores consideraban esenciales para la salubridad cuestiones como la situación de los centros sanitarios y la distribución de los enfermos, relegando a segundo plano otras como la belleza arquitectónica, importante en otras épocas; la única decoración que admitían era un grupo escultórico de carácter alegórico en la fachada, principio en el que coincidían todos ellos, no así en cómo debía ser la estructura del hospital para facilitar la atención sanitaria a los pacientes. En 1774, el francés Antoine Petit propuso un edificio "radiocéntrico" con las naves dispuestas en forma de radios, en torno a un espacio central ocupado por la capilla. Años más tarde, en 1788, el Dr. Iberti -de nacionalidad dudosa entre española, francesa e italiana-, planteó una construcción de forma cuadrada, con las salas en disposición "cruciforme", que seguía la tradición claustral o de patios de los hospitales, pero en el centro ubicaba la cocina en vez de la capilla. Este modelo había sido utilizado en España desde el siglo XVI en hospitales como el Real de Santiago de Compostela, el de Santa Cruz de Toledo o el Real de Granada. Posteriormente, en 1789, el también francés Le Roy, defendió la disposición "de pabellones" independientes especializados en una sintomatología concreta, modelo que asumió Poyet para el centro hospitalario Hôtel Dieu de París. De entre estos patrones se consideró más científico el diseño "de pabellones" de Le Roy porque disminuía el riesgo de contagio entre las distintas enfermedades, así que esta propuesta fue la que inspiró mayor número de proyectos a lo largo del siglo XIX[202]. Sin

---

202 FERREIRA FERNÁNDEZ, M., "Martínez de la Piscina y la arquitectura hospitalaria", *Boletín de Bellas Artes de San Fernando*, n.º 117, Madrid, 2015, pp. 76-86. Valentín Martínez de la Piscina, a principios del siglo XIX, criticaba que en un hospital "se hable siquiera de magnificencia y decoración, cuando se trata de un espacio destinado a proveer los remedios necesarios a los desgraciados, de modo que sería como insultante para la humanidad el engalanado con ricos órdenes de arquitectura". También la enfermera pionera en los cuidados hospitalarios, Florence Nightingale, se manifestó en 1856 a favor del hospital de pabellones que apoyaba el médico escocés

embargo, al final del siglo, la enfermería como unidad de hospitalización de pacientes dejó de ser el único espacio generador del diseño hospitalario. Tras el Congreso Internacional de Medicina celebrado en Londres en 1881, con participantes de la talla de Louise Pasteur, se empezó a dar más importancia a la separación entre lo séptico y lo aséptico. Se presentó en él la teoría de los gérmenes: las bacterias eran los agentes causantes de las enfermedades[203], cuya solución ya no era garantizar una extraordinaria ventilación; fue así como el pabellón único de enfermería, con pacientes de diferentes patologías, perdería peso a favor de zonas clínicas diferenciadas. Se había eliminado el temor al contagio que higienistas como Valentín Martínez de la Piscina trataban de evitar con su impulso a la construcción de los hospitales fuera de la población, tanto porque "se goce en ellos del sosiego y la tranquilidad que los enfermos necesitan (...) cuanto por el perjuicio que podrían producir a los demás habitantes las miasmas pútridas que incesantemente salen de ellos".

Figuras n.º 23, 24 y 25.
Modelos de edificio hospitalario radiocéntrico, cruciforme y de pabellones.

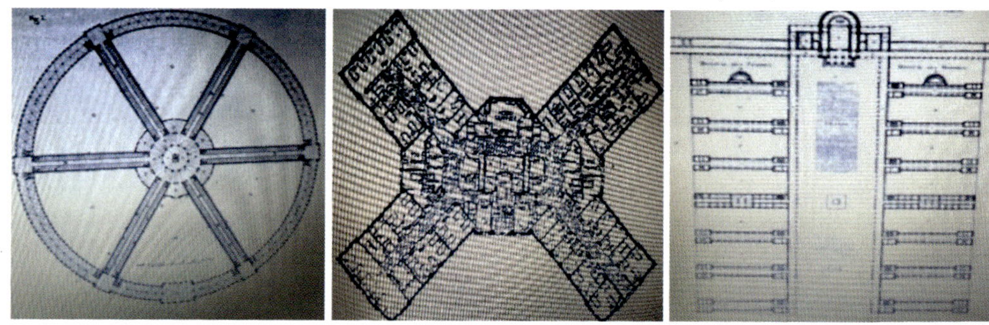

En los inicios del siglo XX, el hospital "de pabellones" comenzó a caer en desuso y se planteó la construcción de un bloque compacto (el hospital "monobloque"), con formas arquitectónicas que crecían en altura y precisaban menos terreno, lo que les permitía regresar al interior de la ciudad. Sus recorridos eran más cortos y se reducían sensiblemente los costes en calefacción, alumbrado y mantenimiento en general[204]. A la idea de mantener un ambiente aséptico se unió el desarrollo de las estructuras de acero y hormigón armado y el invento del ascensor, que permitían la superposición de las unidades de enfermería con patologías diferenciadas y habitaciones privadas. El modelo fue utilizado en los hospitales estadounidenses de las primeras décadas del siglo. Las plantas de las edificaciones adoptaron la forma de T, H o Y, con el ala de hospitalización orientada hacia el sur y los apéndices destinados

---

John Roberton.

203 PIELTAIN ALVÁREZ-ARENAS, A., *Los hospitales de...*, p. 159.

204 LORENTE DE DIEGO, A., MARTÍN GÓMEZ, C., y CASTRO MOLINA, F.J., "Construir 34.000 camas en España. El reto del Plan Nacional de Instituciones Sanitarias (1942-1982)", Informes de la construcción, n.º 73, Consejo Superior de Investigaciones Científicas, 2021, p. 5.

a la zona clínica -salas de control, curas, exploración, despachos médicos-, generalmente mirando al norte[205].

En el periodo de entreguerras se produjo la síntesis con el modelo del gran hospital urbano que dio lugar a que, durante la década de los treinta, se realizaron agrupaciones desordenadas de hospitales, con la misma consideración que en las ciudades se unían sin concierto distintos tramos de ellas. En 1941, la edición de la Carta de Atenas tuvo gran relevancia no solo en la posterior planificación de las ciudades sino también en el diseño hospitalario. Se trataba de un manifiesto urbanístico inspirado en las conclusiones del IV Congreso Internacional de Arquitectura Moderna, celebrado en 1933 a bordo del barco Patris II. En ella se fijaban cuatro funciones básicas de la urbanística: habitar, trabajar, descansar y circular[206]. Era necesario actuar de lo general a lo particular, criterio que consideraban aplicable a la edificación hospitalaria; había que definir las zonas funcionales, sus prestaciones y el grado de relación entre ellas, lo que serviría para mantener la organización en vertical propia del modelo "monobloque", en el que las actividades de apoyo como cocina, lavandería o almacenes, se relegaban a las plantas bajas, y se apartaban del edificio principal las zonas que no eran estrictamente de enfermería como los centros geriátricos, las residencias de personal o las centrales de energía. El resultado fue el hospital "de torre y base" que ponía fin a la organización rígida de un solo bloque con edificios anexos debido a los complicados flujos circulatorios y su gestión. La primera muestra en Europa fue el Hospital Franco-americano de Saint Lô, de 400 camas, construido por Paul Nelson en Normandía entre 1946 y 1956, en el que los diversos servicios del hospital se organizaban en bandas, según el grado de dependencia entre ellos. Este patrón fue seguido en España por la arquitectura hospitalaria de la segunda mitad del siglo XX, que ocupa este estudio[207].

La Segunda Guerra Mundial trajo consigo consecuencias que influyeron en todos los ámbitos de la vida de las personas y en todos los sectores del conocimiento. Se pasaron por alto avances científicos anteriores, alguno de los cuales, como la penicilina, descubierta en 1928, pudo recuperarse gracias a la investigación de los médicos

---

205 PIELTAIN ALVÁREZ-ARENAS, A., *Los hospitales de...*, p. 162. Este tipo de hospital monobloque surgió en EE. UU., en las ciudades de mayor densidad de población, paradigma del mismo es el Columbia Presbyterian Medical Center de Nueva York, con 1.499 camas, construido en 1928.
CASTRO MOLINA, J., CASTRO GONZÁLEZ, Mª P. *et alii*; "Arquitectura hospitalaria y cuidados durante los siglos XV al XIX", *Cultura de Cuidados*, pág. 16, 32, 2012, pp. 38-46, disponible en: http://doi.org/10.7184/cuid.2012.32.05. En 1907, Ochsner y Sturm, defendían el "compactar edificios de pisos" como solución a las necesidades de arquitectura hospitalaria. Esta compactación buscaba disminuir la movilidad del paciente y minimizar su contacto con el exterior, como ejemplo el citado Columbia Presbyterian Medical Center, de Nueva York.

206 LE CORBUSIER y VILLENEUVE, J., *La Carta de Atenas*, manifiesto urbanístico ideado en el IV Congreso Internacional de Arquitectura Moderna, celebrado en el año 1933 (sin que conste la fecha exacta), en el barco Patris II que realizaba la ruta Marsella-Atenas-Marsella. El barco acogió la celebración del congreso debido a los problemas de organización soviéticos que impidieron que se realizase en Moscú, como estaba previsto. La Carta de Atenas fue un manifiesto urbanístico ideado en este congreso, que se editó en 1941 y un año después fue publicado por ambos autores.

207 CASTRO MOLINA, J., CASTRO GONZÁLEZ, Mª P. *et alii*, "Arquitectura hospitalaria ...", pp. 167-173.

para atajar las infecciones de las tropas. El conflicto bélico causó el fallecimiento del 3% de la población mundial y la destrucción de miles de hogares y familias; todo ello generó mucha pobreza y enormes daños en la salud física y mental de los supervivientes de todas las clases sociales y, muy especialmente, de la clase media y baja[208], si bien el fin de la guerra en Europa acabó con la tradicional diversificación de la asistencia médica derivada de la situación socioeconómica del paciente.

El 31 de agosto de 1948 se aprobó en Gran Bretaña la Ley Nacional de Salud (National Health Act), a partir de la cual todos sus hospitales pasaron a ser públicos. Unos años más tarde, a principios de los cincuenta, comenzaron en Escocia e Irlanda los primeros ensayos del hospital "de torre y base", que fueron bien recibidos, aunque los reparos de usuarios y sanitarios impulsaron la ubicación de la zona de hospitalización en un lugar preferente y fácil de supervisar. En el país estaban muy arraigadas las teorías de la enfermera Florence Nightingale sobre la vigilancia y el control de los pacientes[209], pero también las de los norteamericanos que propugnaban la privacidad de los ingresados. Las posteriores construcciones hospitalarias tratarían de conciliar intimidad y supervisión, por lo que, las nuevas unidades de enfermería se distribuirían en pequeños grupos de camas a ambos lados de un bloque central, en el que se situaría el control y sus anexos. Otra novedad destacable fue la creación de una zona de día para los pacientes, frente al control, que buscaba animarlos a levantarse con el fin de reducir las complicaciones circulatorias y pulmonares de la convalecencia. Estos principios se mostraron claramente en los hospitales de Larkfield en Greenock (Escocia), inaugurado en 1956, y Swindon, en el sureste de Inglaterra, que comenzó a funcionar en 1960.

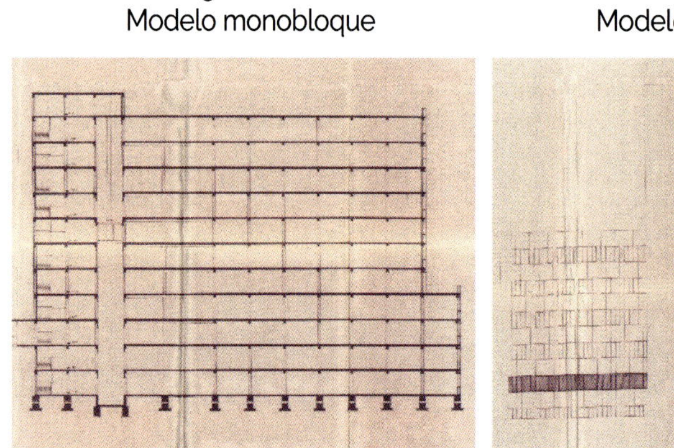

Figura n.º 26.
Modelo monobloque

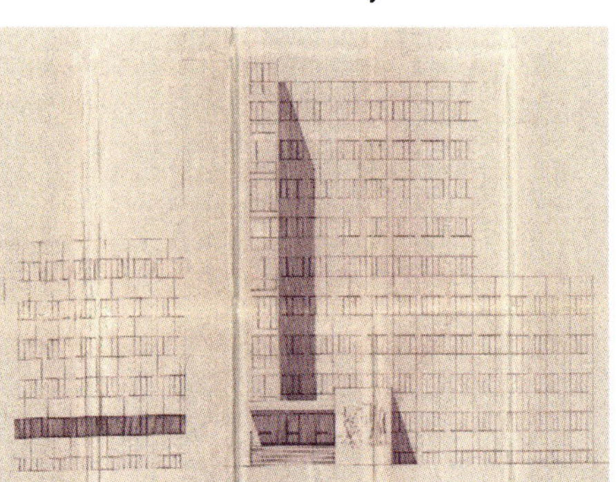

Figura n.º 27.
Modelo de torre y base

---

208 *El Mundo*, "Laura Tardón: El impacto de la II Guerra Mundial en los supervivientes", 27 de enero de 2014. Cita el estudio publicado en la revista *The Journal of American Medical Association* (JAMA).

209 CASTRO MOLINA, J., CASTRO GONZÁLEZ, Mª P. *et alii*, "Arquitectura hospitalaria...", p.43. Florence Nightingale realizó numerosas publicaciones sobre la estado de enfermería y las condiciones higiénicas de los hospitales para la correcta y rápida curación de los enfermos. Fue consultada en materia de planificación de nuevos hospitales por Australia, Canadá, Estados Unidos o Inglaterra.

En España, el modelo arquitectónico utilizado en los primeros años por PNIS para las residencias sanitarias rechazó la inspiración social que venía de la vecina Francia, el llamado Movimiento Moderno[210], y se inspiró más en la arquitectura norteamericana[211], no en vano, en enero de 1946, varios miembros del departamento de arquitectura del INP, Juan Pedro de la Cámara, Shaw Loring y Eduardo de Garay, fueron enviados a Estados Unidos, donde visitaron hospitales de Nueva York, Washington y Baltimore, para estudiar las instituciones sanitarias de aquel país. A su regreso, dos meses más tarde, se convocó un concurso en el que los participantes debían presentar tres proyectos: para una residencia de 500 camas, una de 100 y un ambulatorio. Los ganadores de la modalidad hospitalaria mostraron la línea de diseño "monobloque", en la que las plantas de enfermería estaban organizadas en forma de "peine"[212], rememorando el Presbyterian Medical Center de Nueva York. No obstante, la comisión planteó para los futuros proyectos dos opciones: una según el modelo vertical norteamericano tipo "monobloque" y otra que seguía el horizontal "de pabellones", propio de los europeos, con tres camas por habitación[213]. Fue Martín José Marcide, autor de la mayor parte de los futuros proyectos, quién, según el mismo escribió, tras sopesar durante años las variables entre habitaciones individuales y múltiples, concluyó que tres pacientes en cada estancia era un número adecuado. La mayoría de las construcciones siguieron este criterio, aunque casi todas incluían también habitaciones individuales, pero en una proporción menor[214].

Figura n.º 28.
Modelo habitacional PNIS

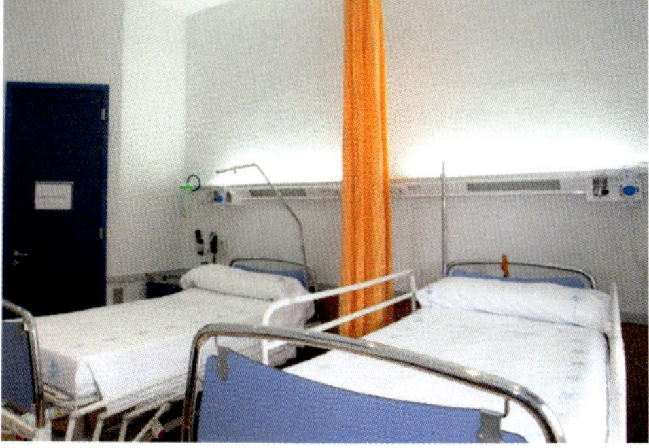

Figura n.º 29.
Modelo de control enfermería

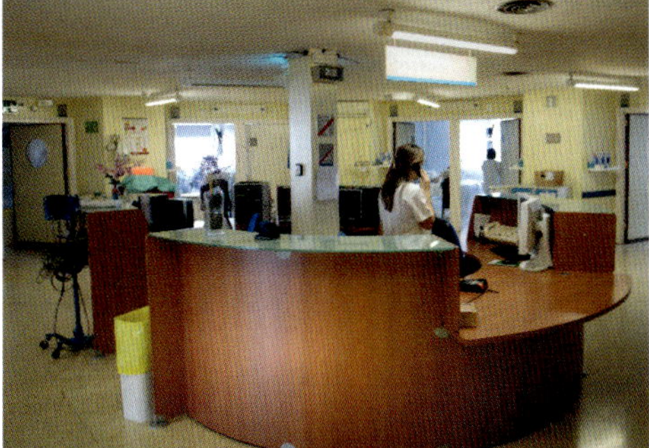

---

210 CZAJKOWSKI, J. D., "Evolución de los edificios hospitalarios. Aproximación a una visión tipológica". Disponible en: https://jdczajko.tripod.com. El estilo arquitectónico monobloque se desarrolló en todo el mundo entre 1925 y 1965, fue la principal tendencia arquitectónica en la primera mitad del siglo XX. Sus maestros fueron Le Corbusier, Ludwig Mies van der Rohe y Alvar Aalto, entre otros.

211 PIELTAIN ALVÁREZ-ARENAS, A., *Los hospitales* de..., p. 159.

212 LORENTE DE DIEGO, A., MARTÍN GÓMEZ, C., CASTRO MOLINA, F.J., "Construir 34.000...", pp. 11-12.

213 PIELTAIN ALVÁREZ-ARENAS, A., *Los hospitales de*..., pp. 159-160.

214 MARCIDE ODRIOZOLA, M. J., "Estado actual de la arquitectura hospitalaria en España", *Arquitectura 19*, 1960.

3.2. El Plan Nacional de Instalaciones Sanitarias

La influencia de políticas sanitarias como la británica se hizo notar en el desarrollo de un "Plan de Asistencia Sanitaria para los trabajadores afiliados al Seguro de Enfermedad" que se concretó en 1945 con la aprobación del Plan Nacional de Instalaciones Sanitarias (PNIS), iniciativa del ministro de Trabajo José Antonio Girón de Velasco[215]. Dos años más tarde se creó una comisión que puso a punto el mecanismo administrativo y el asesoramiento técnico necesarios para la adquisición de solares y la ejecución de las edificaciones[216]. El programa contemplaba cubrir los mínimos asistenciales y, para ello, era preciso conocer las instalaciones y prestaciones que ofrecían otras instituciones del Estado. Una vez conocido el informe de la situación y tras descartar las duplicidades, se consideró la necesidad de dotar al Estado de 47.000 camas más para que el SOE pudiera funcionar a pleno rendimiento. Esto significaría 2,8 camas por cada 1.000 beneficiarios -cifra muy baja comparada con la de otros sistemas de salud de países vecinos, que rondaba el 7‰-. Sin embargo, por diferentes consideraciones, fundamentalmente económicas, el número se redujo a 34.000 camas que se instalarían en su mayor parte en hospitales de agudos, según lo planificado[217]; también se asignaron camas a psiquiatría, maternología y puericultura, tuberculosis y crónicas, aunque estas se instalarían en establecimientos *ad hoc*[218].

La red nacional de centros sanitarios que el PNIS proyectaba crear incluía instituciones sanitarias "abiertas" o ambulatorios -centros destinados a prestar asistencia a los beneficiarios cuya enfermedad no precisaba internamiento-, residencias o instituciones "cerradas" -para diagnóstico y tratamiento de todas las enfermedades protegidas por el SOE-, y centros "mixtos"[219]. Fijaba como límites en la dotación de camas de las residencias un mínimo de 100 y un máximo de 700, estimando como óptimo un número de 250 a 350, aunque este variaría según la población asegurada y las facilidades de comunicación. La denominación de los centros sanitarios como

---

215 Orden del Ministerio de Trabajo de 19 de enero de 1945, aprobó el Plan de Instalaciones Sanitarias del INP.

216 PIELTAIN ALVÁREZ-ARENAS, A., *Los hospitales de...*, pp. 35-54. La comisión actuó desde 1947 hasta su disolución por Decreto de 14 de julio de 1950, según el cual se reorganizó el INP y se creó la Comisaría del PNIS y su Junta Ejecutiva, que iniciaron su actuación en febrero de 1951. Estas desarrollaron las tareas de compra de solares, aprobación de proyectos y adquisición de mobiliario y material para la dotación de los centros, con absoluta independencia de las demás estructuras sanitarias del país, lo que dio lugar a conflictos que se prolongaron hasta la entrada en vigor de la Ley General de Sanidad de 1986.

217 El hospital de agudos atiende a pacientes cuya enfermedad debuta de repente y desaparece en un tiempo. A *sensu contrario*, la enfermedad del paciente crónico perdura en el tiempo. La distinción está en el tiempo de evolución y no en la gravedad. Disponible en: https://medineplus-gov

218 LORENTE DE DIEGO, A., MARTÍN GÓMEZ, C., CASTRO MOLINA, F.J., "Construir 34.000...", pp. 5-6.

219 Orden Ministerial de 28 de febrero de 1985 del Ministerio de Sanidad y Consumo por la que se establecen los órganos de dirección de los hospitales, BOE n.º 55 de 5 de marzo de 1985. Art. 1: las instituciones cerradas, gestionadas o administradas por el INSALUD y las demás que se integren en él, tendrán la denominación única de hospitales. Posteriormente la Ley General de Sanidad de 1986 legisló en el mismo sentido.
El Diccionario Espasa-Calpe editado en 1957, daba la siguiente definición de hospital: "establecimiento en que se curan enfermos, por lo general pobres"

"residencias" y "ambulatorios", se utilizó para huir de los conceptos de "hospital" y "dispensario", nombres que hasta la primera mitad del siglo XX se habían asociado a estructuras de beneficencia poco eficaces en su misión de sanar[220].

La idea original del PNIS consistía en crear 67 residencias y 206 ambulatorios en dos fases de cinco años cada una. En la primera serían 34 residencias y otros tantos ambulatorios y en la segunda 33 residencias y 172 ambulatorios[221]. Querían construir inicialmente tres hospitales de referencia nacional, en otras tantas grandes ciudades elegidas estratégicamente, que contarían con médicos cualificados en todas las especialidades médicas y funcionarían además como centros de investigación y docencia. Los hospitales medianos se instalarían a razón de uno por provincia y las pequeñas clínicas se distribuirían en áreas rurales con suficiente población, a distancia de la capital, y con un cierto carácter polivalente.

La realidad fue la construcción de forma rápida de más de cien instituciones cerradas cuya ejecución se inició el 1 de marzo de 1948 cuando se puso la primera piedra de la Residencia Juan Canalejo de La Coruña, proyectada por el arquitecto jefe del INP Martín José Marcide[222]. En 1950 comenzaron a inaugurarse los primeros centros; los de más de 500 camas se construyeron en Barcelona -Residencia Francisco Franco, actual Hospital Vall d'Hebrón, con 812 camas-, Bilbao -Residencia Enrique Sotomayor, actual Hospital de Cruces, con 702 camas-; Sevilla -Residencia García Morato, actual Hospital Virgen del Rocío, con 600 camas; y Zaragoza -Residencia José Antonio, actual Hospital Miguel Servet, con 540 camas-.

A finales de 1976 se encontraban en funcionamiento 14 ciudades sanitarias, que comprendían 49 centros, y 88 residencias, que representaban un total de 41.582 camas. Estaban en construcción otras 33 residencias que iban a suponer 11.303 camas más. En cuanto a las instituciones abiertas, hay que mencionar que la Ley de Seguridad Social de 1963 establecía la supresión del régimen de colaboración y la desaparición de los ambulatorios propiedad de las entidades colaboradoras; esto obligó al INP a ampliar su dotación, así que en 1976 se habían construido muchas más de las previstas en el PNIS: 955 instituciones abiertas, entre centros de diagnóstico y tratamiento, ambulatorios y consultorios, y estaban programados 150 establecimientos más[223].

En 1958 solo treinta de las sesenta y siete instituciones hospitalarias diseñadas se habían puesto en funcionamiento, lo que revela las dificultades de realización del PNIS, especialmente por los problemas económicos; era preciso comprar solares -el

---

220 LORENTE DE DIEGO, A., MARTÍN GÓMEZ, C., y CASTRO MOLINA, F.J., "Construir 34.000…", pp. 10-11.

221 *Memoria del INP de 1968*, Ministerio de Sanidad y Consumo, Madrid, 1969. En 1955 el INP contaba con 336.000 afiliados con derecho a asistencia sanitaria.

222 LORENTE DE DIEGO, A., MARTÍN GÓMEZ, C., y CASTRO MOLINA, F.J., "Construir 34.000…", p. 5.

223 CONDE RODELGO, V., "Los últimos veinte años de los centros sanitarios en España", *Arbor CLXX*, 2001, pp. 254-255.

instituto nunca recurrió a la expropiación forzosa a pesar de que la ley se lo permitía- y afrontar los gastos de construcción y montaje de las instalaciones. El INP arrastró este lastre, durante toda la ejecución del plan, por falta de financiación pública y sometimiento a los ingresos del SOE. Tampoco faltaron los inconvenientes legislativos, aunque de menor entidad, porque el régimen no escatimó esfuerzos en promover a través de órdenes ministeriales las nuevas residencias y ambulatorios; y los problemas proyectuales. El flujo de ideas renovadoras obligaba a revisar lo construido y a denunciar los problemas detectados, generalmente referidos a la circulación de camas y usuarios, o a la mejora habitacional mediante la reducción del número de pacientes o la inclusión de un cuarto de aseo, entre otros[224].

En 1960 el arquitecto Marcide publicó un informe sobre la necesidad de cambios en las instalaciones sanitarias y propuso la incorporación de arquitectos jóvenes para darles un aire nuevo; estos acabaron con los trazados simétricos de los primeros hospitales y fueron dejando paso a otros menos rígidos, propios de la arquitectura internacional, con innovaciones como los quirófanos ovoides o las fachadas de balcones corridos. Paradigma de las nuevas tendencias fue la Residencia Virgen de la Vega de Salamanca, inaugurada en 1965, con proyecto de Fernando Cavestany. Del tipo "monobloque", la edificación constaba de un cuerpo principal en el que se alojaban los servicios esenciales como enfermería, quirófanos, consultas, y unos anexos para garajes y otras instalaciones secundarias. La peculiaridad frente a las construcciones anteriores fue la envoltura de vidrio y acero, fruto de su interés por la arquitectura industrial americana.

En 1964, veinticinco años después de la victoria franquista, se produjo la culminación de la carrera hospitalaria con la construcción de las primeras "ciudades sanitarias" en Madrid, Barcelona, Valencia, Zaragoza, Bilbao y Oviedo. Se renombraron aquellas grandes residencias de los cincuenta (entre las ya enumeradas, la Residencia García Morato de Sevilla que pasó a denominarse Ciudad Sanitaria Virgen del Rocío o la Enrique Sotomayor de Bilbao, después Ciudad Sanitaria de Cruces).

El modelo de los nuevos complejos sanitarios de los sesenta fue la Ciudad Sanitaria La Paz de Madrid, construida entre 1964 y 1966 sobre un proyecto de Marcide, que batió todos los récords internacionales de tiempo -el promedio entre planificación y construcción era de diez años-. Componían el complejo hospitalario: una residencia sanitaria, un ambulatorio, la maternidad, el hospital infantil (el primero creado por la Seguridad Social) y un centro de rehabilitación y recuperación de inválidos. El proyecto era copia del utilizado para la Ciudad Sanitaria Francisco Franco de Barcelona, inaugurada en 1955.

El PNIS finalizó con la llegada de la democracia y la desaparición del INP. Había creado una red hospitalaria que cambió la fisonomía de las ciudades españolas e implementó una arquitectura moderna, alejada del monumentalismo que promovía

---

224 *Ibidem*, p. 16.

el régimen -sus impulsores llegaron a comparar el efecto estético de los nuevos edificios con los de las catedrales y los alcázares-, cuyas instalaciones, aun cuando hayan precisado modificaciones, siguen funcionando en la actualidad. Sin embargo, sus detractores alegaban que los proyectos eran copia exacta unos de otros, lo que si bien permitía abaratar costes y resolver los inconvenientes de los originales, impedía la utilización de diseños internacionales más vanguardistas[225]. El plan significó también la homogeneización a nivel nacional de la formación y conocimientos exigidos a los profesionales sanitarios que se iban incorporando a sus plantillas[226].

3.3. LA CONSTRUCCIÓN DE LA RESIDENCIA SANITARIA VIRGEN BLANCA

3.3.1. Los antecedentes

Como hemos visto en el capítulo anterior, en los primeros años de la década de los sesenta el centro sanitario público de mayor tamaño de la capital leonesa era el Hospital Monte San Isidro, construido por el Patronato Nacional Antituberculoso en 1961; durante más de doce años se dedicó exclusivamente a tratar a los enfermos aquejados de tuberculosis, por lo que, hasta su integración en la Administración Institucional de la Sanidad Nacional (AISNA) en 1976, no estuvo disponible para los pacientes de la Seguridad Social. El Hospital San Antonio Abad contaba con 122 camas, el de la Cruz Roja había ampliado su dotación a 58 camas. Seguían funcionando más de una docena de clínicas privadas de pequeño y mediano tamaño -entre 4 y 50 camas-, y la Maternidad Provincial con 35 camas destinadas al cometido específico del centro[227]. La dotación de las clínicas privadas sumaba algo más de 300 camas, su acceso era restringido en razón de la patología a tratar y el coste de la asistencia. Así que la dotación de camas de todos estos recursos suponía menos de dos camas de hospital por cada mil habitantes.

En esta situación, el INP, dentro del Plan Nacional de Instalaciones Sanitarias para el periodo 1961-1963, aprobó en mayo de 1961 la construcción de una residencia sanitaria para la ciudad de León[228]. La precaria situación sanitaria había impulsado también la iniciativa privada de aseguradoras, entidades financieras locales y organizaciones religiosas, que, con afán lucrativo en unos casos o altruista en otros, crearon en la capital leonesa en la segunda mitad de la década de los sesenta, y de forma casi simultánea con aquella, cuatro grandes centros sanitarios que pusieron a dis-

---

225 PIELTAIN ALVÁREZ-ARENAS, A., *Los hospitales de...*, pp. 55 y 254.

226 LORENTE DE DIEGO, A., MARTÍN GÓMEZ, C., y CASTRO MOLINA, F.J., "Construir 34.000...", p. 6.

227 BALLESTEROS POMAR, M., *Asistencia hospitalaria...*, pp. 273-280.

228 FERNÁNDEZ ARIENZA, J., *Crónica de...*, p. 244.
Orden del Ministerio de Trabajo de 27 de mayo de 1961, BOE 13.06.61, por la que se acepta la propuesta del INP para construir las siguientes instalaciones: 14 ambulatorios y cinco residencias sanitarias en Ciudad Real, León, Madrid, Murcia y Orense.

posición de la población leonesa más de 1.200 camas sanitarias, 280 de titularidad pública y más de 900 de titularidad privada.

3.3.2. La adquisición del solar y la realización de la obra

El 31 de octubre de 1947 la Comisión de Ejecución del PNIS acordó la adquisición del solar para la construcción de la residencia sanitaria de León. En febrero de 1948 se otorgó la escritura pública de propiedad en la notaría madrileña de D. Gregorio Armesto Fidalgo. El precio de compra fue 1.530.000 pesetas, satisfechas al vendedor, D. Francisco Fernández Díez, mediante un talón bancario que fue entregado por el subcomisario D. Jesús Rivero Meneses, representante del INP en el acto[229]. La finca adquirida, de 38.191 m², estaba situada a las afueras de la ciudad, en el llamado paraje de los Llanos de Nava y Valdelamora, entre la carretera de Asturias y la de León-Collanzo[230].

Figura n.º 30.
Parcela en la que se ubicó el edificio de la Residencia Virgen Blanca
(Fuente: AML – Expediente n.º 1683/65).

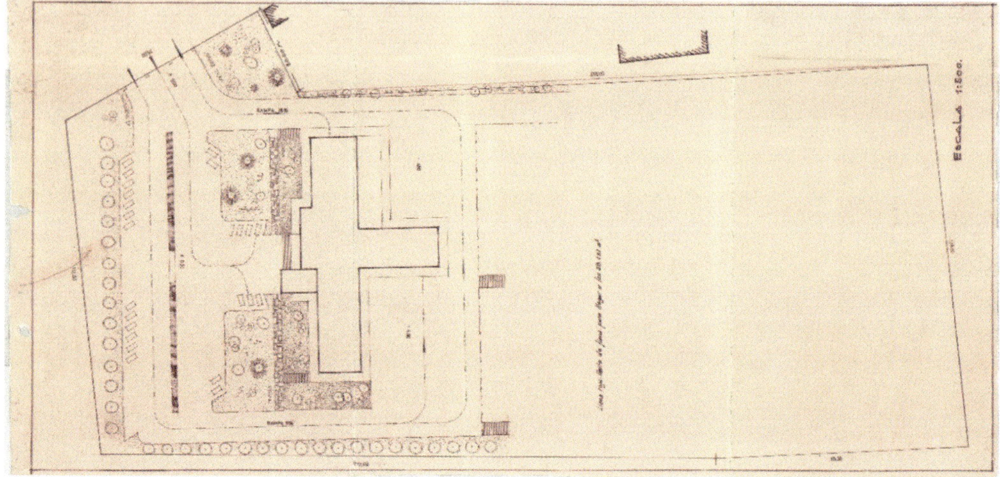

---

229 Modificación registral realizada el 29 de noviembre de 1999, en la finca n.º 15.339. Por Acuerdo del Consejo de ministros de 10 de octubre de 1986, se procedió a la expropiación forzosa, por vía de urgencia, de 1.930 m² de la finca para llevar a cabo las obras de la nueva carretera Nacional CN-120 de Logroño a Vigo-Ronda Este de León-Tramo IPUTT, de la Red Arterial. El Acta de Ocupación Definitiva se firmó el día 10 de febrero de 1989. Desde la Ronda Este se construyó una nueva vía de entrada al área hospitalaria, cuyo único acceso hasta entonces era la empinada y estrecha calle San Antonio, lo que causaba enormes problemas de tráfico en las horas punta de cambio de turno en los centros hospitalarios. En los fríos inviernos leoneses, los hielos y la nieve impedían la subida de los vehículos, lo que obligaba a trabajadores y pacientes, en no pocas ocasiones, a subir la cuesta a pie, con el consiguiente problema de aparcamiento en las inmediaciones.

230 Registro de la Propiedad, núm. 7059, de 6 de febrero de 1948.

El acuerdo de construcción del centro sanitario se tomó trece años después de la compra del terreno, demora debida seguramente a la complejidad de un plan tan ambicioso. Aún transcurrieron cuatro años más hasta la publicación del concurso-subasta para la presentación de proyectos, efectuada el día 14 de abril de 1965[231], cuyo plazo finalizaba el día 22 de mayo siguiente; seis días después la Mesa de Contratación realizó la apertura de pliegos y la adjudicación provisional de la obra. El acto tuvo lugar en las oficinas centrales del INP en Madrid, situadas en la calle Alcalá número 56, planta 1ª-. Los arquitectos D. Juan Manuel del Busto González y D. Miguel Díaz López-Negrete -con estudio en la Calle Marqués de San Esteban, número 17 de Gijón- fueron los adjudicatarios definitivos y a la vez los directores de la obra[232], que fue ejecutada por la constructora Jalón S. A.[233]

La solicitud de licencia de obra "destinada a una residencia sanitaria, en las inmediaciones del Hospital San Antonio Abad", fue suscrita por D. José Avilés García, subdelegado general de Administración del INP [234], mediante oficio presentado en el Registro General del Ayuntamiento de León el día 28 de septiembre de 1965; incluía la petición de exención tributaria absoluta, amparándose en que la entidad representada gozaba del beneficio de pobreza[235].

Figura n.º 31.
Carpeta expediente n.º 1683/65 sobre solicitud de licencia de obra para la construcción de la Residencia Sanitaria de León (Fuente: AML).

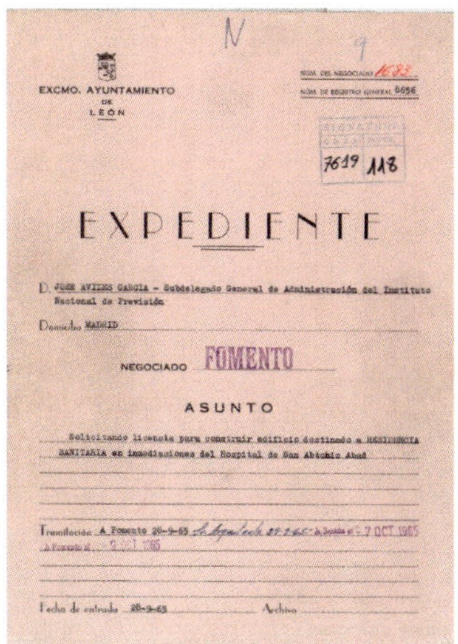

---

231 PNIS, el 6 de abril de 1961 la Comisión Permanente aprobó el Pliego General de Condiciones de los concursos públicos de obras.

232 AML, expdte. núm. 1683 del Negociado de Fomento. Registro general núm. 8656, caja 7619, doc. 118.

233 FERNÁNDEZ ARIENZA, J., *Crónica de...*, p. 244.

234 AML, expdte. núm. 1683.

235 Ley de Bases de la Seguridad Social de 28 de diciembre de 1963, base 17ª.

Figura n.º 32.
Solicitud de licencia de obras para la construcción de la Residencia Sanitaria de León.
(Fuente: AML, expediente n.º 1683/65).

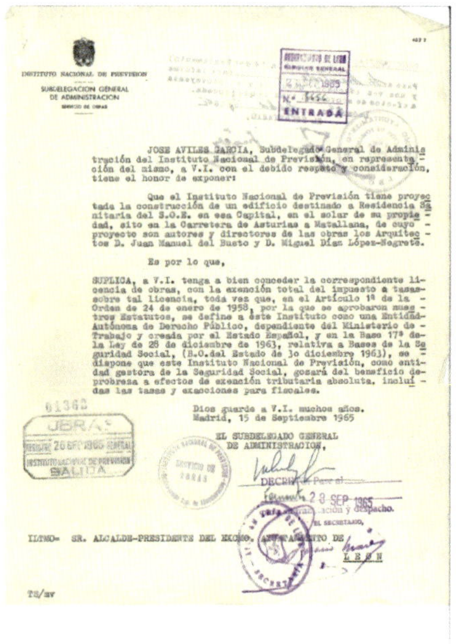

Figura n.º 33.
Dorso de la solicitud de licencia de obras con la providencia de tramitación
al Sr. Arquitecto Municipal. (Fuente: AML, expediente n.º 1683/65).

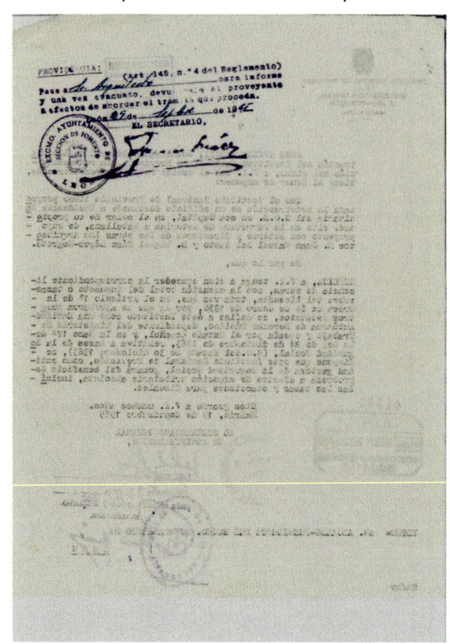

El 14 de octubre del mismo año, el Ayuntamiento comunicó la concesión de la oportuna licencia para acometer la edificación[236].

Figura n.º 34.
Informe de la Comisión Municipal Permanente del Ayuntamiento de León por el que se otorga la licencia de construcción de una Residencia Sanitaria en las inmediaciones del Hospital San Antonio Abad (Fuente: AML, expediente n.º 1683/65).

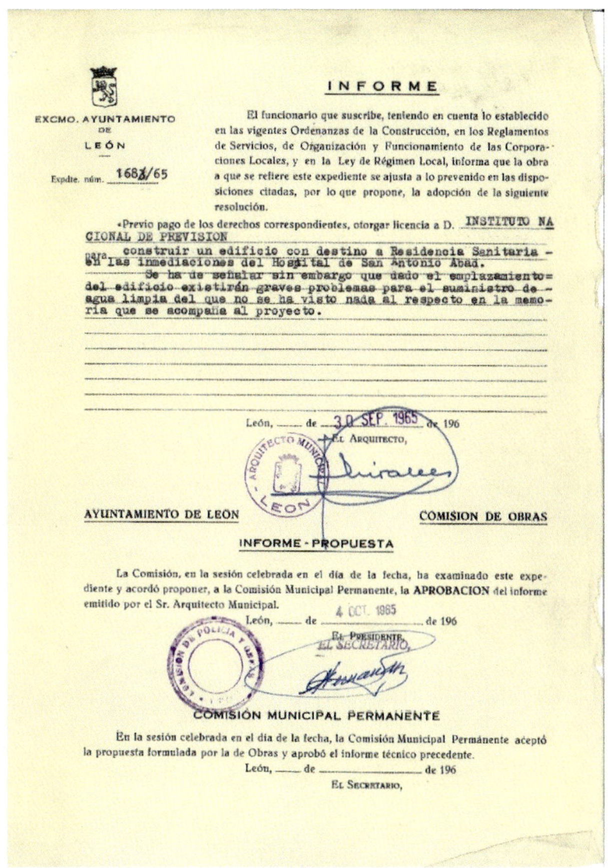

236 AML, expdte. n.º 1683/65. En el informe-propuesta de aprobación (en anexo) figura que "dado el emplazamiento del edificio, existirán graves problemas para el suministro de agua limpia, del que no se ha visto nada al respecto en la Memoria que se acompaña al proyecto. Según Jesús Eloy Fernández López, Ingeniero Técnico en el centro sanitario desde sus inicios, "ante la evidencia de este problema, se decidió contratar los servicios de un zahorí local para encontrar el mejor de sondeo para la captación de aguas subterráneas. El objetivo se cumplió ampliamente en todos los aspectos, mediante una perforación de 427 metros de profundidad, entubado en los primeros 100 metros, un nivel estático de 1,5 metros, casi surgente, equipado con una bomba sumergida de 20 CV, que impulsaba el agua hacia el aljibe, soterrado entre la cafetería y la cocina del centro. La excelente calidad del agua y su rendimiento en el tiempo, han permitido mantenerlo en servicio hasta la actualidad, que ha supuesto un gran ahorro.
La situación descrita por la Comisión de Obras del Ayuntamiento de León se mantuvo hasta bien avanzada la Fase I del Proyecto de Ampliación y Reforma del Complejo Asistencial de León, de 2004, en que se dispuso de nuevos aljibes y su conexión a una red municipal de suministro con características adecuadas para garantizar un normal funcionamiento en casos de emergencia y mantenimiento.

En el Archivo Municipal de León obra una copia del expediente abierto al efecto, en el que figura la citada solicitud así como la Memoria descriptiva de materiales, técnicas de construcción y principales características de la edificación. El primer apartado, relativo al emplazamiento, recoge las características del solar: 38.191 m², con forma casi rectangular, de 300 por 125 metros de lado, con un frente al Camino de Nava. El edificio, de tipo "monobloque", se diseñó para 250 pacientes ampliable a 350[237], si bien se abrió con 280 camas, distribuidas en habitaciones de una y tres, que estarían repartidas en 8 pisos con dos superiores para la ubicación de los torreones y tres inferiores para las zonas comunes. La superficie en planta sería de 1.900 m². El plazo previsto para la ejecución de la obra era de 24 meses y se cumplió escrupulosamente[238].

Figura n.º 35.
Estructura del edificio monobloque de torre y base (Fuente: AML, expediente n.º 1683/65).

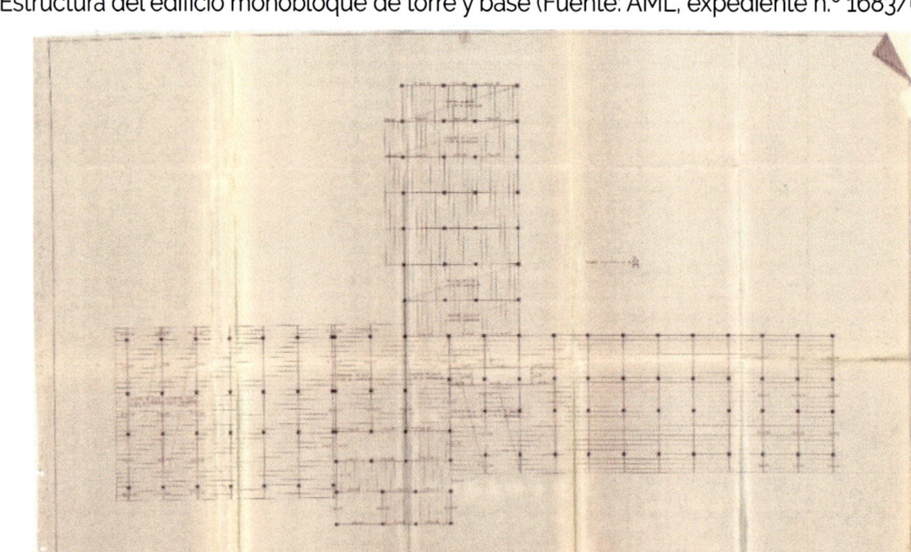

---

237 *Ibidem*, Memoria descriptiva.

238 *Ibidem*, la Memoria descriptiva dice que tendrá 250 camas, ampliables a 350. En el programa de necesidades se dice, entre otras consideraciones, que la ampliación prevista no lo es a un plazo fijo, podrá hacerse en etapas y se prefiere las ampliaciones horizontales a las verticales. Las instalaciones susceptibles de ampliación, en espacio y maquinaria, son los quirófanos (de 2 a 3 más, al ampliarse el número de camas) y las enfermerías, que serán simples adicciones literales a las existentes, con acceso fácil a la circulación general y alimentación de agua, vapor, electricidad, etc.
No se aconsejaba ampliar las siguientes instalaciones: los Laboratorios, el Servicio de Radiología, Esterilización Central y Reanimación. De estas instalaciones, los Laboratorios, el Servicio de Radiología y Reanimación, si resultan emplazados en espacios terminales, no hay inconveniente en ampliarlas mediante adiciones laterales, pero de no ser así, es mejor proyectarlos ya con su futura capacidad. La Central de Esterilización, es preferible planearla inicialmente con capacidad para 350 camas, pues la diferencia de precio no es grande y no habrá que interrumpir nunca el servicio.

Figura n.º 36.
Sección longitudinal del edificio (Fuente: AML, expediente n.º 1683/65).

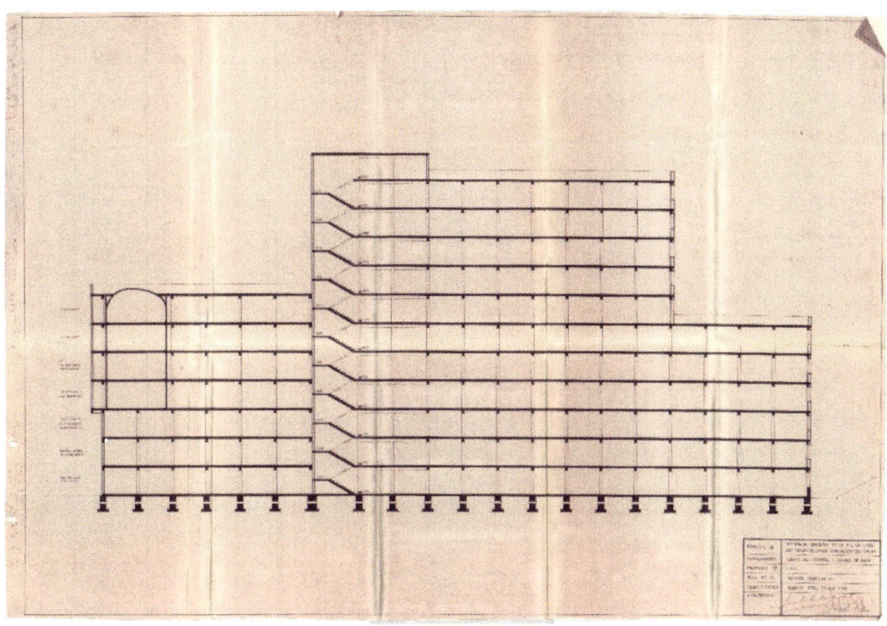

Figura n.º 37.
Alzado oeste con el acceso principal (Fuente: AML, expediente n.º 1683/65).

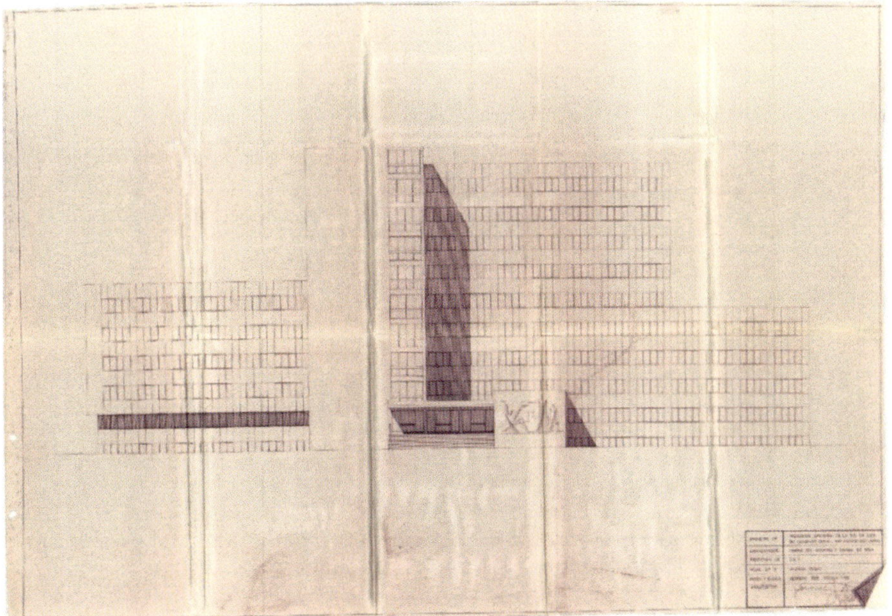

Tras los dos años de trabajos ininterrumpidos el arquitecto D. Miguel Díaz López-Negrete dio por concluida la edificación en certificación de 22 de septiembre de 1967. Recibió la obra el director provincial del organismo, D. Miguel Casado Álvarez, que fue también el responsable de las gestiones posteriores para la inscripción registral. Según la certificación de fin de obra el valor económico de la construcción ascendió a 124.604.279,26 pesetas; a este se añadieron otros gastos no contemplados por importe de 10.000.000 de pesetas para instalaciones especiales y 8.000.000 más por otros conceptos no detallados. La superficie final construida fue de 16.300 m². La Comisión Permanente del Consejo Provincial del INP aprobó la denominación "Virgen Blanca" para el centro en honor de la imagen mariana que preside el pórtico de la catedral leonesa[239]. En la fachada se puso como único elemento decorativo un mural encargado al escultor asturiano D. Joaquín Rubio Camín. Estaba realizado con piezas cerámicas de 10 x 10 cm, fabricadas a partir de arcillas naturales esmaltadas exteriormente con capas de vidriado y sometidas a un proceso final de horneado[240]. Consistía en una representación alegórica de la sanidad.

El resultado final de la obra reflejaría algunos cambios respecto al proyecto inicial. El apartado segundo de la memoria, concretamente en el punto titulado "En relación con el medio ambiente", referido a la fachada, explicaba que se revestiría de ladrillo visto y piedra, porque eran los materiales característicos de la región. Sin embargo, cuando el primer anteproyecto se presentó en la Delegación General del INP, el Servicio de Arquitectura, para mayor celeridad de la obra, decidió recurrir a un sistema de placas de fibrocemento prefabricadas, similar al utilizado en la Ciudad Sanitaria La Paz de Madrid. Este material no era el más adecuado para un clima continental como el de León en el que los cambios térmicos son muy bruscos y existen enormes diferencias entre invierno y verano, e incluso entre la noche y el día, por lo que las piezas estaban sujetas a dilataciones y contracciones constantes. La fachada del edificio no tardó en deteriorarse debido a la rotura de las placas y al desprendimiento de las pequeñas piezas de gresite de las juntas, lo que hacía precisa la intervención continuada de los operarios del Servicio de Obras y Mantenimiento para evitar posibles accidentes[241].

---

239 Revista *Catedral de León*. Disponible en: https://catedraldeleon.org. El culto a la Virgen Blanca, cuya imagen de estilo gótico hispano data del siglo XIII, preside el parteluz del pórtico de la catedral leonesa, tiene gran tradición piadosa y costumbrista en la vida local leonesa. En su honor se celebraba cada 15 de agosto, una ceremonia cívico-religiosa para conmemorar la apócrifa liberación del "tributo de las cien doncellas" en tiempos del rey Ramiro I de Asturias. El acto está ligado a la legendaria batalla de Clavijo, frente a la invasión árabe, con la ayuda de Santiago el Mayor. En la actualidad este acto se ha trasladado al domingo anterior a la festividad de San Froilán, patrono de la ciudad, que es el día 5 de octubre.

240 Información facilitada por D. Jesús Fernández López, ingeniero jefe de Obras y Mantenimiento.
    En la actualidad el mural se ha instalado en el pasillo de la planta 0ª del CAULE, junto al busto de la Princesa Sofía que presidía el hall del Hospital Princesa Sofía.

241 Testimonio oral de D. Jesús Fernández López. Tal era la frecuencia de los desprendimientos de las pequeñas piezas de gresite colocadas en las juntas de las placas, que, diariamente los operarios debían revisar el entorno del centro para comprobar si había algún nuevo desprendimiento. Además, la manipulación de las placas de microcemento o uralita implicaba problemas respiratorios, por lo que su desmonte para las obras de ampliación

Figura n.º 38.
Foto del mural de la fachada de la Residencia Sanitaria Virgen Blanca, colocado en la actualidad en el pasillo de la planta 0ª del CAULE (autora).

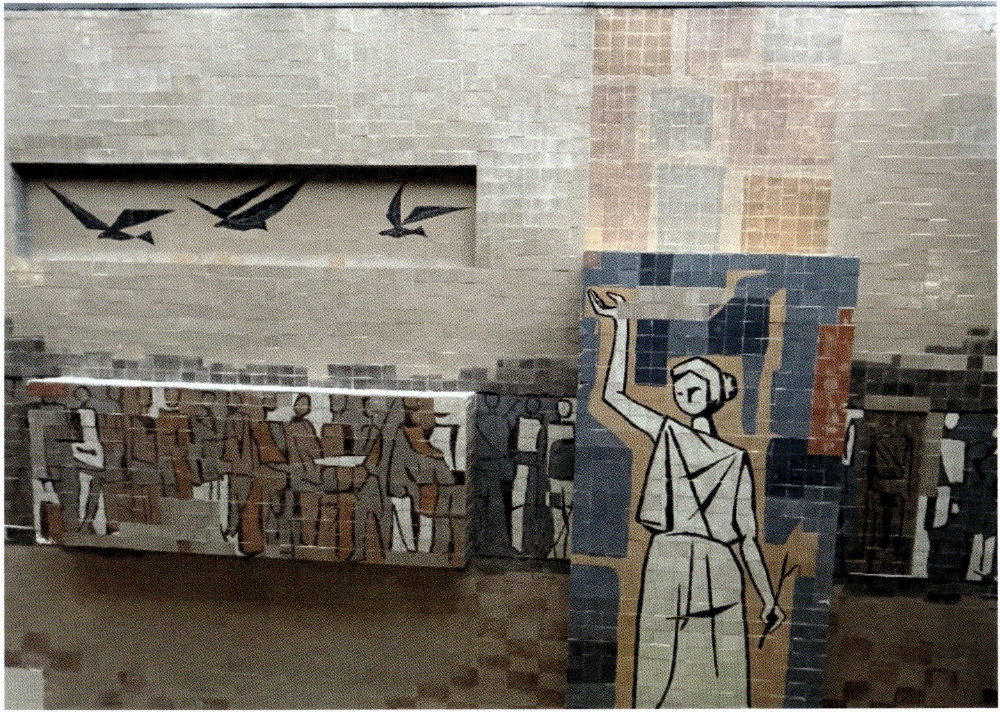

3.3.3. La titularidad del centro

El INP ostentó la titularidad de la Residencia Virgen Blanca hasta 1978, año en que el organismo desapareció y se crearon el Instituto Nacional de la Salud y la Tesorería General de la Seguridad Social. Desde entonces esta fue la titular de los recursos económicos y de la administración financiera de la Seguridad Social, por lo que hubo de realizarse el cambio de inscripción registral a su nombre[242].

---

y construcción del actual Complejo Hospitalario, hubo de hacerse con las correspondientes medidas de protección.

242 Registro de la Propiedad de León, núm. 7059.
El Real Decreto 2318/ 78 de 15 de septiembre, BOE núm. 232 de 28 de septiembre de 1978, creó la Tesorería General de la Seguridad Social, en la que se unificaron todos los recursos financieros del Sistema de Seguridad Social. Posteriormente el Real Decreto 255/1980, de 1 de febrero, BOE núm. 37 de 12 de febrero de 1980, atribuyó a la Tesorería la titularidad del patrimonio único de la Seguridad Social. El 10 de mayo de 1984, se modificó la inscripción registral de Virgen Blanca a favor de aquella, que tiene el número 15339 (en anexo).

Figura n.º 39.
Copia de la inscripción registral de la propiedad de la Residencia Virgen Blanca a nombre de la Tesorería General de la Seguridad Social, hoja 1. (Fuente: Registro de la Propiedad de León).

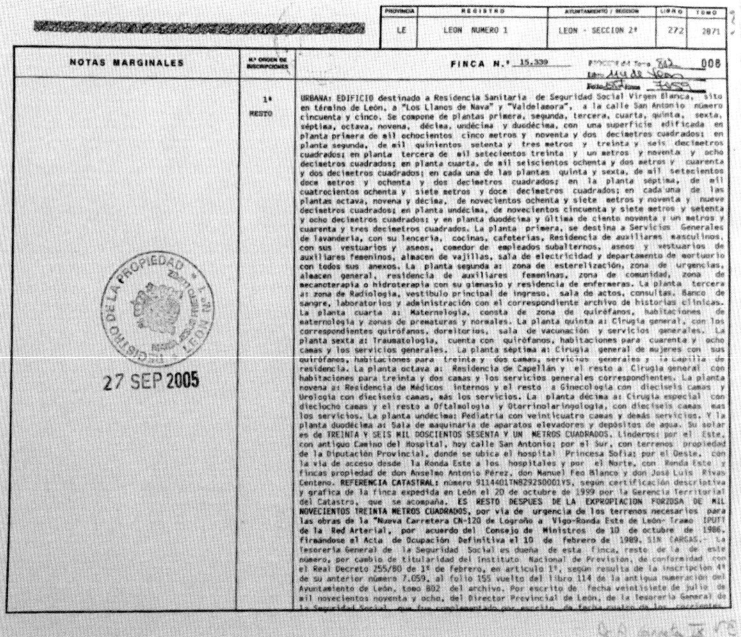

Figura n.º 40.
Copia de la inscripción registral de la propiedad de la Residencia Virgen Blanca a nombre de la Tesorería General de la Seguridad Social, hoja 2. (Fuente: Registro de la Propiedad de León).

3.3.4. La inauguración y puesta en funcionamiento

El día 19 de abril de 1968 comenzó su actividad el nuevo centro hospitalario para prestar atención a 250.164 beneficiarios de la Seguridad Social de León y su provincia, entre los que no se incluía a los habitantes de la comarca berciana que contaban con su propia residencia sanitaria en Ponferrada, puesta en marcha un año antes[243].

Figura n.º 41.
Portada de *Diario de León* que recoge el acto de inauguración de la Residencia Sanitaria Virgen Blanca (Hemeroteca ILC).

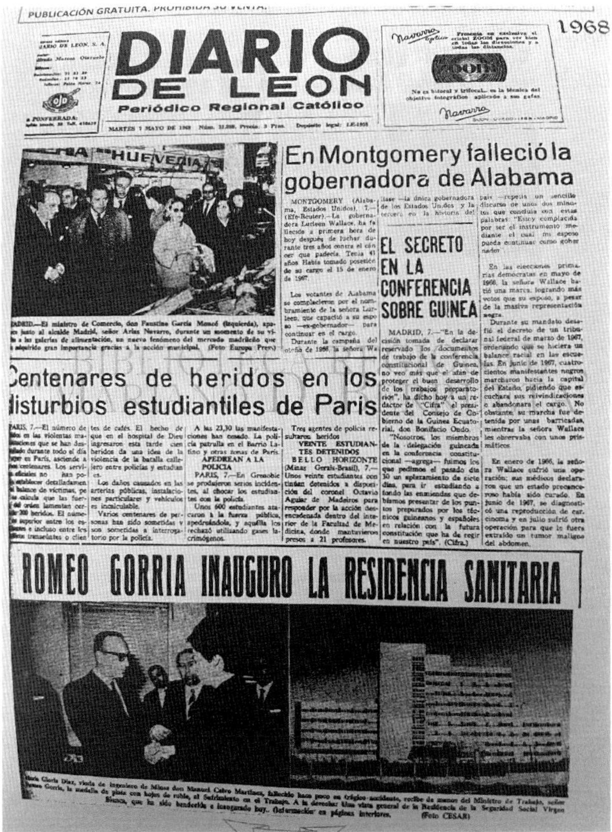

El acto de inauguración, presidido por el ministro de Trabajo D. Jesús Romeo Gorría, tuvo lugar el día 6 de mayo, en presencia de las autoridades locales: D. Manuel Arroyo Quiñones, alcalde de la ciudad; D. Luis Ameijide Aguiar, gobernador civil y D. Antonio del Valle Menéndez, presidente de la Diputación Provincial; los responsables sanitarios y el obispo de la diócesis, D. Luis Almarcha[244].

243 *Memoria del INP de 1967*, Instituto Nacional de Previsión, Madrid, 1968. En 1967 finalizaron las obras de las residencias sanitarias de Ponferrada, Murcia, Tarragona y Huesca.

244 *Diario de León*, portada compartida con otras noticias como la referida a los disturbios estudiantiles de París, en

3.3.5. La distribución inicial de servicios

El proceso de emplazamiento de los diferentes servicios hospitalarios seguiría el orden previsto en el proyecto, aunque con las modificaciones necesarias para su correcto funcionamiento.

El acceso principal al edificio estaba situado en el ala oeste, al nivel de la planta tercera, que acogía la puerta principal. Para que no quedase a una cota muy elevada sobre el nivel del terreno se dispuso a 1,50 metros sobre rasante y se proyectó la construcción por debajo de ella, de dos plantas, que precisaron un desmonte de cinco metros, en una amplia zona de terreno, lo que originó un movimiento de tierras superior a 20.000 m³. La depresión creada facilitaría el paso a las plantas inferiores, en las que se instalaron los servicios de urgencia, cocina, lavandería, taller de mantenimiento, cafetería, mortuorio, etc.

La planta sótano acogía los servicios propios de hostelería y sus áreas de almacenaje; vestuarios de personal y aseos; el Servicio de Anatomía Patológica -con zona de autopsias y sala de preparación de piezas anatómicas-; y mortuorios -con espacio para duelos, un local para túmulos y zona frigorífica para dos cadáveres-. Se ubicaron también en esta planta la central de oxígeno y vacío y el centro de transformación de energía eléctrica, al que se adosó la central térmica y frigorífica que descendía un nivel más en el terreno, por lo que la cubierta quedaba a un metro sobre la acera.

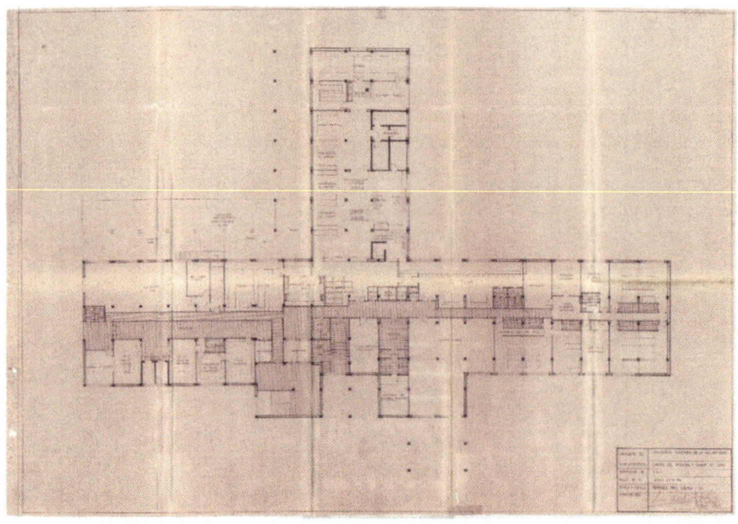

Figura n.° 42. Plano de la planta primera donde se ubicaban los servicios de hostelería, mortuorio, mantenimiento, cafetería, etc. (Fuente: AML, expediente n.° 1683/65).

En la planta segunda, una rampa situada en el ala norte con una estructura independiente de 130 m², daba acceso al Servicio de Urgencias, dotado de zona de

---

que se produjeron centenares de heridos, 7 de mayo de 1968.

ABC, se hizo eco también de la inauguración, indicando, además, que el coste de la edificación era de ciento veinticinco millones de pesetas, 8 de mayo de 1968.

recepción, consulta y tres camas de observación. Junto a este se ubicaba la Unidad de Admisión de pacientes. En el ala sur estaba la residencia de la comunidad religiosa, con capacidad para 12 monjas; la residencia de los médicos de guardia, con doce camas y sala de estar; el Servicio de Rehabilitación, con gimnasio, boxes y vestuarios; y el Servicio de Farmacia que constaba de tres unidades: una para dispensación, el laboratorio y otra para almacenamiento de envases clínicos; y una dependencia administrativa. Junto a esta se encontraba el almacén general de ropa.

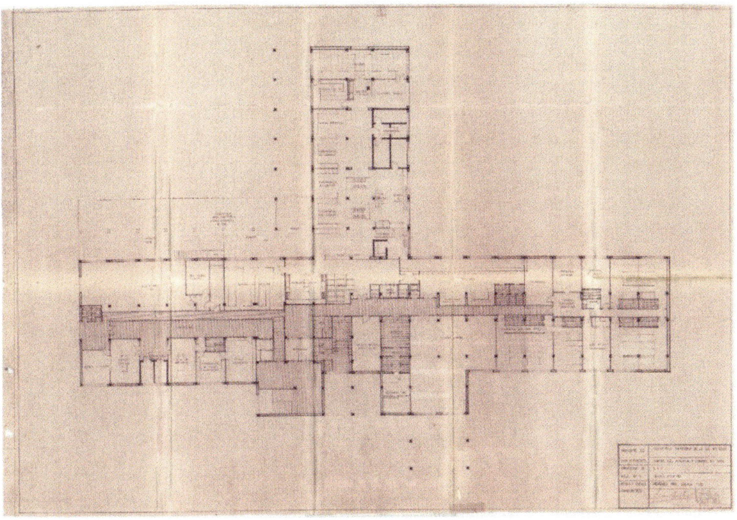

Figura n.º 43. Plano de la planta segunda en la que se ubicaban el servicio de Urgencias, Admisión, Farmacia, Rehabilitación, residencia de la comunidad religiosa, etc. (Fuente: AML, expediente n.º 1683/65).

El vestíbulo de ingreso, situado en el ala oeste de la tercera planta, se dimensionó, tal y como figuraba en la Memoria, de forma que en su perímetro se contaba con acceso directo a la escalera general del edificio, una sala de espera con guardarropa para acompañantes, un puesto de información, la centralita telefónica -con dos cabinas-, y paso al salón de actos (con 100 asientos), con su propio guardarropa para visitantes. En el ala norte estaba el Servicio de Radiología, dotado de tres salas para la atención convencional, radioterapia (su unidad de tratamiento de radio, con agua estéril, tenía una caja fuerte empotrada de 1 pie cúbico de capacidad) y el Archivo General de Historias Clínicas, que se subdividía en dos: el rotativo con capacidad para 15.000 fichas y el depósito con cabida para 150.000. En el ala este se ubicaban: la sala del correo neumático, la Sala de Juntas (para 25 personas), la Biblioteca (con capacidad para 10 lectores) y los despachos de la dirección, provistos de áreas administrativas y zona de espera para ingresos. El Banco de Sangre, el Laboratorio de Análisis Clínicos, formado por cinco unidades: la de análisis de rutina, bacteriología, serología, bioquímica y análisis morfológicos de sangre -con su correspondiente recepción y toma de muestras-, y las Consultas Externas, emplazados en el ala sur.

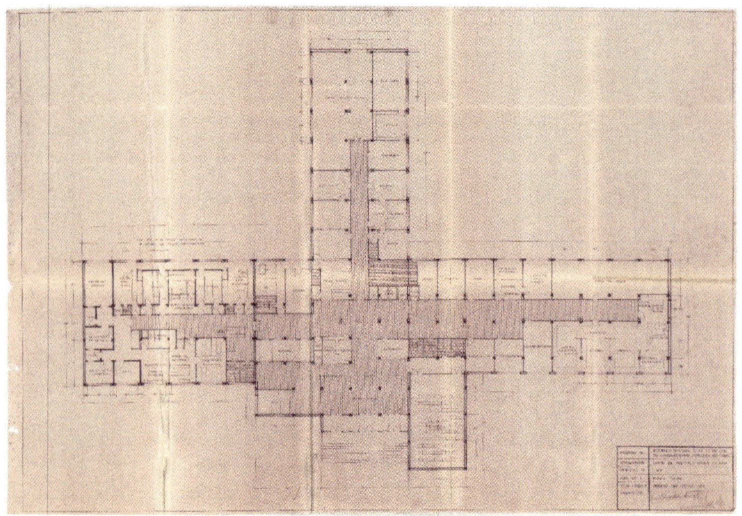

Figura n.º 44. Plano de la planta tercera: entrada principal y principales servicios centrales (Fuente: AML, expediente n.º 1683/65).

Las unidades de hospitalización, "enfermerías" según la Memoria, se dispusieron en ocho plantas, de la cuarta a la undécima. En cada una, aparte del área habitacional, había un espacio destinado a los despachos médicos, con cuarto de reconocimiento y curas; un *office* -para distribución de las comidas suministradas por la cocina central-, situado en el vértice de los dos pasillos de ingreso; y espacio de trabajo para las enfermeras, dotado de un almacén de lencería -con separación perfectamente diferenciada de zona limpia y sucia-, aseos, locales de esterilización y calentador de cuñas, depósito de aparatos y mostrador para atención a pacientes y familiares.

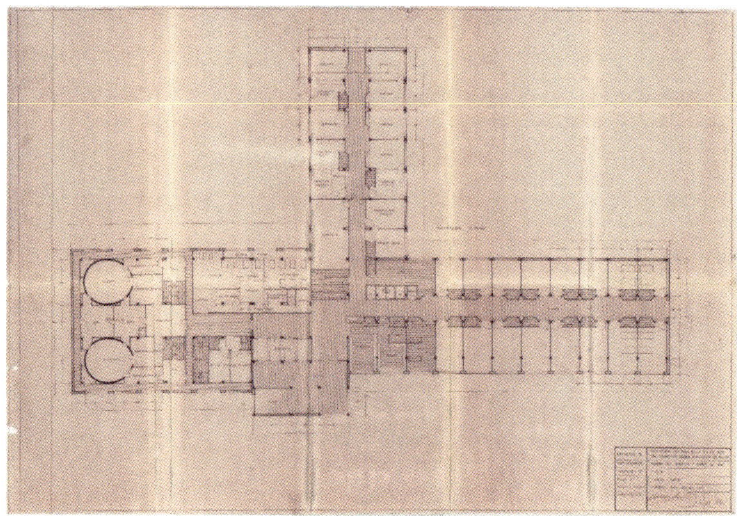

Figura n.º 45. Planta cuarta de hospitalización (Fuente: AML, expediente n.º 1683/65).

En la planta cuarta, el Servicio de Obstetricia y Ginecología acogía las unidades de Partos, Nidos y Prematuros, dos quirófanos con cuatro salas de labor, y una sala de estar para visitas; la zona de hospitalización de pacientes contaba con 8 habitaciones de tres camas y 6 de una. La planta quinta, destinada a Cirugía General, tenía 12 habitaciones de tres camas y 12 de uso individual, también dos quirófanos, sus salas de apoyo y la Unidad de Reanimación con boxes para siete pacientes. En la planta superior, con una distribución de camas y quirófanos similar, se ubicó el Servicio de Traumatología y Cirugía Ortopédica, además de una sala de yesos, la unidad de endoscopias y el despacho del Servicio de Anestesia.

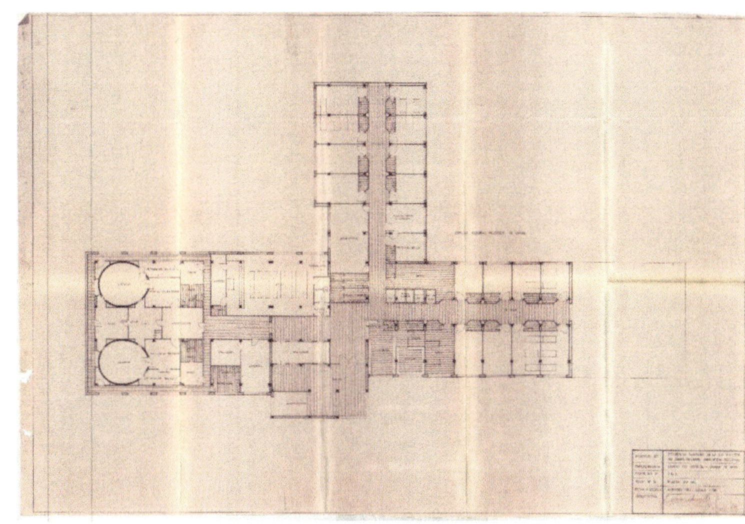

Figura n.º 46. Planta séptima de hospitalización (Fuente: AML, Expediente n.º 1683/65).

La planta séptima, más reducida en superficie, tenía 8 habitaciones de tres camas y 8 de uso individual; se ubicaban en ella las consultas de ORL (Otorrinolaringología) y la capilla con capacidad para 50 personas, a la que se accedía desde el *hall*; sobre su cubierta, en la zona norte, había un montacargas instrumental que comunicaba al área quirúrgica de los cuatro pisos con la central de esterilización. Las 32 camas de la planta octava, de menor extensión y sin quirófanos, estaban destinadas a pacientes de Urología y a completar las necesidades de Cirugía General; albergaba la central de producción de agua estéril y las habitaciones para la residencia los capellanes. La planta novena, prevista inicialmente para ingresos de Ginecología y ORL, no tardaría en compartirse con Medicina Interna debido al incremento continuado de sus pacientes; en esta también se había previsto un espacio de descanso para los MIR, que se incorporaron unos años más tarde, compuesto por dormitorios, vestuarios y aseos[245]. Para los ingresos de pacientes de Medicina Interna se destinaba la planta décima que no tenía sala de espera de visitas y en su lugar se ubicaban dos

---

245 AML, la Memoria descriptiva, apartado III, h), contempla una residencia para médicos internos, constituida por dos dormitorios de dos camas, uno de los cuales se destinaría al médico de guardia y, a ser posible, con fácil acceso a la columna de circulaciones verticales. También recoge zona residencial para el capellán, personal subalterno masculino, personal femenino: enfermeras y auxiliares, con 15 y 12 plazas respectivamente y una habitación reservada para la enfermera jefe; y para la comunidad religiosa.

habitaciones de uso individual. También se reservaban algunas habitaciones para la hospitalización de pacientes de Oftalmología, aunque por poco tiempo, pues los pacientes de aquella especialidad irían en aumento constante, como luego veremos, La undécima planta, de uso exclusivo para Pediatría, tenía cuatro habitaciones de tres camas y doce de una, a las que se añadía una sala de juegos.

En los niveles doce y trece se alojaban los equipos necesarios para el normal funcionamiento de cuatro ascensores monta camas, dos para visitas de familiares y dos para el personal del centro; un ascensor para basura y dos más para carros de cocina[246].

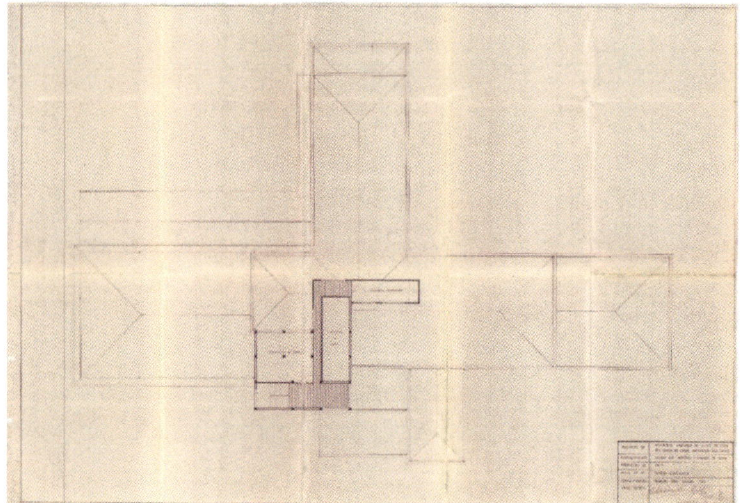

Figura n.º 47. Planta duodécima, donde se alojaban las salas de máquinas de los monta-camas y ascensores (Fuente: AML, expediente n.º 1683/65).

Todas las habitaciones disponían de cuarto de aseo, una lámpara de iluminación por cama, luz ambiental y rasante, y grandes ventanales que aportaban buena luminosidad al interior -su estructura de aluminio anodizado, de 300 x 150 cm. de lado, tenía dos hojas correderas y dos fijas y cristales de luna pulida-.

Los quirófanos, de forma ovoidal, así como las unidades de Nidos, Prematuros, Reanimación y salas de partos, disponían de sus propios equipos de aire acondicionado, dotados de filtros de alta eficiencia, programas de control microbiológico y de contaje de partículas, para minimizar el riesgo de infecciones hospitalarias. Áreas específicas como la central de esterilización, la Unidad de Endoscopias, los servicios de Radiología y Laboratorio, el salón de actos, la lavandería, cocina, cafetería y capi-

---

246 LORENTE DE DIEGO, A., MARTÍN GÓMEZ, C., y CASTRO MOLINA, F.J., "Construir 34.000...", pp. 18-21. Las primeras residencias construidas tenían un defecto provocado por la situación del grupo de ascensores y la escalera intermedia entre el bloque quirúrgico y el de hospitalización porque era un cruce de circulación entre residentes y visitantes poco recomendable. Esto se solucionó en proyectos como el de Virgen Blanca en los que los ascensores del bloque quirúrgico estaban separados y se utilizaban únicamente para médicos, pacientes y material. Para el acceso de los visitantes al área de hospitalización había otros dos ascensores frente al control de enfermería.

lla, contaban con climatización parcial. El resto de locales y las habitaciones tenían radiadores de calor.

Las necesidades de agua corriente se cubrían con un pozo artesiano de 427 metros de profundidad situado cerca de la rampa de acceso al edificio. Suministraba la energía calorífica una central térmica alimentada con fueloil, combustible que se almacenaba en dos depósitos de 50.000 litros, enterrados junto a la rampa de acceso al Servicio de Urgencias[247].

3.3.6. Los primeros pacientes

El mismo día de apertura al público recibió la Residencia Sanitaria sus primeros pacientes; se trataba de cuatro mujeres que acudieron por razón de su próxima maternidad. El primer parto, que inauguró la actividad asistencial, tuvo lugar tres días después[248]. Era también la puesta en funcionamiento del Servicio de Obstetricia y Ginecología que durante el año siguiente atendió 1.840 partos[249]. El paciente número cinco era un mecánico de profesión que fue atendido por el cirujano jefe, Dr. Sáez Sánchez, como consecuencia del traumatismo craneoencefálico sufrido durante el montaje de la cubierta en la rueda de un autobús[250]. Tras la práctica de una craneotomía, fue dado de alta a los pocos días.

La nueva residencia sanitaria se convirtió desde el mismo momento de su apertura en el centro quirúrgico y de maternología de referencia para la ciudad y provincia -con excepción de la comarca berciana que, como hemos comentado, tenía su propia residencia sanitaria-, en razón de sus modernas instalaciones y de los profesionales de prestigio con los que contaba, por lo que el fluir de personas necesitadas de cuidados médicos aumentaba cada día.

3.3.7. Las ampliaciones de la edificación

Los edificios sanitarios no pueden permanecer estáticos, sino que deben estar en constante evolución para ofrecer una asistencia de calidad y adaptarse a los nuevos

---

247 Archivo del Servicio de Mantenimiento y Obras del CAULE.

248 Testimonio escrito del Dr. Ballesteros. El parto fue atendido por la matrona Dña. Obdulia García Carro, que permaneció vinculada al centro hasta su jubilación. La primera cesárea tuvo lugar el 28 de abril, con la intervención del ginecólogo Dr. Hernández y el anestesista Dr. López Contreras.

249 *Proa*, suplemento de 18 de febrero de 1970.

250 Testimonio escrito del Dr. Ballesteros, según el cual, el paciente fue llevado al recién inaugurado centro sanitario, acompañado por algunos compañeros que, ocupados en cohibir la imponente hemorragia, rodeaban su cabeza con toallas y otros tejidos que dificultan su respiración. El Equipo de Cirugía, dirigido por el Dr. Sáez, se hizo cargo del paciente al que sedó y estabilizó, tras lo cual, ante la precariedad del instrumental disponible, hubo de desplazarse a su clínica privada para recoger todo lo necesario para la intervención. Finalmente, actuando como anestesista el Dr. Vidal, se le practicó una craneotomía con feliz resultado y, en pocos días, se produjo el alta hospitalaria.

cometidos asistenciales, al volumen de la entrada de asegurados, a la aparición de enfermedades o al cambio del patrón de morbilidad de las ya existentes. La implementación de nuevas tecnologías es otro factor determinante de su crecimiento; a lo que se añaden las exigencias propias de las variaciones poblacionales del territorio en el que están ubicados [251].

En el caso de la capital leonesa hemos visto como, a partir de la segunda mitad de los años sesenta, el desarrollo de nuevas industrias y servicios había sido un foco de atracción para los habitantes de los núcleos rurales que buscaban además la proximidad a los centros sanitarios y educativos[252]. Así pues, el volumen de población usuaria de las instalaciones sanitarias siguió aumentando durante todo el periodo de estudio.

La Residencia Virgen Blanca no fue ajena a estos postulados, y apenas transcurrido un año desde su puesta en funcionamiento fue necesaria la primera ampliación. Consistió en la construcción de un módulo de dos plantas bajo la escalera del acceso principal y el salón de actos, que ocuparía un total de 320 m². La primera se destinó a los vestuarios del personal de limpieza y a taller de mantenimiento y la segunda al almacén de Farmacia[253].

Seis años después la inclusión en la Seguridad Social de los trabajadores del Régimen Especial Agrario[254], colectivo muy numeroso en la provincia leonesa, determinó la decisión de desdoblar las habitaciones individuales, excepto las de Toco-ginecología y Pediatría, para poner en servicio ochenta nuevas camas. Era el ecuador de los años setenta, el centro sanitario llevaba funcionando apenas siete años y no solo faltaban camas, sino que el transcurso del tiempo había ido mostrando otras deficiencias en su aforo. Entre ellas se manifestaba la saturación de las salas de radiodiagnóstico, con averías constantes y el consiguiente atasco que propiciaba es-

---

251 HIDALGO VEGA, A., CORUGEDO DE LAS CUEVAS, I., y DEL LLANO SEÑORÍS, J., *Economía de…*, p. 248. "Las causas de la enfermedad o del fallecimiento se relacionan con variables como el sexo, la edad y las condiciones de vida".

252 GRATACÓS BATLLE, R., "El impacto urbano…, Los hospitales son edificios que generan fuertes externalidades, teniendo un gran impacto en el espacio donde se insertan. La correcta implantación y el encaje del edificio hospitalario en el territorio o en el espacio urbano, es determinante para conseguir que estas externalidades sean lo más positivas posibles.

253 Archivo del Servicio de Mantenimiento del CAULE, oficio según el cual D. Jesús Redondo González, administrador del centro, informaba a la Dirección Provincial del INP acerca de la necesidad de un módulo de vestuarios para el personal de limpieza, un local para destinarlo al taller de mantenimiento y la ampliación del almacén de Farmacia.

254 Decreto 2123/1971, de 23 de julio, por el que se aprueba el Texto refundido de las Leyes 38/1966, de 31 de mayo, y 41/1970, de 22 de diciembre, que establece y regula el Régimen Especial Agrario de la Seguridad Social, BOE núm. 226, de 21.09.71. Art. 2: quedarán incluidos en el Régimen Especial Agrario de la Seguridad Social todos los trabajadores españoles, cualquiera que sea su sexo y estado civil, que en forma habitual y como medio fundamental de vida realicen labores agrarias, sean propiamente agrícolas, forestales o pecuarias, dentro del territorio nacional, a excepción de los comprendidos en el Régimen General.

INE. En la provincia leonesa los trabajadores del sector primario: agricultura, ganadería y minería, suponían el 50,5% de la población activa. Disponible en: www.ine.es

tancias innecesarias; en los laboratorios no había espacio para las diferentes secciones y semejaban almacenes de aparatos; el Servicio de Anatomía Patológica estaba amontonado en dos habitaciones; unidades necesarias como Coronarias o Cuidados Intensivos no encontraban ubicación, y en las consultas externas sin ventilación ni sala de espera se amontonaban los pacientes[255]. Por otra parte, la dotación de recursos humanos aumentaba progresivamente en todas las categorías para adaptarse a la demanda; además, en 1972 se había creado la Escuela de Ayudantes Técnicos Sanitarios (ATS), con capacidad para sesenta alumnas que realizaban sus prácticas en el centro hospitalario, y en 1975 se habían incorporado los primeros médicos internos residentes (MIR) a los que había que dotar de dormitorios, zonas de estar y un lugar en los servicios médicos de su especialidad.

Ante la imposibilidad de ampliar el espacio disponible los responsables sanitarios optaron por ocupar los huecos de los pasillos, los vestíbulos o incluso los dormitorios de la comunidad religiosa -el número de monjas se iba reduciendo por jubilación o traslado y ya no se las sustituía-. El INP encargó entonces a su Servicio de Arquitectura dos proyectos de ampliación. El primero vio la luz en septiembre de 1975 y once meses más tarde se emitió el segundo, mucho más ambicioso, que incluía la construcción de un hospital materno-infantil[256].

Tras recibir el primer proyecto, D. Félix Alonso Valbuena, responsable de la Delegación Provincial del INP, inició los trámites con el Ayuntamiento para la obtención de la preceptiva licencia de obra.

Los servicios municipales competentes dictaron informes contradictorios respecto a la idoneidad de la obra y su ubicación. En el último de ellos, fechado el 21 de octubre de 1975, el secretario comunicaba al organismo sanitario que no podía pronunciarse sobre la reforma y ampliación previstas porque los terrenos estaban ubicados en un polígono calificado como agrícola[257].

El INP decidió entonces abandonar este plan y nueve meses después comenzó a gestionar los permisos para el segundo proyecto. La Sección de Obras del Ayuntamiento emitió el preceptivo informe, previo a la concesión de la licencia de obra, según el cual entendía que se trataba de una construcción interior, en una parcela particular y por tanto fuera de su competencia; añadía que el Camino de San Antonio, que daba acceso a la edificación, contaba con alcantarillado, aguas limpias y calzada

---

255 FERNÁNDEZ ARIENZA, J., *Crónica de…*, pp. 246-247.

256 AML, expediente núm. 1825/76, abierto el 4 de agosto de 1976, "Consulta sobre Construcción de Maternidad y Hogar Infantil, ampliación Residencia Sanitaria Virgen Blanca".

257 El PGOU de 1975 exigía como condiciones para la construcción en terrenos agrícolas: superficie máxima edificada en planta baja 0,05 m²/m², superficie máxima edificada en altura 0,05 m²/m², volumen máximo edificado en altura 0,20 m³/m². "Del estudio realizado se puede determinar que el edificio proyectado sobrepasa por sí solo las limitaciones anteriormente indicadas y eso sin tener en cuenta el edificio ya existente en la actualidad de mucha mayor envergadura que el proyectado, no siendo por tanto realizable de acuerdo con lo determinado y exigido por el Plan General de Ordenación"

pavimentada. La alcaldía dio traslado de esta información al organismo solicitante. Pero pocos días más tarde, para sorpresa de los responsables sanitarios, se recibía un nuevo dictamen municipal que reincidía en la calificación agrícola del terreno, si bien, ante el interés social de la nueva construcción, recordaba la posibilidad de acogerse a la vía excepcional que contemplaba la vigente Ley del Suelo para poder obtener la licencia solicitada[258].

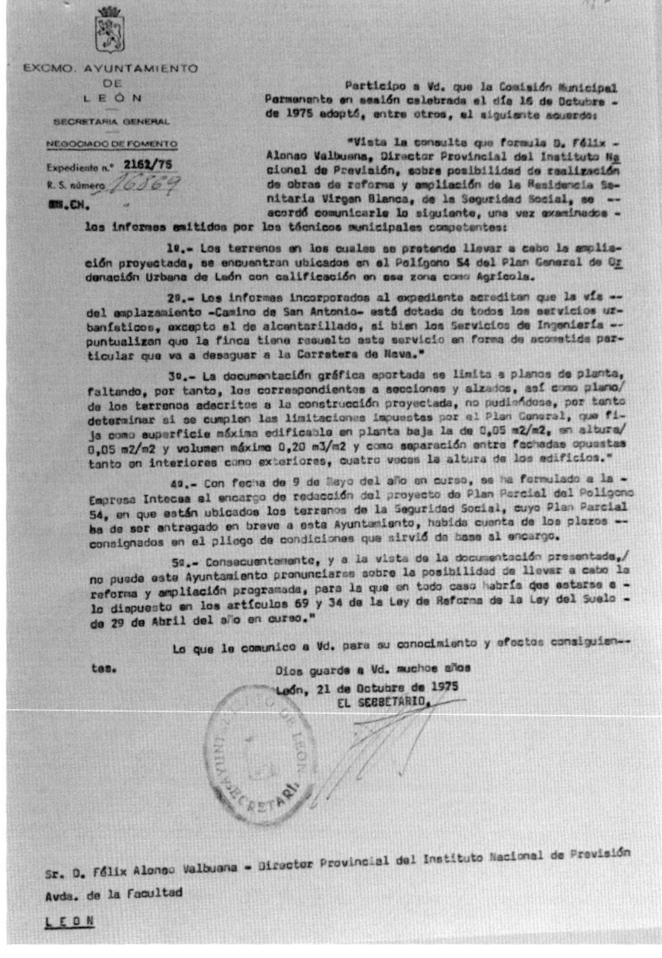

Figura n.º 48. Escrito de la Secretaría General del Ayuntamiento de León para dar traslado al director provincial del INP del acuerdo de la corporación sobre la solicitud de ampliación (Fuente: AML, expediente n.º 2162/75).

---

258 La Ley de Reforma de la Ley sobre Régimen del Suelo y Ordenación Urbana, de 29 de abril de 1975, BOE núm. 107 de 2 de mayo de 1975, artículo 180.1: "Los actos relacionados en el artículo 178 que se promuevan por órganos del Estado o entidades de derecho público que administren bienes estatales estarán igualmente sujetos a licencia municipal". 2. "Cuando razones de urgencia o excepcional interés público lo exijan, el ministro competente podrá acordar la remisión al Ayuntamiento correspondiente del proyecto de que se trate, para que en el plazo de un mes notifique la conformidad o disconformidad del mismo con el planeamiento urbanístico en vigor. En caso de disconformidad, el expediente se remitirá por el departamento interesado al ministro de la vivienda, quien lo elevará al consejo de ministros, previo informe de la comisión central de urbanismo. El consejo de ministros decidirá si procede ejecutar el proyecto, y en este caso, ordenará la iniciación del procedimiento de modificación o revisión del planeamiento, conforme a la tramitación establecida en esta ley".

Figura n.º 49. Comunicación del Ayuntamiento de León a la Delegación Provincial de la Vivienda respecto a la calificación de zona agrícola del terreno en que se pretende construir la Residencia Materno-Infantil. (Fuente: AML, expediente n.º 1825/76).

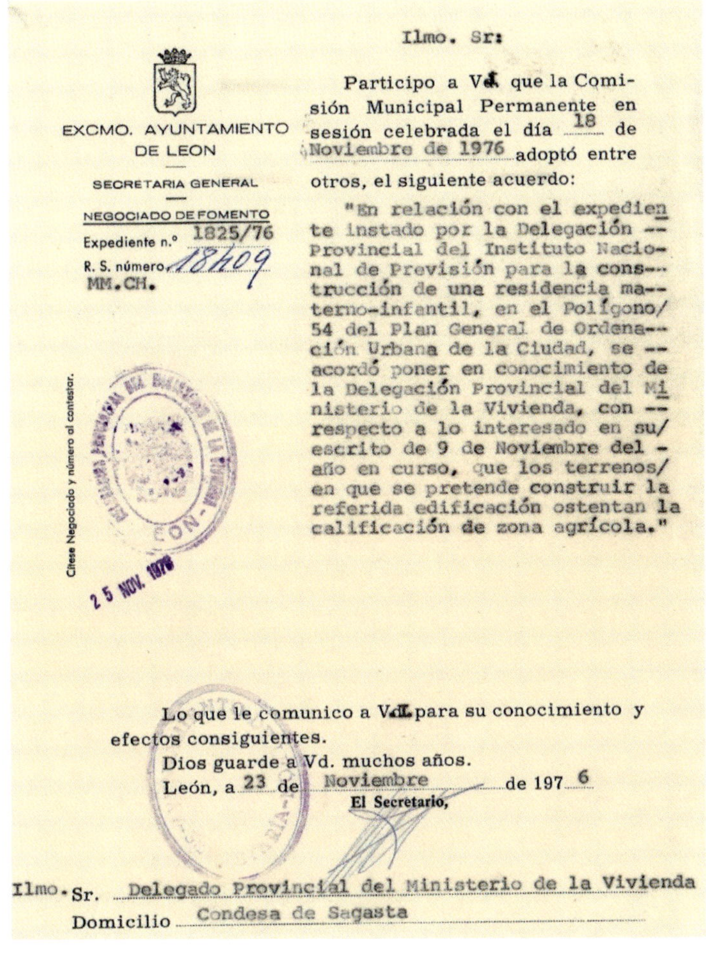

Durante los dos años siguientes el ayuntamiento y la Delegación Provincial de la Vivienda se intercambiaron numerosos escritos, bien para solicitar documentación complementaria o para reiterar la improcedencia de la obra en suelo calificado como rústico. Ambas entidades apelaban siempre al interés social de la misma para cubrir su responsabilidad. Finalmente, en octubre de 1978, la Delegación Provincial de la Vivienda comunicó al Ayuntamiento leonés la aprobación del expediente de edificación, tras haber sido sometido a información pública sin que se hubiesen presentado reclamaciones[259].

---

259 AML, expdte. núm. 1825/76, la Delegación Provincial del Ministerio de la Vivienda, en oficio enviado a la Alcaldía de León, comunicaba el acuerdo de la Comisión Provincial de Urbanismo, de 20 de julio de 1978, bajo la presidencia del Gobernador Civil de la provincia, de iniciación de información pública del proyecto de construcción de un hospital materno-infantil en terrenos de la Residencia Sanitaria de la Seguridad Social Virgen Blanca, en cumplimiento de lo dispuesto en el art. 43 de la Ley del Suelo (Texto Refundido Real Decreto 1346/76 de 9 de abril).
El oficio de la Delegación Provincial de la Vivienda, de 18 de octubre de 1978, tuvo entrada en el Registro del Ayuntamiento de León, el 19 de octubre de 1978, con el número 15.455.

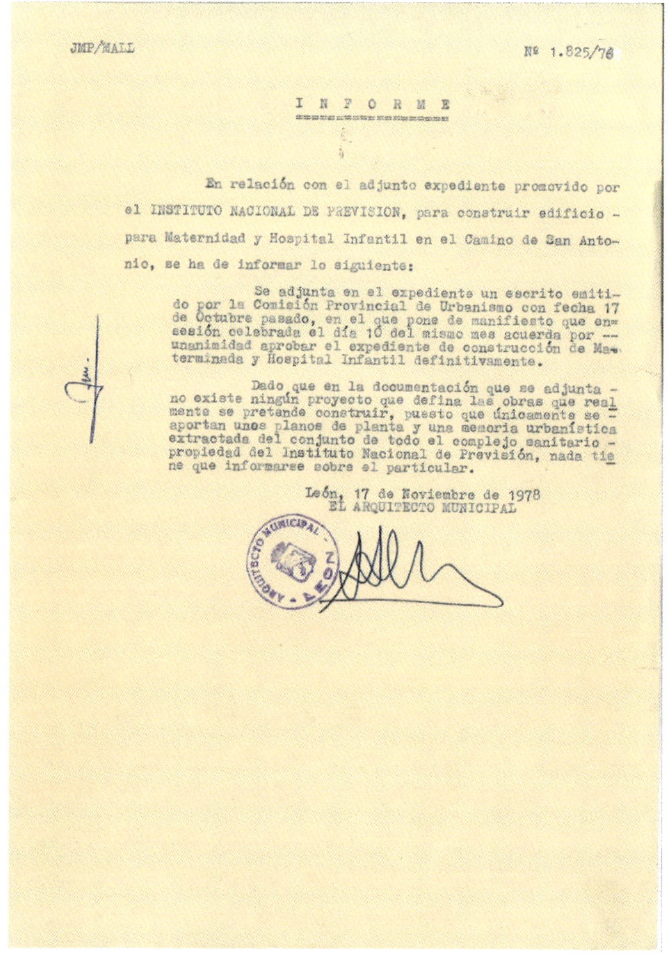

Figura n.º 50. Comunicación del Arquitecto Municipal del Ayuntamiento de León en la que informa del Acuerdo de aprobación definitiva del expediente de construcción por parte de la Comisión Municipal de Urbanismo. (Fuente: AML, expediente n.º 1825/76).

Seguidamente el alcalde solicitó la remisión de un proyecto completo, ajustado a la legislación vigente, en el que se reflejasen todas las obras que el INP pretendía realizar. El director provincial contestó que el proyecto se enviaría tras obtener el visado del Colegio Oficial de Arquitectos[260]. Según el expediente obrante en el Archivo Municipal aquí finalizó la relación epistolar entre ambos organismos.

Paralelamente, mientras se sustanciaban los permisos, el Servicio de Arquitectura del INP emitió en marzo de 1977 la Memoria Urbanística correspondiente al futuro edificio de Maternidad y Hospital Infantil de León, procediendo el organismo a la convocatoria del concurso público para su ejecución, que fue resuelto a favor de la empresa Ferrovial. Inexplicablemente la constructora no empezó la obra con el pretexto de que estorbaba un poste de tendido eléctrico. Un año después de la adjudi-

---

260 *Ibidem*, el último documento que figura en este expediente es de 18 de enero de 1979.

cación, a pesar de que el poste fue retirado, Ferrovial rompió el contrato y abandonó el proyecto[261].

Figura n.º 51. Informe del Aparejador Municipal relativo a la presentación del proyecto completo de la obra que se pretende realizar (Fuente: AML, expediente n.º 1825/76).

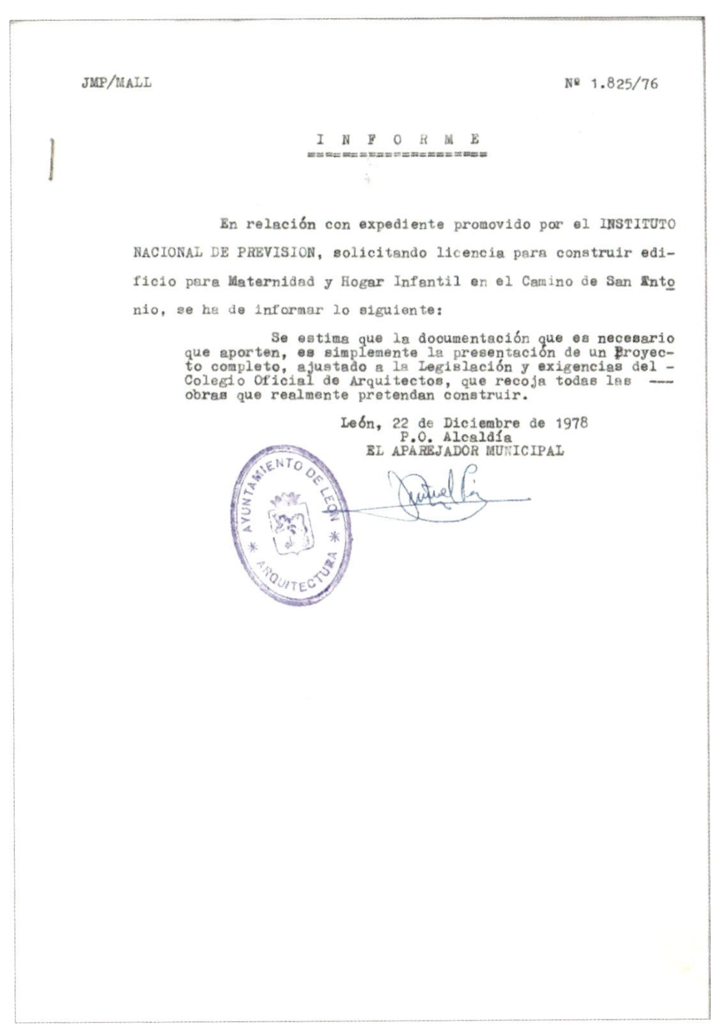

Tras hacerse público el fracaso de los planes de ampliación de la Residencia Virgen Blanca se sucedieron las quejas de usuarios y trabajadores que veían como la solución a la falta de camas sanitarias y a la mejora de las instalaciones se desvanecía sin conocer a ciencia cierta la causa[262]. El Comité de Empresa, mediante escrito enviado al semanario *Ceranda* en febrero de 1979, denunció los angustiosos proble-

261 Testimonio oral de D. Jesús Fernández López.

262 AML, expdte. n.º 1825/76, según la Memoria se crearían más de 200 nuevas camas: 108 camas de Tocología, 44 de Ginecología, 8 para niños con madre, 24 incubadoras y 20 más para recién nacidos que precisaran ingreso. En Pediatría se instalarían 24 para niños escolares y prescolares y 24 cunas de lactantes. El módulo contaría con su propia unidad de urgencias y archivo, así como almacenes y servicios complementarios. Supondría un aumento de 3.445 m² para servicios diversos, y 4.142 m² para uso materno-infantil.

mas de espacio del centro; citaban como ejemplo el Servicio de Anatomía Patológica, cuyos cincuenta metros cuadrados acogían a ocho médicos, una enfermera, un celador, un fotógrafo y dos secretarias. La revista se hizo eco de la demanda y publicó un artículo titulado *El desmantelamiento de la sanidad pública en nuestra provincia*, en el que decía: "Se cierra la Maternidad Provincial y paradójicamente se pretende construir un Hospital Materno-Infantil sin que existan estudios serios sobre la necesidad de su implantación en la ciudad de León". Y el entonces director del centro, Dr. Salgado Gómez, afirmaba: "El trasvase de enfermos de la Seguridad Social a los centros hospitalarios privados se podría evitar si se hubiese realizado la ampliación que, por intereses creados de varias personas, no se ha llevado a cabo"[263].

La Sección de Sanidad de Comisiones Obreras respondió a *Ceranda* replicando sus aseveraciones de "falta de estudios serios" relativos a la necesidad de un centro materno-infantil. Para ello adjuntaba catorce folios de informes, uno de ellos de la Junta Facultativa, informando sobre la aglomeración de pacientes que ocupaban cerca de 400 camas en un edificio dotado para 360, a los que había que añadir los acompañantes, los usuarios de consultas externas y más de ochocientos profesionales. Indicaba también que la excusa de falta de financiación no se sostenía puesto que, en julio de 1978, el INP había aprobado el presupuesto correspondiente que ascendía a ochocientos millones de pesetas. El edificio proyectado habría liberado dos plantas y media, descargado los servicios de Pediatría y Toco-ginecología para dejar espacio a otras especialidades, y conseguir de este modo unas instalaciones similares a las de otras provincias vecinas como Asturias, Santander o Valladolid, que, con características parecidas de población, estaban dotadas de más y mejores recursos.

Así, el final de los años setenta mostraría la precariedad sanitaria que sufría la capital, especialmente en la atención a pacientes de Medicina Interna, Ginecología y Pediatría. La Maternidad Provincial había dejado de usarse para su cometido propio cuatro años antes y el establecimiento se dedicaba a los cuidados geriátricos[264]; los hospitales de titularidad privada de la capital, de reciente factura, contaban con modernas y confortables instalaciones habitacionales pero carecían de un área específica materno-infantil o de una unidad de cuidados intensivos, y, lo más importante, de una atención médica continuada, de la que si gozaba la Seguridad Social, donde se atendían la mayoría de los partos. La provincia leonesa tenía entonces, como el resto del país, un índice alto de natalidad, casi tres hijos por mujer según el INE.

---

263 *El País*, "Antonio Núñez: La revista *Ceranda*, con una tirada de 5.000 ejemplares y 57 números editados, ha dejado de publicarse", 11 de marzo de 1980.

264 BODELÓN SÁNCHEZ, C., *Humanismo y…*, p. 163. El 15 de junio recibieron el permiso del Consejo General y el 21 de junio de 1974 les llegaba la autorización del cese por parte del prelado diocesano. La salida de las últimas religiosas y el cierre definitivo de su contrato lleva la fecha del 15 de diciembre de 1974.

El cuadro siguiente muestra el estudio que hemos realizado sobre los partos ocurridos en la Residencia Virgen Blanca entre julio de 1975 y diciembre de 1979, en el que puede verse un incremento del 22% en los nacimientos[265].

Cuadro n.º 7.
Los partos en la Residencia Virgen Blanca 1975 -1979 (autora)
(Fuente: Archivo Maternidad CAULE).

PARTOS RESIDENCIA VIRGEN BLANCA 1975-1979									
	A	B	C	D	E	F	G	H	I
AÑO	N° partos normales año	N° cesáreas año	Total partos año (A+B)	Días año partos normales (A*3)**	Días año cesáreas (B*7)***	Total días ingreso estimados (D+E)	Días año natural	Promedio día ocupación camas (F/G)	Promedio día partos (C/G)
1975 (desde 3.07)*	1.185	43	1.228	3.555	301	3.586	182	21,19	6,75
1976	2.633	98	2.731	7.899	686	8.585	366	23,46	7,46
1977	2.658	164	2.822	7.974	1.148	9.122	365	24,99	7,73
1978	2.823	192	3.015	8.469	1.344	9.813	365	26,88	8,26
1979	2.992	180	3.172	8.976	1.260	10.236	365	28,04	8,69

El aumento de los nacimientos, el elevado índice de ocupación del centro y otros factores de presión asistencial vistos anteriormente, convergían en la urgencia de unir todas las instalaciones y medios públicos disponibles (el hospital provincial y el de la Seguridad Social), no obstante, el acuerdo para la fusión se demoraría aún más de dos lustros[266].

En los años siguientes fue necesario emprender obras de menor coste y envergadura, pero imprescindibles, entre ellas un nuevo bloque de vestuarios elevado junto a la entrada principal y, la más importante de todas, la ansiada Policlínica de Consultas Externas, cuya construcción, iniciada en 1982, finalizó dos años más tarde. Entretanto, representantes de la Junta Facultativa, la Junta de Gobierno y el Comité de Empresa denunciaban nuevamente la situación de hacinamiento y deterioro de las instalaciones y "los oídos sordos" de la Administración[267] Con su puesta en funcionamiento, en 1985, concluiría la caótica dispersión de las consultas por todo el recinto hospitalario, facilitaría el acceso de los pacientes ambulantes y contribuiría a optimizar su actividad. El nuevo edificio sirvió también para realojar los servicios de Rehabilitación, Laboratorio, Farmacia y Urgencias, y dejar disponibles nuevos espacios[268]. A pesar de ello, en 1986 la falta de camas iba en aumento y, en enero del mismo año,

---

265 La Residencia Sanitaria Virgen Blanca era el único centro de la Seguridad Social en la capital y provincia, con excepción del hospital Camino de Santiago, en el Bierzo, que tenía un área específica para Ginecología y Pediatría.

266 FERNÁNDEZ ARIENZA, J., *Crónica de…*, pp. 246-247.

267 *La Hora Leonesa*, "La situación de Virgen Blanca es ya insostenible", según las juntas facultativa y de gobierno y el comité de empresa, 1 de abril de 1984.

268 Archivo del Servicio de Mantenimiento del CAULE.

la prensa local se hacía eco de ello. La dirección respondía que se trataba un repunte de ingresos estacional por la incidencia de procesos broncopulmonares en personas de edad avanzada. La ocupación al 100%, no solo del centro sino también del Hospital Princesa Sofía, y de las instalaciones hospitalarias privadas, hizo necesario, en fechas puntuales, el traslado de pacientes a hospitales de Palencia o Valladolid[269]. Se apelaba entonces al traspaso al INSALUD del Hospital Monte San Isidro, dependiente de la Junta de Castilla y León desde 1985. Transcurrieron aún diecisiete años hasta que en marzo de 2003 pasó a formar parte del Complejo Hospitalario de León.

3.4. Organización y gobierno de la Residencia Sanitaria Virgen Blanca

La dificultad de encontrar fuentes documentales relativas a la organización y gobierno que tenía Virgen Blanca en sus primeros años de actividad nos obliga a retraernos a la legislación vigente en la materia, la Ley sobre Hospitales, aprobada seis antes -en 1962-, aunque su desarrollo reglamentario vio la luz diez años después.

En el ámbito del gobierno institucional la ley regulaba únicamente la figura de un director-médico designado entre el personal de plantilla del centro o un gerente para los hospitales con más de doscientas camas, "sin perjuicio de las facultades organizativas de la entidad gestora", y recogía como principios organizativos fundamentales: la jerarquización institucional, la planificación regionalizada y la coordinación entre los niveles asistenciales; la dirección a cargo de funcionarios de la Escala de Médicos Inspectores del Cuerpo Sanitario del INP, cualificados en materia hospitalaria, y la representatividad en los órganos colegiados de gobierno[270]. En 1966, el art. 121 de la Ley de la Seguridad Social decía: "la asistencia en las Residencias de la Seguridad Social se regirá por los reglamentos que establezca el Ministerio de Trabajo a propuesta del INP y por sus reglamentos internos". En cumplimiento del precepto se ordenó la redacción de un Reglamento General para el Régimen, Gobierno y Servicio de las Instituciones Sanitarias de la Seguridad Social (RGRGyS) publicado en julio de 1972[271]. Clasificaba las instituciones sanitarias en abiertas y cerradas y, dentro de las últimas, diferenciaba las ciudades sanitarias y el resto. Las primeras hacían referencia al ámbito regional, incluso con servicios de carácter nacional, y bajo el

---

269 *Diario de León*, "Vicente Pueyo: Más enfermos que camas. Encontrar estos días una cama en los centros sanitarios leoneses, una proeza", 16 de enero de 1986. 16 de enero de 1986.

270 La diversidad social que presidía el funcionamiento de las primeras juntas de gobierno, en la que había representación de la entidad gestora, sindical, empresarial, colegial, etc., se limitó a partir de la Ley General de Sanidad de 1986, pues los órganos de dirección están integrados únicamente por personal de los centros sanitarios y no incluye a entidades de ámbito externo.

271 El Reglamento General para el Régimen, Gobierno y Servicio de las Instituciones Sanitarias de la Seguridad Social (RGRGyS), 21 de abril de 1966, aprobado por Orden de 7 de julio de 1972, del Ministerio de Trabajo. BOE 19.07.72, fue modificado por Orden de 27 de junio de 1973 del Ministerio de Trabajo, BOE núm. 169 de 16 de julio de 1973.

epígrafe "resto" se englobaban las residencias sanitarias de ámbito menor, entre las que se encuadraba la de Virgen Blanca[272].

El título III del RGRGyS, dedicado los órganos de gobierno y consultivos de las instituciones cerradas, nos da idea de la estructura directiva y organizativa de la institución durante los primeros dieciocho años de funcionamiento.

Gráfico n.º 11.
Organigrama 1968 (autora).

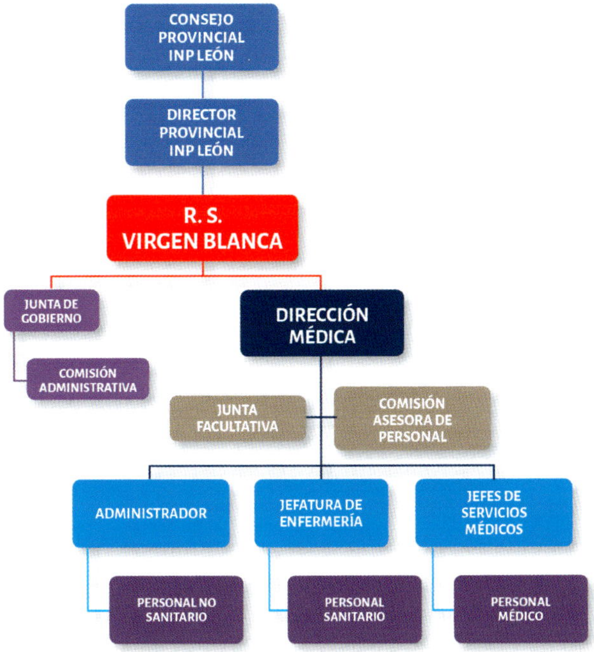

Integrada administrativamente en la Delegación Provincial del INP de León, la dirección institucional era asumida por un órgano unipersonal[273], el director-médico,

272 RGRGyS, en su artículo 4 clasificaba las instituciones sanitarias de la Seguridad Social en abiertas y cerradas. Las cerradas u hospitales incluían ciudades sanitarias, residencias sanitarias con servicios regionales, las provinciales y las comarcales. Las instituciones abiertas englobaban los centros de diagnóstico y tratamiento, ambulatorios y consultorios de medicina general. El artículo 5, por razón de su destino asistencial, diferenciaba las residencias generales, dispensadoras de asistencia sanitaria en las especialidades médico-quirúrgicas básicas y la preceptiva medicina interna, y los hospitales especiales, cuya función asistencial comprendía la atención médico-quirúrgica de determinadas especialidades o una acción terapéutica concreta. El artículo 6 hacía una tercera clasificación por razón de su ámbito: ciudades sanitarias, así llamados los complejos asistenciales compuestos por una residencia general y otros hospitales especiales de carácter regional, si bien podían disponer, en su caso, de determinados servicios de ámbito nacional; residencias sanitarias con servicios regionales; residencias u hospitales generales básicos de ámbito provincial; y residencias comarcales.

273 La dirección del establecimiento fue desempeñada sucesivamente, hasta 1987, por funcionarios de la escala de Médicos Inspectores del Cuerpo Sanitario del INP. Bajo su dependencia estaban el administrador y la jefa de enfermería. Según el Archivo de RR.HH. del CAULE, a la apertura de Virgen Blanca ocupaba la dirección D.

y un órgano colegiado, la Junta de Gobierno, constituida por un presidente y un vicepresidente, que, a su vez, lo eran del Consejo Provincial del INP; eran los vocales natos: el director provincial del organismo, el interventor, el jefe provincial de los Servicios Sanitarios, el director de la Residencia Sanitaria, el vicepresidente de la Junta Facultativa, la jefa de Enfermería y el administrador del centro que actuaba como secretario, y las vocalías representativa integradas por representantes del Colegio Oficial de Médicos, la organización sindical, el Consejo Provincial del INP, los empresarios locales y los colectivos de trabajadores -concretamente tres médicos, uno designado entre los jefes de servicio, otro entre los jefes de sección y un tercero por el cuerpo de los adjuntos, un miembro del personal auxiliar sanitario y otro del no sanitario. A su vez la Junta de Gobierno disponía de una Comisión Administrativa con atribuciones de carácter informativo, orientador y fiscalizador[274].

El director-médico representaba a la institución, era la superior autoridad de todos los servicios, unidades y personal, y el responsable de la gestión y de la asistencia sanitaria, así como de los programas de asistencia social, la coordinación de las actividades docentes e investigadoras, la resolución de conflictos y la aplicación de los reglamentos[275]. Para el desarrollo de sus funciones contaba con dos órganos asesores: la Junta Facultativa, que presidía, y la Comisión de Personal. La primera tenía funciones de control, análisis e información de todas las cuestiones de índole técnica, profesional o científica y, vinculadas a ella, las comisiones de Historias Clínicas, Tejidos, Mortalidad, Infecciones y Farmacia, presididas por el propio director e integradas por un número de miembros que oscilaba entre tres y diez. Su funcionamiento se regulaba en el Reglamento de Régimen Interior.

Olegario Gómez Silva, cargo en el que permaneció hasta noviembre de 1971, ejercía el cargo de administrador D. Jesús Redondo Alonso hasta mayo de 1975 y en la jefatura de enfermería estaba Sor Consuelo Prol -responsable también de la comunidad religiosa-, apoyada por Dña. Mª Ángeles Álvarez Martinez, en calidad de subjefa o adjunta.

274 RGRGyS, art 32. La Comisión Administrativa de las Residencias Sanitarias se componía de un presidente, el mismo de la Junta de Gobierno, los vocales: el director provincial del INP, el interventor delegado, el director de la Residencia Sanitaria, el vicepresidente de la Junta Facultativa, un representante de los trabajadores, vocal de la Junta de Gobierno y un representante de los empresarios vocal de la Junta de Gobierno

275 Archivo de RR. HH. del CAULE. Dirigieron Virgen Blanca desde 1968: D. Olegario Gómez Silva – desde el 24 de junio de 1968 hasta el 9 de noviembre de 1971; D. Emilio Robles González – desde el día 10 de noviembre de 1971 hasta 1972; D. Bienvenido Fernández Bodega - desde 1972 a abril de 1976; D. Julio Lorenzo Portero – desde el día 22 de abril de 1976 hasta el día 31 de mayo de 1977 (era inspector médico en la Delegación del INP de Valladolid); D. Tomás Marín Eced – desde el día 10 de junio de 1977 hasta el día 6 de noviembre de 1978; D. Fernando Salgado Gómez, entre el 7 de noviembre de 1978 y 31 de diciembre de 1983; D. Santiago Travieso Gil, entre el 22 de diciembre de 1983 y el 30 de junio de 1.986; D. Carlos Díez de Baldeón y Díez, entre el 1 de julio de 1986 y el 13 de diciembre de 1993, quien comenzó como director en la Residencia Virgen Blanca y tras la publicación del Real Decreto 521/1987 fue nombrado director-gerente, gestionó la fusión hospitalaria y permaneció en el cargo tres años más.
Como administradores del centro se sucedieron: D. Jesús Redondo Alonso - desde marzo de 1968 hasta el 23 de mayo de 1975. D. José Luis Díaz Pedrosa - desde 24 de mayo de 1975 hasta el 15 de mayo de 1980. D. Emilio García Domínguez, entre 1980 y 1983, D. José Antón Cuñado, entre 1983 y 1986.

El área administrativa y la de mantenimiento de los servicios generales eran responsabilidad del administrador, de cuyo funcionamiento debía dar cuenta a la dirección del centro. Sus atribuciones comprendían la programación, organización y control de la administración sanitaria y de las unidades dependientes. El nombramiento para el cargo correspondía a la Dirección General del INP, a propuesta de la Dirección Provincial, y era elegido entre los funcionarios de carrera de la propia Delegación con titulación de grado medio o superior.

Los puestos de director y administrador de Virgen Blanca fueron ocupados siempre por hombres, no así la jefatura y subjefatura de enfermería, responsables de la organización y gestión del personal sanitario, cuyos cargos debían recaer y así se hizo, en mujeres enfermeras[276].

Esta estructura orgánica se mantuvo hasta después de la publicación de la Ley General de Sanidad de 1986, a pesar de que tras la crisis económica de los setenta, las autoridades sanitarias buscaron la profesionalización de los directivos de hospitales, pues ya en aquellas fechas gestionaban centros con presupuestos multimillonarios y miles de trabajadores, en algunos casos[277]. Con este objetivo formaron equipos multidisciplinarios, lo que puso fin al tópico de que la sanidad era algo exclusivo de médicos y enfermeras. Apareció la figura del gerente que por primera vez podría no ser médico, y de serlo, debía tener formación específica en el área de gestión y dedicación exclusiva, sin compatibilidad con la labor asistencial ni siquiera docente. Se constituyeron entonces equipos de expertos en gestión sanitaria cuyo único cometido era dirigir empresas de gran complejidad, los hospitales[278]. En 1984 decía Gutiérrez Martí en el texto "Nuevo Modelo de Gestión Hospitalaria" que la futura Ley General de Sanidad debía contemplar una serie de medidas en la materia como: la necesidad de hacer gestión en hospitales públicos, establecer objetivos asistenciales y económicos, crear una infraestructura de información mínima y homologada para toda la red, introducir sistemáticamente el control de calidad y humanizar la asistencia con la Declaración del Código de Derechos y Deberes de los Pacientes y su instrumentación práctica, además de implementar los llamados servicios de atención al paciente[279].

---

276 Estatuto de Personal Sanitario no Facultativo, recogía en género femenino la relación de categorías sanitarias, con la excepción de los ayudantes técnicos sanitarios, practicantes y fisioterapeutas. En 1977, las enfermeras con los ATS y practicantes, se integrarían en una sola categoría. El antiguo RGRGyS se refería a la Jefe y Subjefe de Enfermería siempre en género femenino, como podemos comprobar en el artículo 25 referido a la composición de la Junta de Gobierno.

277 Orden del Ministerio de Sanidad y Consumo de 28 de febrero de 1985, modificó los órganos de dirección de los hospitales y dispuso que las instituciones cerradas, gestionadas o administradas por el INSALUD, tendrían la denominación única de hospitales. Esta O.M. fue anulada por la Sala cuarta del Tribunal Supremo.

278 TEMES MONTES, J. L., *Manual de Gestión…*, pp. 41 y 42.

279 GUTIÉRREZ MARTÍ, R., (dtor.), *Nuevo modelo de gestión hospitalaria*, Subdirección General de Atención Hospitalaria, INSALUD, Ministerio de Sanidad y Seguridad Social, Servicio de Relaciones Públicas, Información y Publicaciones, Madrid, 1984, pp. 11 a 26.

En esta línea, el INSALUD, que en 1985 había visto modificada también su estructura y competencias, quería aplicar estos nuevos criterios de gestión hospitalaria y los principios que posteriormente estableció la LGS; para ello encargó la redacción de un nuevo reglamento -Reglamento sobre Estructura, Organización y Funcionamiento de los Hospitales gestionados por el Instituto Nacional de la Salud (REOyFH)-, que fue aprobado por el Real Decreto 521/87, de 15 de abril. En él se modificaba la estructura organizativa de todos los centros sanitarios, tanto los de atención primaria como los de especializada, entre los que se incluía la Residencia Sanitaria Virgen Blanca.

En el gráfico siguiente reflejamos el organigrama que presidió el funcionamiento del centro desde 1987 hasta la fusión hospitalaria, en 1990[280].

Gráfico n.º 12.
Organigrama de 1987 (autora).

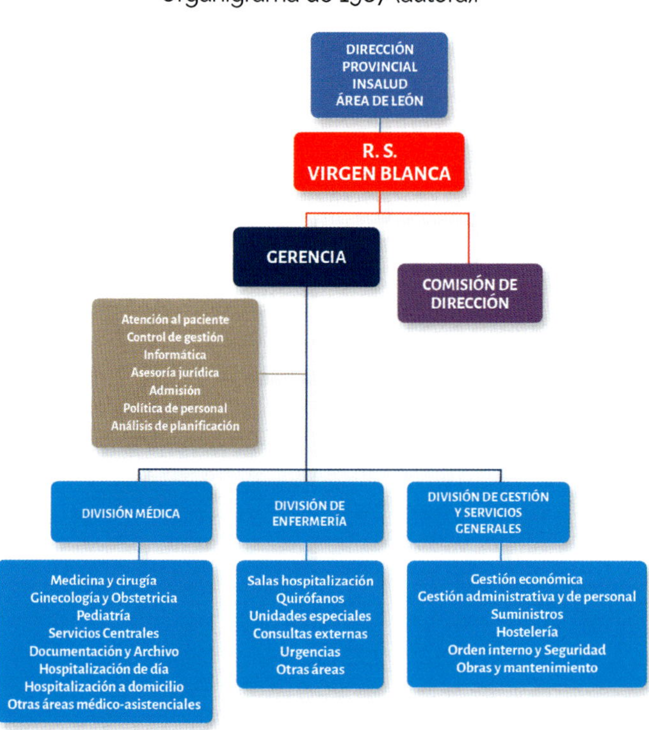

Una Junta Técnico-Asistencial y dos comisiones, de Bienestar Social y de Garantía de la Calidad Asistencial, serían las responsables de velar en cada institución por una atención sanitaria de acuerdo con los estándares de calidad establecidos y, además,

---

280 Aunque en 2002 se completaron las transferencias sanitarias a las comunidades autónomas, se mantienen, en la mayoría de los hospitales del SNS, los criterios organizativos del Decreto 521/87. El Complejo Asistencial Universitario de León (CAULE) conserva la misma estructura organizativa expuesta, si bien adaptada a sus dimensiones y características.

prestar la información necesaria para el diagnóstico y tratamiento de los pacientes del área sanitaria, con el objetivo prioritario de integrar su historial clínico.

La gerencia, a cuyo frente había un director, era el órgano unipersonal representativo y la superior autoridad del centro hospitalario. Pendiendo de ella había tres divisiones que agrupaban todas las actividades y servicios: médica, de enfermería, y de gestión y servicios generales.

La supervisión, coordinación y evaluación del funcionamiento de los servicios de la División Médica, así como de la calidad de la asistencia, la docencia e investigación, corrían a cargo de la dirección médica, que, en ausencia del titular de la gerencia, asumía sus funciones. Al director de Enfermería le competía la tarea de dirigir y coordinar el funcionamiento de las unidades y servicios de la División de Enfermería. El titular de la División de Gestión y Servicios Generales estaba al frente de las unidades y servicios administrativos y de los de apoyo y mantenimiento que proporcionaban soporte al resto de las divisiones hospitalarias[281]. El reglamento posibilitaba la creación de puestos de subdirección en la Gerencia y en cada una de las divisiones, si fueran necesarios, aunque en este caso, atendiendo a las dimensiones del centro, contó únicamente con una subdirección de Enfermería.

Para el funcionamiento interno el centro se dotó de un Reglamento de Régimen Interior elaborado por la Gerencia -tras oír a la Comisión de Dirección, la Comisión de Participación Hospitalaria, la Junta Técnico-Asistencial y el Comité de Empresa-, sometido posteriormente a la aprobación de la Dirección General del INSALUD.

El máximo órgano colegiado era la Comisión de Dirección, formada por los responsables de cada una de las divisiones y presidida por el director-gerente. Sus principales funciones eran: el estudio de los objetivos sanitarios y los planes económicos, el análisis y propuesta de acciones sobre el control presupuestario y la política de personal, la coordinación interna y con los Centros de Salud del Área, así como la valoración e impulso de acciones propuestas por la Junta Técnico-Asistencial o la Comisión de Participación Hospitalaria -órganos asesores junto con la Comisión de Garantía de la Calidad-.

3.5. La plantilla orgánica y la selección de Personal

El antiguo RGRGyS definía como "plantilla orgánica" el número de trabajadores por categoría que la Comisión Permanente del INP, a propuesta de su delegado general, asignaba a cada centro sanitario. Para ello consideraba las características demográficas y asistenciales de la población protegida, la cartera de servicios médicos y sus funciones, a los que aplicaba unos módulos técnicos y ratios que el propio organis-

---

281 Archivo de RR. HH. del CAULE. En 1986 fue designada para ocupar la Dirección de Gestión y Servicios Generales Dña. María Luisa García Redondo, siendo la primera mujer en este puesto. Fue sucedida en 1989 por D. Alejandro Gómez Pozo, quién permaneció en el mismo hasta después de la fusión hospitalaria.

mo establecía[282]. En 1970 el INP ordenó la confección de cuadros comparativos de todas las instituciones hospitalarias con la finalidad de fijar la plantilla de cada una[283]. A partir de 1978, el INSALUD comenzó a aplicar criterios racionales en la planificación de personal, configurando una nueva situación que se resume en tres apartados: ralentización del crecimiento del personal sanitario, quiebra del modelo medicalizador de los recursos humanos y atención creciente hacia el personal de enfermería.

En el cuadro siguiente detallamos los recursos humanos del centro en su primer bienio de actividad que formarían parte de la primera plantilla de la que tenemos constancia documental[284].

CATEGORÍAS	Nº
Director	1
Administrador	1
Personal médico	34
Jefes enfermería	2
MIR	
Farmacéuticos	1
Matronas	4
Fisioterapeutas	2
Enfermeras	86
Auxiliares de enfermería	37
Ingenieros técnicos	1
Trabajadores sociales	1
Personal administrativo	11
Telefonistas	2
Personal de mantenimiento	10
Jefe de Personal subalterno	1
Celadores	17
Cocineros	3
Gobernantas	1
Pinches de cocina	14
Plancha/Lavanderas	7
Costureras	2
Capellanes	2
TOTAL	240

Cuadro n.º 8. Los recursos humanos en 1968 (autora) (Fuente: Archivo RR. HH. CAULE).

---

282 RGRGyS, artículos 159 y 160.

283 *Memoria del Instituto Nacional de Previsión de 1970*, Madrid, 1971, pp. 405 a 413. Se jerarquizaron en el mismo año en todas las residencias sanitarias los servicios de: Cirugía General, Traumatología, Toco-ginecología, Medicina Interna, Hospitalización Pediátrica, Análisis Clínicos, Radiología, Oftalmología, ORL, Urología, Hematología y Anatomía Patológica.

284 Archivo de RR.HH. del CAULE.

Las ampliaciones de plantilla, motivadas por la aparición de nuevas necesidades de personal o nuevas prestaciones, se tramitaban ante la Dirección Provincial del INP, que posteriormente las elevaría a la Delegación General. La propuesta había de ser remitida por el director del centro junto con la justificación de la necesidad, el número de efectivos solicitados en cada categoría y el presupuesto previsto.

La ratio plantilla/cama inicial de la Residencia Virgen Blanca era del 0,86%, teniendo en cuenta que para atender 280 camas había solo 240 trabajadores[285]. En 1975 el número de camas se amplió a 360 y en 1985 a 404, un año después la plantilla ascendía a 774 trabajadores[286]. La distribución por categorías puede verse en el cuadro y gráfico siguientes, en cuya columna final mostramos la diferencia de efectivos entre uno y otro periodo, de la que se infiere el importante crecimiento experimentado.

Cuadro n.º 9.
Recursos Humanos en 1968 y 1986 (Fuente: Archivo RR. HH. CAULE).

COMPARATIVO RR HH VIRGEN BLANCA 1968-1986			
CATEGORÍAS	1968	1986	DIFERENCIA
Director	1	1	0
Administrador	1	1	0
Personal médico	34	123	89
Jefes enfermería	2	2	0
MIR		25	25
Farmacéuticos	1	2	1
Matronas	4	9	5
Fisioterapeutas	2	2	0
Enfermeras	86	223	137
Auxiliares de enfermería	37	187	150
Ingenieros técnicos	1	1	0
Trabajadores sociales	1	1	0
Personal administrativo	11	39	28
Telefonistas	2	5	3
Personal de mantenimiento	10	27	17
Jefe de Personal subalterno	1	1	0
Celadores	17	46	29
Cocineros	3	6	3
Gobernantas	1	1	0
Pinches de cocina	14	34	20
Plancha/Lavanderas	7	29	22
Costureras	2	7	5
Capellanes	2	2	0
TOTAL	240	774	534

285 Testimonio oral del Dr. López Contreras, quien participó en la oposición convocada en 1967 para anestesiólogos de la Seguridad Social, a los que se dio de alta con categoría de jefe de sección. En la primavera de ese año, los seleccionados fueron llamados por el director provincial para poner en marcha los aparatos de anestesia y la organización quirúrgica del centro.

286 Archivo de RR. HH. del CAULE.

Gráfico n.º 13.
Incremento de plantilla 1968 -1986 (autora).

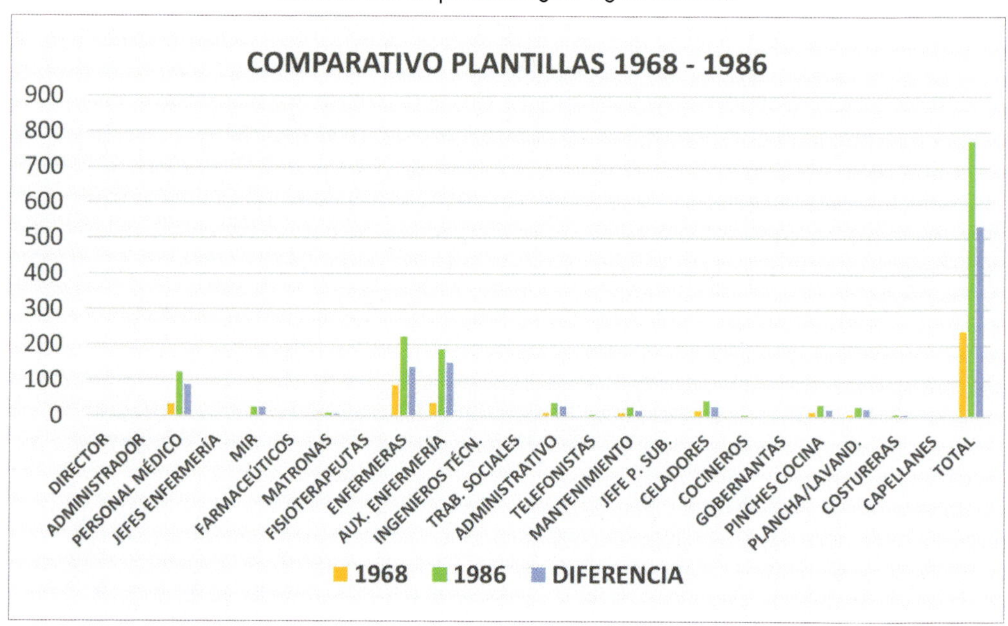

Aunque hasta 1986 no se crearon nuevas categorías, se produjo un aumento exponencial del número de profesionales médicos y de enfermería, es decir del personal sanitario. Se habían instalado 124 camas más y su plantilla había crecido en 534 personas, con lo que la ratio de trabajador por cama pública pasó de 0,86 a 1,91.

Gráfico n.º 14.
Ratio RR. HH./ camas 1968-1986 (autora) Fuente: Archivo RR. HH. CAULE.

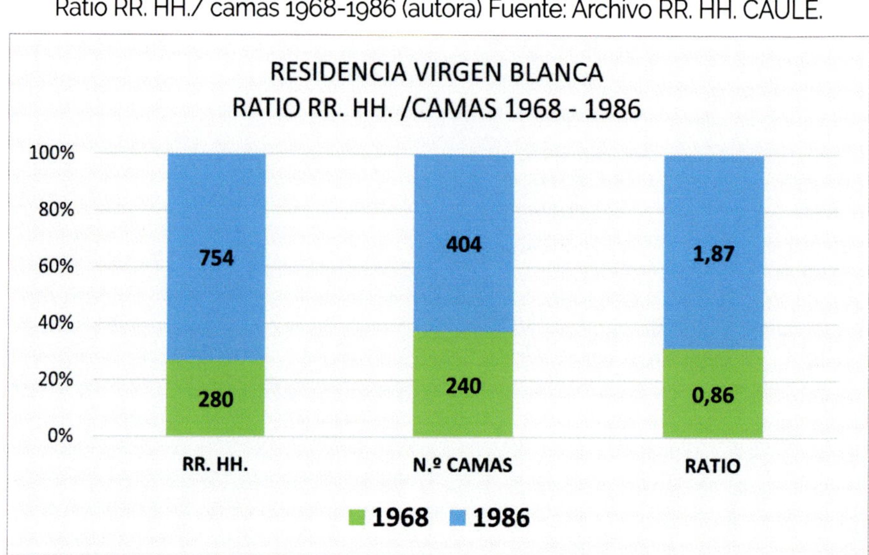

El aumento de los servicios médicos y del número de camas ofertadas, así como la construcción en 1984 del módulo de consultas externas, hizo necesario el incremento de todo el abanico profesional del centro. Frente a los 34 médicos especialistas de 1968 tenía ahora 123. La enfermería contaba con casi 300 profesionales más —5 matronas, 137 enfermeras, 150 auxiliares de enfermería—; también el incremento de personal no sanitario superaba la centena -28 auxiliares administrativos, 17 oficiales de mantenimiento, 20 celadores y casi 40 nuevos trabajadores en el área de hostelería-.

3.6. El Personal

El pilar de una empresa lo constituyen las personas que trabajan en ella; su cualificación y formación profesional tienen especial relevancia en el caso de una organización sanitaria como la que nos ocupa, cuya misión es el cuidado de la salud de los ciudadanos. En un hospital público como era la Residencia Virgen Blanca, encontramos relaciones laborales y normativa de índole diversa: funcionarial, estatutaria y laboral. El personal fijo era en su totalidad estatutario con la excepción de un reducido número de funcionarios que ocupaban puestos directivos y jefaturas administrativas[287]. El modelo laboral se utilizaba para personal MIR -en formación-, y parte del personal temporal.

La peculiaridad normativa del personal estatutario era su dispersión en tres estatutos: el Estatuto Jurídico de Personal Médico, vigente desde diciembre de 1966, el Estatuto de Personal no Sanitario, aprobado en julio de 1971, y el Estatuto de Personal Auxiliar Sanitario Titulado y Auxiliar de Clínica que se publicó en abril de 1973. La unificación de la normativa tuvo lugar el 17 de diciembre de 2003, fecha de publicación de la Ley 55/2003 del Estatuto Marco del Personal Estatutario de los Servicios de Salud.

La jurisprudencia consideraba la relación estatutaria como una relación de carácter híbrido, ni laboral ni funcionarial, sino especial, a medias entre una y otra; excluida de la norma de aplicación general, el Estatuto de los Trabajadores, que tenía carácter supletorio para resolver las lagunas legales, aunque los conflictos profesionales individuales, causados en el seno de la institución sanitaria, debían resolverse ante la jurisdicción laboral[288].

Hablaremos a continuación de los distintos grupos profesionales que convivían en la empresa sanitaria, las categorías en las que desarrollaban su cometido y los sistemas de selección.

---

287 Actualmente, únicamente el personal de los centros sanitarios públicos de la Comunidad Foral de Navarra tiene régimen funcionarial, el resto de las comunidades autónomas mantiene el régimen estatutario para el personal de las instituciones sanitarias transferidas.

288 Ley General de la Seguridad Social, Decreto 2065/1974, de 30 de mayo. BOE n.º 173 de 20 de julio de 1974, artículo 45.

Atendiendo a la titulación requerida para el desempeño profesional, el RGRGyS de 1972 clasificaba al personal en los siguientes grupos: sanitario titulado superior, de grado medio, auxiliar sanitario titulado y no titulado; y titulado superior no sanitario, de grado medio, administrativo, religioso, de oficio y subalterno.

3.6.1. El Personal Sanitario

3.6.1.1. Los médicos

El Estatuto de Personal Médico establecía cuatro modalidades de facultativos: los de medicina general, los de medicina de urgencia y los de las especialidades médicas y quirúrgicas que se establecieran para la ordenación de la asistencia. Entre los médicos especialistas diferenciaba dos grupos: el primero correspondía a los de los servicios no jerarquizados, que eran quienes atendían a los pacientes en las consultas de los ambulatorios -instituciones abiertas-, y el segundo, el de los jerarquizados, que formaba parte de la estructura hospitalaria.

Entre los no jerarquizados, los llamados médicos de cupo y zona, había especialistas quirúrgicos de Traumatología, Ginecología, Urología, Cirugía General y Aparato Digestivo, y no quirúrgicos: de Medicina Interna, Análisis Clínicos, Psiquiatría, Pulmón y Corazón o Aparato Digestivo. El estatuto contemplaba la posibilidad de autorizar nombramientos excepcionales *ad personam* para actuar dentro del ámbito de la Seguridad Social, para médicos especialistas que ejerciesen libremente en localidades en las que no hubiera cupo suficiente para la creación de una plaza, y la ordenación asistencial lo demandase[289]. Los cupos quirúrgicos contaban con un jefe de equipo y un médico ayudante o auxiliar -que era su instrumentista y le sustituía en todas sus ausencias[290]. Los de especialidades no quirúrgicas no tenían ayudantes. Desde su creación prestaban servicios únicamente en los ambulatorios (tras la LGS fueron los Centros de Especialidades Periféricos, adscritos a los hospitales), que en la capital leonesa eran La Condesa y José Aguado, y pasaban consulta periódicamente en los Centros de Atención Primaria del Área (CAP): Astorga, La Bañeza, Cistierna o San Andrés del Rabanedo. El acceso de los pacientes a las consultas de estos especialistas se realizaba mediante visita previa al médico general que actuaba como filtro. Cada uno de los médicos generales del área tenía un cupo de asegurados adscritos -los trabajadores titulares de una tarjeta de la Seguridad Social, documento que les daba acceso al sistema sanitario público- y los familiares a su cargo. Se trataba de un sistema piramidal por medio del cual, a modo de ejemplo, el pediatra tenía tres cupos de medicina general (atendía a los menores de 7 años del cupo de tres médicos

---

289 Estatuto Jurídico del Personal Médico, artículo 7. En León había médicos especialistas autorizados en La Bañeza y Cistierna.

290 Estatuto Jurídico del Personal Médico, artículos 24 a 37.

"de cabecera"), el cardiólogo tenía seis o el endocrinólogo cuarenta y cinco. Percibían una parte de sus retribuciones en función de las cartillas correspondientes a los cupos de los médicos generales asignados a cada uno. Tenían una jornada laboral de dos horas y media diarias, de lunes a viernes -lo que les permitía simultanear la actividad pública y privada-. En el caso de las especialidades quirúrgicas, había que añadir a esta el tiempo necesario para el desarrollo de intervenciones programadas de los pacientes vistos en consulta, que se llevaban a cabo en alguno de los centros hospitalarios de la capital concertados con la Seguridad Social.

La gestión administrativa de altas, bajas y control de tarjetas de pacientes de los médicos generalistas asignados a cada médico de cupo (cuya variación se reflejaba mensualmente en su nómina), se realizaba en los servicios centrales de la Dirección Provincial. En marzo de 1989 los expedientes personales de estos profesionales se trasladaron a los hospitales de referencia (Virgen Blanca y Camino de Santiago, en su caso), y se integraron con los del resto de los trabajadores del centro[291].

Por su parte, los médicos jerarquizados formaban parte de los servicios hospitalarios propios de su especialidad; de estructura piramidal, eran y son en la actualidad, la piedra angular de la organización hospitalaria. Al frente de cada uno había un jefe de servicio que, bajo la dependencia directa de la dirección, era el responsable de la asistencia, información, investigación y docencia, si la hubiere. Atendiendo a su dimensión y complejidad, algunas especialidades contaban con una o más jefaturas de sección que intermediaban con los médicos adjuntos.

La cobertura de las plazas vacantes del colectivo se regulaba en el artículo 51 de su estatuto, según el cual había dos sistemas de selección: concurso entre los médicos de la escala correspondiente y concurso-oposición libre entre todos los participantes con acreditación académica para el ejercicio de la profesión. De no haber médicos de la escala a convocar todas las plazas se cubrirían mediante la segunda modalidad. El 28 de octubre de 1972 celebró el INP el primer concurso nacional para facultativos de instituciones cerradas de la Seguridad Social. La convocatoria, restringida a los médicos con vínculo temporal previo, se resolvió en diciembre de 1973; obtuvieron la plaza en propiedad quince médicos interinos de la Residencia Virgen Blanca.

En cuanto al acceso a los puestos de jefe de servicio y sección, se exigía la participación en un proceso selectivo que incluía un concurso de méritos y una prueba

---

291 Archivo de RR. HH. del CAULE. Hasta abril de 1989 la Subdirección Provincial del INP gestionó las nóminas del Personal Médico de Cupo y Zona. Era una tarea laboriosa dado el carácter variable de algunos complementos retributivos que percibían estos profesionales. La nómina, de abono periódico mensual, debía reflejar las variaciones correspondientes al número de cartillas o tarjetas asignadas a cada facultativo -las tarjetas de los titulares de la asistencia sanitaria y sus familiares con derecho a ella-, fuera jefe de equipo o ayudante, así como el pago a los ayudantes de las sustituciones efectuadas al jefe de equipo, en su caso. También debían abonarse las acumulaciones de cartillas entre especialistas -en caso de que el médico ausente no tuviese ayudante-. En abril de 1989 la Residencia Virgen Blanca asumió la gestión de casi ciento cincuenta médicos especialistas de cupo.

práctica. En febrero de 1985, por primera vez, una Orden del Ministerio de Sanidad y Consumo reguló el procedimiento a seguir.

Por la repercusión normativa y salarial en el colectivo médico al que dedicamos este apartado, creemos conveniente referirnos a la Ley 53/1984, de 26 de diciembre, de Incompatibilidades del Personal al Servicio de las Administraciones Públicas[292]. En la fecha de publicación de este texto legal, un buen número de profesionales, sobre todo aquellos que ostentaban una especialidad quirúrgica, compatibilizaba un segundo puesto de trabajo o actividad en instituciones sanitarias privadas concertadas o en el propio sector público -generalmente la enseñanza y, en algunos casos, las fuerzas armadas. El propio estatuto médico determinaba en su art. 29 "la incompatibilidad de más una plaza de cualquier orden, dentro de la Seguridad Social, para toda clase de nombramientos definitivos o provisionales, bien sea para actividades asistenciales, administrativas o inspectoras". El artículo se reformó en 1971 para indicar que "el Ministerio de Trabajo determinaría las incompatibilidades del desempeño de plazas de los Servicios Jerarquizados de las Instituciones Sanitarias de la Seguridad Social en relación con puestos hospitalarios del Estado, provincia o municipio, atendidas las circunstancias de los distintos puestos de trabajo y la naturaleza de las instituciones".

La nueva ley establecía como principio fundamental "la dedicación del personal al servicio de las Administraciones Públicas a un solo puesto de trabajo, sin más excepciones que las que demande el propio servicio público, respetando el ejercicio de las actividades privadas que no puedan impedir o menoscabar el estricto cumplimiento de sus deberes o comprometer su imparcialidad e independencia"[293], y obligaba a realizar la opción por uno de los dos puestos públicos, quedando en el otro en situación de excedencia por incompatibilidad. Permitía compatibilizar la docencia siempre que fuese a tiempo parcial y previa autorización por el Ministerio responsable de Administraciones Públicas. Algunos médicos, generalmente los de especialidades quirúrgicas, decidieron entonces abandonar la actividad hospitalaria a favor del trabajo ambulatorio, con menos horas de trabajo y sin atención continuada.

3.6.1.2. La enfermería y otro personal sanitario

El RGRGyS contemplaba como personal auxiliar sanitario titulado de las instituciones cerradas a las enfermeras, los ATS (ayudantes técnicos sanitarios), las matronas, los fisioterapeutas, los practicantes, los terapeutas ocupacionales, y como personal

---

292 La Ley de Incompatibilidades afectó también, aunque en menor medida, al personal de enfermería -especialmente antiguos practicantes que compatibilizaban esta actividad con la enseñanza o con el trabajo en las fuerzas armadas, y algunos titulados superiores no sanitarios-.

293 La Ley 53/1984 venía a cumplimentar el mandato de los artículos 103, 3 y 149,1 y 18, de la Constitución Española de 1978.

sanitario no titulado a las auxiliares de enfermería. En este apartado nos referiremos a ellos como "personal de enfermería".

En 1985 se introdujeron en el Estatuto de Personal Sanitario las categorías de Técnico Especialista de Laboratorio, de Radiodiagnóstico, de Anatomía Patológica, de Medicina Nuclear y de Radioterapia, para los que se requería la titulación de Formación Profesional de Segundo Grado en la rama correspondiente[294].

Para la selección de personal establecía un procedimiento consistente en un Concurso Abierto y Permanente (CAP), cuya gestión descentralizada correspondía a las Jefaturas Provinciales de Servicios Sanitarios o a las Subdirecciones Provinciales del INP. Los candidatos a ocupar plazas vacantes en las instituciones sanitarias debían presentar, en el organismo señalado, una solicitud para formar parte del listado de su categoría, a la que debían adjuntar la documentación acreditativa de los requisitos solicitados y los méritos a la fecha, según un baremo establecido al efecto. Con periodicidad mensual, la Dirección Provincial publicaba la relación actualizada de candidatos de cada categoría por orden de puntuación, que serviría para adjudicar las plazas vacantes generadas en los centros sanitarios provinciales durante el mes anterior.

3.6.2. El Personal no Sanitario

El grupo de personal no sanitario lo constituían los titulados superiores y de grado medio de profesiones no sanitarias, los administrativos, los capellanes[295], el personal llamado de oficio o mantenimiento y el personal subalterno, constituido por los celadores y el personal de hostelería.

La selección del personal no sanitario no estaba regulada expresamente, su estatuto recogía la realización de pruebas específicas para cada colectivo, pero sin determinar la modalidad de aquellas. Contemplaba, además, la reserva de un 10%

---

294 Orden Ministerial de 11 de diciembre de 1984, BOE 9.01.85.

295 Acuerdo de 3 de enero de 1979 entre el Estado Español y la Santa Sede sobre asuntos jurídicos, en virtud del cual se firmó el Acuerdo sobre asistencia religiosa católica en Centros Hospitalarios Públicos, entre el Ministerio de Justicia y de Sanidad y Consumo y la Conferencia Episcopal. En aplicación de este acuerdo, el 23 de abril de 1986, el INSALUD firmó un Convenio con la Conferencia Episcopal Española, para constituir en cada centro hospitalario un servicio de asistencia religiosa católica y atención a los pacientes, vinculado a cada gerencia. Establecía la posibilidad de que desarrollasen sus funciones a tiempo pleno o a tiempo parcial y su número venía establecido en el propio Convenio, según las dimensiones del centro. Virgen Blanca contaba con un capellán a tiempo pleno y otro a tiempo parcial, designados por el Obispado leonés que no formaban parte de la plantilla hospitalaria. A su cese o jubilación era el propio Obispado quién designaba a otro sacerdote en su lugar. El 24 de julio de 1985 se firmó un nuevo Convenio entre el Instituto Nacional de la Salud y la Conferencia Episcopal Española, para la aplicación del Acuerdo sobre Asistencia Religiosa Católica en los Centros Hospitalarios Públicos, según el cual, los capellanes a tiempo pleno habrían de dedicar cuarenta horas semanales a la actividad pastoral, por lo que percibirían anualmente catorce pagas de 85.000 ptas.; en el caso de los capellanes a tiempo parcial, serían 20 horas y catorce pagas anuales de 42.500 ptas.

de las plazas para huérfanos o viudas de trabajadores que hubieran ostentado la condición de estatutarios, siempre que tuviesen la titulación requerida.

Así como los facultativos y el personal de enfermería de las instituciones sanitarias cerradas formaban parte de una estructura organizada jerárquicamente, no ocurría lo mismo con el personal no sanitario.

Fueron los auxiliares administrativos los primeros en demandar cambios en la organización y una carrera propia; para ello iniciaron a nivel nacional movilizaciones y paros en los primeros meses de 1984 (en esa fecha, la única categoría administrativa estatutaria era la de auxiliar administrativo). Solicitaban también la equiparación salarial con los funcionarios del Instituto Nacional de la Seguridad Social, que ocupaban los puestos de responsabilidad en las instituciones sanitarias[296]. En respuesta a sus demandas, el Ministerio de Sanidad y Consumo publicó, en mayo del mismo año, una Orden que modificaba determinados artículos del estatuto y regulaba la función administrativa en las Instituciones Sanitarias, estableciendo cuatro niveles profesionales: Técnico, Gestión, Administrativo y Auxiliar Administrativo. Cuatro años después, en 1988, el INSALUD publicó las convocatorias de los concursos-oposición para la selección de los candidatos a las plazas de las distintas instituciones sanitarias. En mayo de 1989 se incorporaron a las organizaciones los primeros profesionales de la nueva estructura administrativa implementada en todas ellas: los técnicos superiores, los técnicos de gestión y los administrativos.

Tenía el INSALUD otra asignatura pendiente con el personal no sanitario, el desarrollo de un sistema de ordenación dentro de las divisiones de Gestión y Servicios Generales de las instituciones sanitarias; a estos efectos se dictaron las oportunas órdenes ministeriales. Con las nuevas directrices la Residencia Virgen Blanca, previa autorización y dotación presupuestaria al efecto, aplicó la estructura piramidal a los diferentes grupos de personal no sanitario. En 1988 convocó las primeras jefaturas en las áreas de Suministros, Personal y Admisión[297], de manera que cuando, en 1989, se incorporaron los profesionales de los niveles administrativos superiores ya estaba en marcha el nuevo organigrama. Se crearon también jefaturas en el área de Hostelería (jefe de taller de hostelería) y Mantenimiento (jefe de taller de mantenimiento, jefe de grupo y encargados de equipo)[298].

---

296 *El País,* "El 60% de los auxiliares administrativos de instituciones sanitarias del Instituto Nacional de la Salud (IN-SALUD) participó ayer -último día de huelga- en los paros convocados para reivindicar su equiparación retributiva con los funcionarios del Instituto Nacional de la Seguridad Social", según fuentes de CC. OO. Al mismo tiempo, solicitaban la apertura de negociaciones sobre la carrera administrativa y la congelación de la orden ministerial del 30 de mayo pasado, que, a su juicio, discrimina a este colectivo de 11.000 trabajadores en sus posibilidades de promoción profesional, 26 y 28 de junio de 1984.

297 Archivo de RR. HH. del CAULE

298 Archivo de RR. HH. del CAULE, Dña. María Luisa García Redondo, en su etapa como directora reorganizó los servicios administrativos centrales e inició el desarrollo del organigrama de la Dirección de Gestión y SS. GG.

En 1990, cuando se llevó a cabo la fusión hospitalaria que vamos a ver en el capítulo IV, la plantilla de Virgen Blanca se había multiplicado por cuatro, pero las dimensiones del centro apenas habías crecido para albergar la demanda de los pacientes.

Gráfico n.º 15.
Evolución de la plantilla entre 1968 y 1990 (autora) Fuente: Archivo RR. HH. CAULE

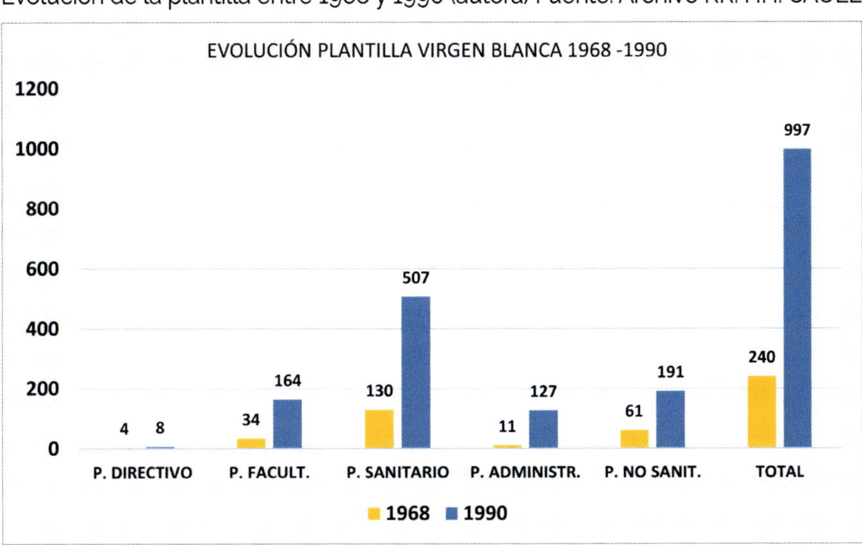

3.7. LAS RETRIBUCIONES

La normativa sobre las retribuciones del personal se recogía en cada uno de los tres estatutos de aplicación que hemos visto. El del personal médico distinguía entre conceptos retributivos generales que se referían a la retribución base y el premio de antigüedad, y los complementarios que se nutrían con: el complemento de destino, la retribución mensual por asistencia a desplazados, los incentivos, las horas extras, el plus de transporte, el complemento de puesto de trabajo, complemento de jefatura y plus de residencia. Contemplaba también el pago por sustitución a otro compañero, previamente autorizada, en caso de vacaciones, enfermedad u otros. Fijaba, además, la compensación económica para el caso de desplazamiento por razones de trabajo a localidad distinta de su residencia habitual, y por gasto de material, a radiólogos y analistas que prestasen servicios en sus propias instalaciones. Habría dos pagas extraordinarias, una en 18 de julio y otra en Navidad, que corresponderían a la media mensual percibida en los seis meses anteriores. Estos serían los conceptos de abono al personal retribuido con un importe fijo mensual. Para los médicos de cupo se establecía el pago de una parte variable de sus retribuciones según un coeficiente aplicado, con carácter mensual, al número de asegurados adscritos. En caso necesario también podía retribuirse el acto profesional individualizado.

El Estatuto de Personal Sanitario no Facultativo regulaba unos conceptos retributivos similares a los del personal médico jerarquizado, diferenciando igualmente los tres tipos de retribución.

Las remuneraciones recogidas en el Estatuto de Personal no Sanitario, en la sección de derechos económicos, respondían a conceptos iguales a los anteriores en cuanto a la composición del sueldo base: haber base y premio de constancia, pero variaban los complementos que en este caso eran el complemento de destino y el de asistencia y conducta. A diferencia de los dos estatutos anteriores establecía cuatro pagas extraordinarias, dos coincidirían en el tiempo con las de aquellos y habría una paga en abril y otra en octubre por importe del haber base más los complementos.

En los tres estatutos el concepto de Premio de Constancia suponía el abono del 10% del haber base por cada tres años de servicios prestados, y se abonaba únicamente al personal que tenía la plaza en propiedad.

La Ley General de Sanidad establecía en su artículo 84 que un estatuto marco regularía la normativa básica aplicable a todo el personal estatutario en todos los servicios de salud, normas específicas y diferenciadas de los funcionarios públicos, que no se publicó hasta 2003. Entre tanto, en 1987, un Real Decreto-Ley aprobó la unificación de las retribuciones del personal estatutario. A partir de su entrada en vigor, todo el personal de las instituciones sanitarias, abiertas o cerradas, percibiría sus haberes por el sistema de sueldo fijo. Se trasladaba así al ámbito de la Seguridad Social un sistema retributivo diseñado por la Ley 30/1984 de Medidas para la Reforma de la Función Pública, con algunas matizaciones derivadas de la casuística del personal de instituciones sanitarias[299]. Del acuerdo retributivo se excluía al personal del INSALUD que percibiese sus retribuciones a través del Servicio de Determinación de Honorarios (SDH), el personal de Cupo y Zona y otro personal declarado a extinguir.

Según el nuevo sistema, las retribuciones del personal estatutario se dividirían en: retribuciones básicas: el sueldo, igual para todo el personal según el grupo de clasificación, los trienios (sustituyeron al Premio de Constancia) -una cantidad igual por cada tres años de servicios- y las pagas extraordinarias, dos al año por un importe mínimo, cada una de ellas, de una mensualidad de sueldo y trienios, que se devengarían en los meses de junio y diciembre; complementarias: el complemento de destino en función del nivel del puesto desempeñado; el complemento específico que retribuiría las condiciones especiales de algunos puestos de trabajo como la especial dificultad técnica, dedicación, responsabilidad, incompatibilidad, peligrosidad o penosidad; el complemento de productividad, para remunerar el especial rendimiento, el interés o la participación en programas o actuaciones concretas, cuyas cantidades serían de conocimiento público para el personal y sus representantes

---

299 MARTÍNEZ CABRERA, A., *Normativa Estatutaria del Personal del Área Sanitaria de la Seguridad Social, Sistemas retributivos*, Escuela de Gerencia Hospitalaria, Madrid, 1999.

sindicales. Además, habría un complemento de atención continuada para compensar el trabajo fuera de la jornada establecida.

Los grupos de clasificación a efectos del pago de las retribuciones básicas serían cinco y respondían a la titulación académica exigida para el ingreso en cada categoría: licenciatura, diplomatura, bachiller superior, graduado escolar y certificado de escolaridad o sus equivalentes.

En el cuadro siguiente detallamos las retribuciones fijas mensuales que percibían los trabajadores de las principales categorías del centro sanitario entre los años 1980 y 1990, con inclusión de los incrementos anuales correspondientes.

Cuadro n.º 10.
Salario mensual del personal de los hospitales del INSALUD por categorías en los años 1980 a 1989 (autora) (Fuente: Archivo de RR. HH. del CAULE).

EVOLUCIÓN SALARIAL PERSONAL HOSPITALES INSALUD 1980-1989 (Pesetas/mes)											
CATEGORÍAS	1980	1981	1982	1983	1984	Oct. 1984	1985	1986	1987	1988	1989
% INCREMENTO ANUAL	12,50%	12,50%	9%	11%*	6-12%	2-6,66%	6-11,7%	7,2-13%	10-12%	10,4%	10,4%
Médico Adjunto con Dedic. Exclusiva	97.336	109.503	119.359	132.489	140.438		148.724	159.432	245.362**	255.177	265.384
Médico Adjunto sin Dedic. Exclusiva	97.336	109.503	119.359	132.489	140.438		148.724	159.432	170.362	177.177	184.264
Enfermera	51.708	58.172	63.407	85.887	91.040		96.411	103.353	117.637	122.343	136.297
Auxiliar de Enfermería	41.624	46.827	51.041	56.656	60.024	64.024	68.641	76.155	85.068	88.472	92.012
Auxiliar Administrativo	44.301	49.839	54.425	61.752	66.075	67.798	72.199	77.397	86.238	86.391	93.278
Celador	43.025	46.100	50.250	58.404	63.076		67.176	72.013	82.502	85.803	89.236
Personal de Mantenimiento	43.024	49.202	53.631	62.072	66.417	66.704	71.040	76.155	83.067	86.391	89.848
Personal de Hostelería cualificado	45.386	51.859	56.526	64.758	69.241		77.654	83.245	94.385	98.162	102.819
Personal de Hostelería No cualificado	35.035	39.414	42.962	50.414	56.352		61.794	72.013	78.632	81.779	85.050

* En 1983 el Personal de Enfermería tuvo una subida superior al 33%, y otras profesiones no sanitarias tuvieron subidas de entre el 11,60 y el 18%.

** A partir de 1986, los médicos con dedicación exclusiva empezaron a cobrar el complemento correspondiente.

Estas remuneraciones se refieren a un periodo altamente inflacionista, los años ochenta, en los que el IPC experimentó a lo largo de la década un incremento del 150,4%. El organismo gestor INSALUD, según lo aprobado en la Ley General de Presupuestos del Estado, aplicaba anualmente sobre las retribuciones del ejercicio anterior una subida igual o superior al IPC, entre un 9% y casi un 13%, lo que supuso incrementos que sumaban entre el 189% y más del 250% en el caso del personal facultativo y de enfermería, que respondía también a reivindicaciones salariales de estos colectivos.

En 1985 el personal médico encabezó varias jornadas de huelga con motivo de la publicación de la Ley de Incompatibilidades y sus consecuencias para la profesión. Convocada por la Confederación Estatal de Sindicatos Médicos (CESM), tuvo una gran repercusión nacional. La exigencia legal de "dedicación exclusiva" supuso para los médicos afectados una pérdida retributiva importante al tener que dejar su segunda ocupación laboral, por lo que el INSALUD, en compensación, estableció en 1987 un complemento retributivo llamado "de especial dedicación", que suponía mensualmente 75.000 pesetas para el médico adjunto, 83.333 pesetas para el médico jefe de sección y 91.667 pesetas para el jefe de servicio. La diferencia retributiva se mantuvo hasta 1989, creando agravios comparativos que provocaron compensaciones horarias "de facto", de una o dos horas para quienes, por tener segunda actividad, no percibían el citado complemento.

Para evaluar las retribuciones del personal que prestaba servicios en instituciones sanitarias públicas como la que nos ocupa y su relación con las del resto del espacio laboral, comenzaremos por confrontar las del grupo inferior (grupo E) con el Salario Mínimo Interprofesional (SMI) que se fijaba anualmente en la Ley General de Presupuestos del Estado.

El primer SMI se aprobó en España en 1980 tras la celebración de las primeras elecciones democráticas; la cifra mensual fue de 22.770 pesetas; las retribuciones mensuales del grupo E ascendían entonces a 35.035 pesetas; lo superaba ya en un 54%. En los años siguientes se fue incrementando entre un 5 y un 10%; en 1989 el importe mensual del SMI era de 46.588 pesetas; el grupo E tenía unas retribuciones mensuales de 85.050 pesetas, es decir era un 83% superior. Podemos deducir de ello que el ámbito sanitario público tenía unas retribuciones muy por encima de las mínimas fijadas a nivel nacional.

3.8. La representación sindical

Hasta 1975 la representación de los trabajadores en las empresas venía regulada por las Reglamentaciones Nacionales de Trabajo[300]. El único órgano representativo en el ámbito laboral, entre 1940 y 1977, era el llamado sindicato vertical -la Organización Sindical Española-.

La transición política hacia la democracia obligó a transformar, entre otros aspectos, una parte sustancial de la legislación laboral. Las medidas tomadas se caracterizaron en los primeros años por su provisionalidad y falta de coordinación normativa

---

300 Las Reglamentaciones Nacionales de Trabajo se recogían en la Ley de 16 de octubre de 1942. Posteriormente se denominaron Ordenanzas Laborales. Hacia 1956, la coyuntura económica permitió negociar condiciones colectivas de trabajo, por lo que se promulgó la Ley de 24 de abril de 1958, de convenios colectivos.

que dio lugar a disfunciones en temas como la negociación colectiva o la regulación del conflicto colectivo. Además, como consecuencia de las dificultades políticas del momento, se añadiría la inseguridad jurídica y la desconexión con la realidad social originada por la ambigüedad de las normas dictadas.

Por lo que respecta a las relaciones laborales, los diferentes gobiernos de transición afrontaron la situación de forma contradictoria dando lugar, por un lado, a la reducción de la protección al trabajador y a la extensión de la flexibilización y, por otro, a la potenciación del poder sindical.

Durante el primer gobierno de la monarquía se promulgó una nueva Ley de Relaciones Laborales -Ley 16/1976, de 8 de abril-, que no aportó ninguna variación sustancial sobre la situación precedente. Constituyó, de hecho, "el testamento laboral del régimen franquista". Fue en marzo de 1977 cuando se produjo un cambio que condujo al modelo democrático de relaciones laborales, con menor intervención estatal y mayor autonomía para los agentes sociales -Real Decreto-Ley 17/1977, de 4 de marzo-[301].

Se ratificaron entonces diversos pactos y convenios internacionales. La Ley 19/1977, de 1 de abril, sobre regulación del derecho de asociación sindical, desmanteló el sindicato y lo sustituyó por el sindicalismo de clase.

Durante el año 1978 se celebraron elecciones a representantes del personal en todas las empresas[302]. En la Residencia Virgen Blanca también se celebraron comicios para elegir a los diecisiete representantes de sus más de 500 trabajadores, en aquellas fechas[303]. Como resultado se constituyó un comité de empresa multiprofesional formado por tres médicos, uno de los cuales fue elegido presidente, una matrona, tres enfermeras, cuatro auxiliares de enfermería, dos auxiliares administrativos —una de ellas actuaba como secretaria-, dos celadores, un oficial de mantenimiento y dos representantes de la hostelería -una pinche de cocina y una costurera—.

Dos años más tarde se publicó la Ley 8/1980 del Estatuto de los Trabajadores, que excluía de su ámbito de aplicación al personal estatutario, pero obligaba a la entidad gestora INSALUD a realizar cambios en sus planteamientos sobre la acción y representación sindical. Debía dictar una normativa específica en la materia, de manera que el 17 de septiembre de 1981, el Ministerio de Trabajo, Sanidad y Seguridad Social, el INSALUD y las centrales sindicales más representativas del

---

301 SOTO CARMONA, A., "La evolución de la sociedad en la transición y la democracia", en *Historia de España…*, pp. 522-525.

302 La Constitución de 1978 regula diversos aspectos de interés para la relación laboral. En su artículo 7 hace referencia expresa a los sindicatos de trabajadores y asociaciones empresariales, cuya función es "la defensa y promoción de los intereses económicos y sociales que le son propios. El artículo 28.1 recoge la libertad sindical, el 28.2 el derecho de huelga, en el artículo 37.1 el derecho a la negociación colectiva y la fuerza vinculante de los convenios.

303 Real Decreto 3149/1977, de 6 de diciembre, sobre elección de representantes de los trabajadores en el seno de las empresas, BOE n.º 297, de 13.12.77, artículo 6. 2.

sector sanitario, firmaron un Acuerdo sobre Acción Sindical en las II. SS. de la Seguridad Social, que recogía dentro del régimen de la representación de personal a los comités de empresa y también a las secciones sindicales.

Figura n.º 52.
Representantes del primer Comité de Empresa (foto *Diario de León*).

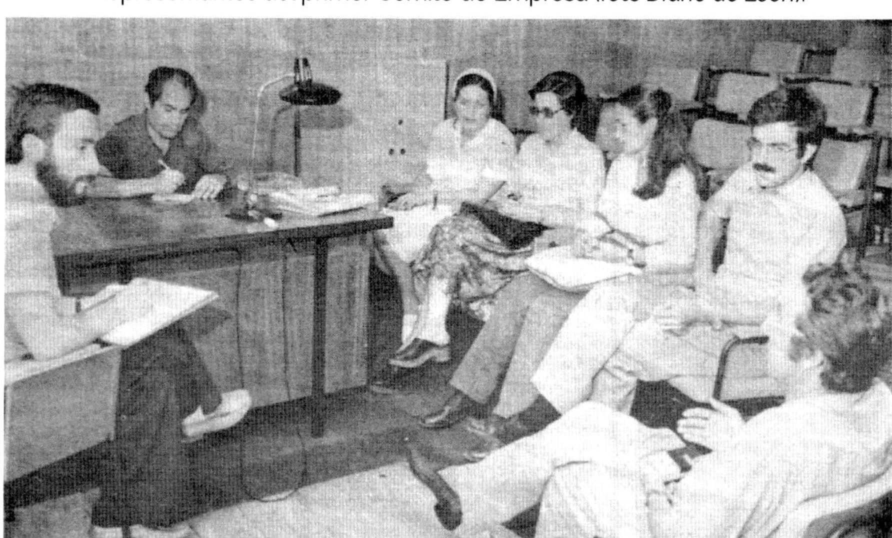

Tres años después se publicó la Ley 32/1984 que modificaba determinados artículos del Estatuto de los Trabajadores, entre ellos ampliaba de dos a cuatro años la duración del mandato de los representantes sindicales. Se discutió entonces si la modificación era aplicable a la celebración de elecciones en las instituciones sanitarias, toda vez que el personal estatutario estaba excluido del ámbito de aplicación. Las magistraturas de Trabajo de distintas provincias dictaron acuerdos dispares que colocaron en algunos casos a sus representantes sindicales en una situación irregular al cumplirse los términos temporales de su mandato. El problema se resolvió en 1987 cuando la representación de los trabajadores de la sanidad pública y de la administración en general cambió sustancialmente. Los comités de empresa quedaron circunscritos a las empresas privadas y al personal con vínculo laboral de los centros sanitarios públicos, y se dictó la Ley 9/87 de Órganos de Representación, Determinación de las Condiciones de Trabajo y Participación del Personal al Servicio de las Administraciones Públicas, que asimiló al personal estatutario con el personal funcionario. En lo sucesivo el órgano de representación de estos trabajadores -también los de centros de Atención Primaria-, sería una junta de personal elegida para periodos de cuatro años, igual que los comités de empresa[304].

---

304 La ley 9/87 se dictó atendiendo a lo establecido en la Ley 11/85 Orgánica de Libertad Sindical, de 2 de agosto, que regula el ejercicio del derecho de libre sindicación de los empleados públicos. A partir de esta fecha la Junta de Personal sería el órgano de representación del personal estatutario y funcionario, quedando un Comité de

3.9. La Formación y la Docencia

3.9.1. La Escuela de Enfermería

Desde principios de los años setenta, la asistencia sanitaria, tanto en el ámbito de la atención ambulatoria como en la hospitalaria, evidenciaba un importante déficit de profesionales sanitarios, especialmente enfermeras. El INP había creado escuelas de enfermería por todo el país, integradas en las instituciones cerradas. El 17 de octubre de 1972 se inauguró la Escuela de Ayudantes Técnicos Sanitarios de la Residencia Virgen Blanca. Su actividad formativa se inició en el curso académico 1972-73 para acoger a mujeres estudiantes. Su primer director fue el Dr. Emilio Robles González, inspector médico del organismo gestor.

La puesta en funcionamiento del centro lectivo se recibió con entusiasmo por parte de autoridades y profesionales sanitarios puesto que dotaría a la ciudad de nuevas promociones de enfermeras tituladas, imprescindibles para cubrir la demanda asistencial. Así se puso de relieve en la organización del acto de inauguración, cuya presentación corrió a cargo del jefe del Servicio de Traumatología, Dr. Martín López y contó con la presencia del ilustre profesor de Anatomía Patológica en las facultades de Medicina de Oviedo y Valladolid, Dr. Antonio Pérez Casas[305].

Iniciaron los estudios de enfermería sesenta alumnas, cuyo profesorado ordinario estaba constituido casi en su totalidad por médicos especialistas. Aparte de la formación académica, el plan de estudios contaba con formación empírica, para lo cual debían realizar prácticas en alternancia durante los tres cursos lectivos, que les permitiría adquirir las competencias propias para su futuro desarrollo laboral; a estos efectos la institución puso a disposición de la escuela dos profesoras de acreditada experiencia -puesto que eran enfermeras de la propia plantilla- para supervisar, controlar y valorar el aprovechamiento de las estudiantes. Atendían especialmente a su formación y aprendizaje mediante la rotación por las distintas unidades de enfermería; en estas era el personal titulado quien había de dedicar parte de su jornada a la instrucción de las estudiantes[306].

Empresa Provincial para la representación del personal laboral existente en los hospitales y centros de salud provinciales.

305 Testimonio escrito del Dr. Ballesteros Sahori: D. Antonio Pérez Casas impartió la conferencia magistral titulada "Conceptos filosóficos y antropológicos del dolor".

306 *Memoria INSALUD de 1980*. Ministerio de Sanidad y Consumo, Madrid, 1981 Madrid, 1981. En 1980 había 35 Escuelas Universitarias de Enfermería del INSALUD y 24 que aún no habían sido transformadas en escuelas universitarias, entre ellas la de Virgen Blanca que en aquellas fechas deseaba transformarse en Centro de Formación Profesional de II grado.
Las enfermeras tituladas reivindicaron durante años la valoración curricular de la docencia que realizaban en sus unidades.

Transcurridos nueve años, la Escuela de Ayudantes Técnicos Sanitarios de la Residencia Sanitaria Virgen Blanca se adscribió a la Universidad de León como Escuela Universitaria de Enfermería mediante el Real Decreto 2579/1981, de 4 de septiembre.

3.9.2. Los M.I.R.

Tres años después de acoger a la Escuela de Enfermería, en 1975, consiguió la Residencia Virgen Blanca la acreditación por el Ministerio de Sanidad para la docencia de médicos especialistas[307]. En abril de ese año se incorporaron dieciocho Médicos Internos Residentes (MIR), para formarse en las especialidades de Anestesiología y Reanimación, Cirugía General y Aparato Digestivo, Medicina Interna, Obstetricia y Ginecología, Oftalmología, Otorrinolaringología, Radiodiagnóstico, Pediatría y Traumatología[308]. La posibilidad de impartir docencia postgraduada a licenciados procedentes de distintas facultades de Medicina traía consigo el reconocimiento de la calidad asistencial del centro y buenas expectativas para la sanidad leonesa, por lo que la dirección les dedicó un gran acto de bienvenida. Fue el prestigioso profesor José Botella Llusiá, catedrático de Obstetricia y Ginecología y rector entonces de la Universidad Complutense de Madrid, quien participó en la ceremonia; su disertación se tituló "La explosión demográfica y la regulación de la natalidad"[309].

Pocos días después de su incorporación, el 20 de junio de 1975, los nuevos residentes se unieron a los paros nacionales del colectivo para reivindicar cambios en la formación especializada.

Hasta mediados del siglo XX un médico podía autodenominarse especialista sin necesidad de acreditar formación específica. En 1955 se dictó la Ley de Especialidades Médicas en la que se decía que la preparación para el ejercicio profesional especializado no podía quedar al exclusivo arbitrio de quien asegurase, sin otra comprobación, haberla realizado[310]. Durante los años posteriores se produjeron importantes

---

307 Archivo de la Comisión de Docencia del CAULE.

308 *Memoria INSALUD 1980*. En 1980 había en Virgen Blanca 47 MIR, de los cuales 10 eran R-1, 19 R-2 y 18 R-3. En el conjunto del país, estaban realizando la formación especializada 8.730 MIR, de los cuales 2.138 eran R-1, 2.632 eran R-2, 3.186 eran R-3, y 4 eran R-4.
Memoria INSALUD 1985, el 62% de los MIR se especializaba en centros sanitarios del INSALUD y la tercera parte de ellos elegía Medicina Familiar y Comunitaria o Medicina Interna.

309 Testimonio escrito del Dr. Ballesteros.

310 ASENJO-SEBASTIÁN, M. A., "Difícil camino, espléndida realidad: el sistema MIR", *FEM: Fundación Educación Médica*, 2018. Hasta la aparición de la Ley de Especialidades Médicas de 20 de julio de 1955, era especialista quien así se autodenominaba, "en lo sucesivo, la preparación para el ejercicio profesional especializado no quede al exclusivo arbitrio de quien asegure, sin otra comprobación, haberla realizado".
Los cambios en la formación de especialistas tuvieron como referente a D. José López Muñiz, abogado del Estado, que, como presidente de la Diputación de Oviedo, desarrolló una actividad decisiva para la gestión hospitalaria pública. A su llegada a la Diputación, se encontró con un hospital provincial recién construido -el antiguo fue destruido en la Guerra Civil-, que, dada su falta de formación sanitaria, no sabía manejar. Acudió a la Dirección General de Sanidad en solicitud de ayuda y, ante la ausencia de expertos, por casualidad, coincidió con el Dr. Carlos Soler Durall, recién doctorado en el Hospital de Infecciosos de Madrid. Juntos, a partir de

avances en la fijación y unificación de los criterios formativos y en 1972 la Seguridad Social publicó la primera convocatoria nacional de MIR; hasta entonces cada hospital realizaba la suya propia[311].

Figura n.º 53. Escrito de la Dirección de la R. Virgen Blanca de 20 de junio de 1975, comunicando a los MIR la suspensión de la docencia y la extinción de la vinculación laboral (Fuente: copia facilitada por uno de los MIR incorporados en 1975).

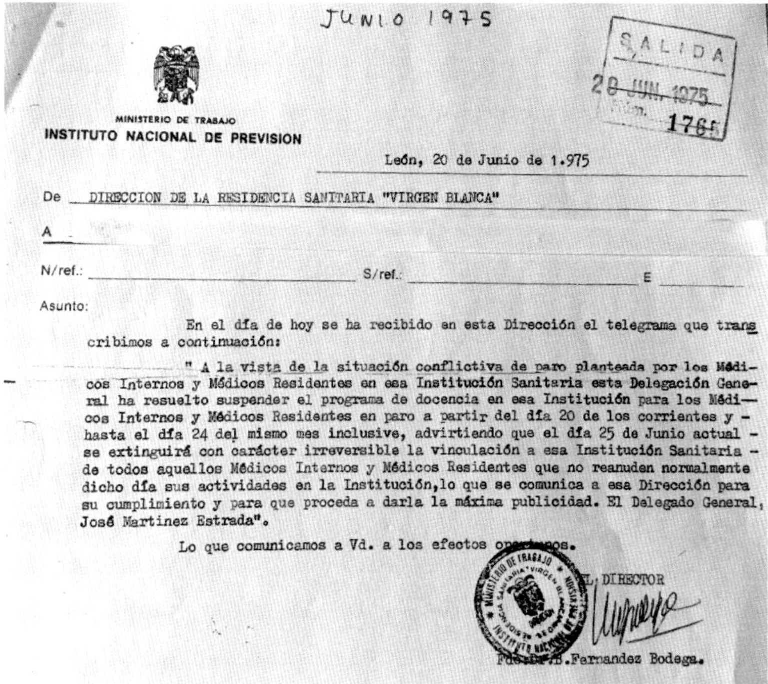

Tres años después los residentes se movilizaron para exigir la interlocución directa con el Ministerio de Sanidad y mejoras en su relación laboral, a través de una comisión de representantes, en lugar del Consejo General de los Colegios de Médicos. Reclamaban además el respeto a determinados acuerdos negociados en el año anterior[312]. La huelga convocada para cinco días se prolongó durante casi un mes.

1960, comenzaron las tareas de organizar el Hospital de Oviedo; crearon para ello un órgano de gestión directa, compuesto por un consejo de administración y una gerencia, con servicios médicos jerarquizados, dirigidos por especialistas que, en su mayoría, habían realizado la formación postgraduada en Estados Unidos, por el sistema de residencia. Su dedicación plena y exclusiva al hospital hizo que se convirtiera en uno de los mejores del país, y, en 1963, impulsó la creación de la primera Comisión de Residentes Española, con la pretensión de copiar el sistema y método formativo norteamericano. En 1964, el ministro de Trabajo Romeo Gorría encargó al profesor Segovia de Arana, catedrático de Patología Médica de la Universidad de Santiago de Compostela, la organización de la Clínica Puerta de Hierro de Madrid, que tomó como modelo al Hospital General de Asturias, e influyó, a su vez, en las demás residencias y ciudades sanitarias de la Seguridad Social. En 1968 se constituyó el Seminario de Hospitales formado por centros sanitarios punteros en la formación de especialistas, que unificó los programas formativos y dictó normas para la acreditación docente.

311 La unificación de la docencia y la normativa para la obtención del título de especialista tuvo lugar en 1978, cuando el recién creado Ministerio de Sanidad y Seguridad Social y el de Educación y Ciencia, promulgaron conjuntamente el Real Decreto 2015/1978, de 15 de julio, que consolidó el sistema MIR, desarrollado posteriormente por el Real Decreto 127/1984, de 11 de enero.

312 En la figura n.º 53 se inserta el modelo de carta de fecha 20 de junio de 1975, recibida por los MIR de la primera

Al iniciarse el conflicto cada uno de los médicos recibió un escrito indicando que "el día 25 de junio se extinguiría irreversiblemente su vínculo laboral con el centro si no reanudaban su actividad en la Institución".

Ninguno de los nuevos médicos en formación de la Residencia Virgen Blanca volvió al trabajo a pesar de la advertencia. El día 25 de junio de 1975, el delegado general del INP, que en esa fecha se negaba a negociar, comunicó a todos aquellos que no se habían reincorporado al trabajo, la finalización de su relación contractual y docente por haber incurrido en causa de despido procedente.

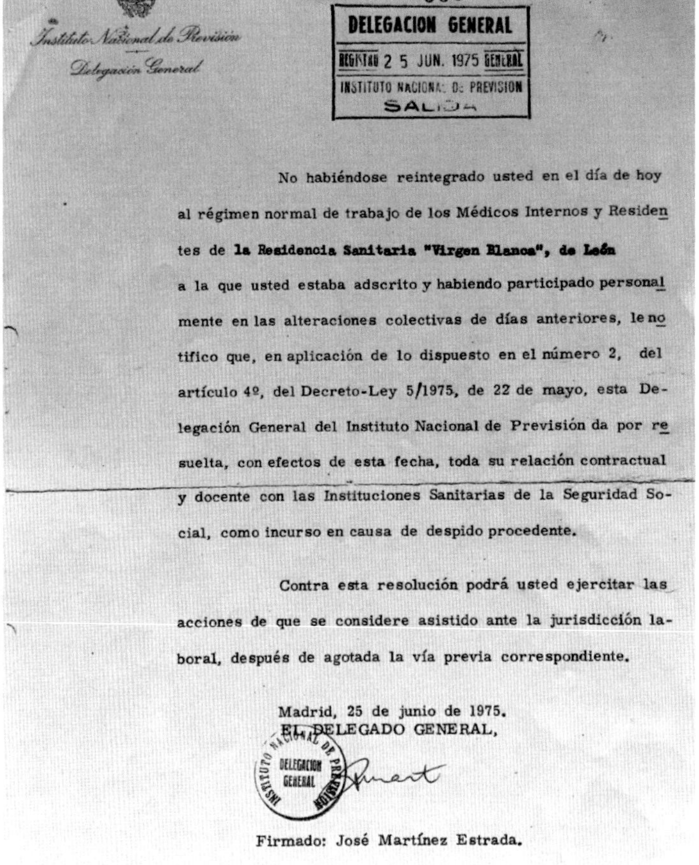

Instituto Nacional de Previsión
Delegación General

DELEGACION GENERAL
REGISTRO 2 5 JUN. 1975 GENERAL
INSTITUTO NACIONAL DE PREVISION
SALIDA

No habiéndose reintegrado usted en el día de hoy al régimen normal de trabajo de los Médicos Internos y Residentes de la Residencia Sanitaria "Virgen Blanca", de León a la que usted estaba adscrito y habiendo participado personalmente en las alteraciones colectivas de días anteriores, le notifico que, en aplicación de lo dispuesto en el número 2, del artículo 4º, del Decreto-Ley 5/1975, de 22 de mayo, esta Delegación General del Instituto Nacional de Previsión da por resuelta, con efectos de esta fecha, toda su relación contractual y docente con las Instituciones Sanitarias de la Seguridad Social, como incurso en causa de despido procedente.

Contra esta resolución podrá usted ejercitar las acciones de que se considere asistido ante la jurisdicción laboral, después de agotada la vía previa correspondiente.

Madrid, 25 de junio de 1975.
EL DELEGADO GENERAL,

Firmado: José Martínez Estrada.

Figura n.º 54. Notificación de la Delegación General del INP, de 25 de junio de 1975, sobre resolución de la relación laboral con los MIR participantes en las jornadas de paro. (Fuente: copia facilitada por uno de los MIR incorporados en 1975).

---

promoción de la Residencia Virgen Blanca, con motivo de la huelga convocada con carácter general en toda España para los médicos residentes en formación. Duró más de un mes y concluyó con la readmisión de todos los despedidos a nivel nacional -cerca de mil médicos-, con algunas excepciones como la del leonés José María Fidalgo Velilla, MIR de Traumatología y Cirugía Ortopédica en Madrid y, más tarde, secretario general del Sindicato Comisiones Obreras, que no fue readmitido. Consiguieron el reconocimiento de la actividad asistencial por medio de un contrato laboral, renovable anualmente, hasta concluir su formación, además de continuar con el carácter docente y de aprendizaje que les era propio.

Sin embargo, sorprendentemente, quince días más tarde el entonces director provincial del INP, D. Félix Alonso Valbuena, siguiendo instrucciones de los servicios centrales, accedió a la petición de readmisión de los huelguistas, previa propuesta del jefe de servicio y del director del centro, "desde la fecha en que la reincorporación tuviese lugar, sin inclusión de nota negativa en el expediente personal". Tras el largo periodo de huelga, los MIR consiguieron el reconocimiento de su actividad asistencial y la vinculación a los centros sanitarios con un contrato laboral en formación, renovable anualmente hasta concluir el periodo de especialización.

Figura n.º 55. Notificación del director provincial del INP, de 11 de julio de 1975, sobre la readmisión a los MIR sin nota en el expediente personal relativa al conflicto laboral. (Fuente: copia facilitada por uno de los MIR incorporados en 1975).

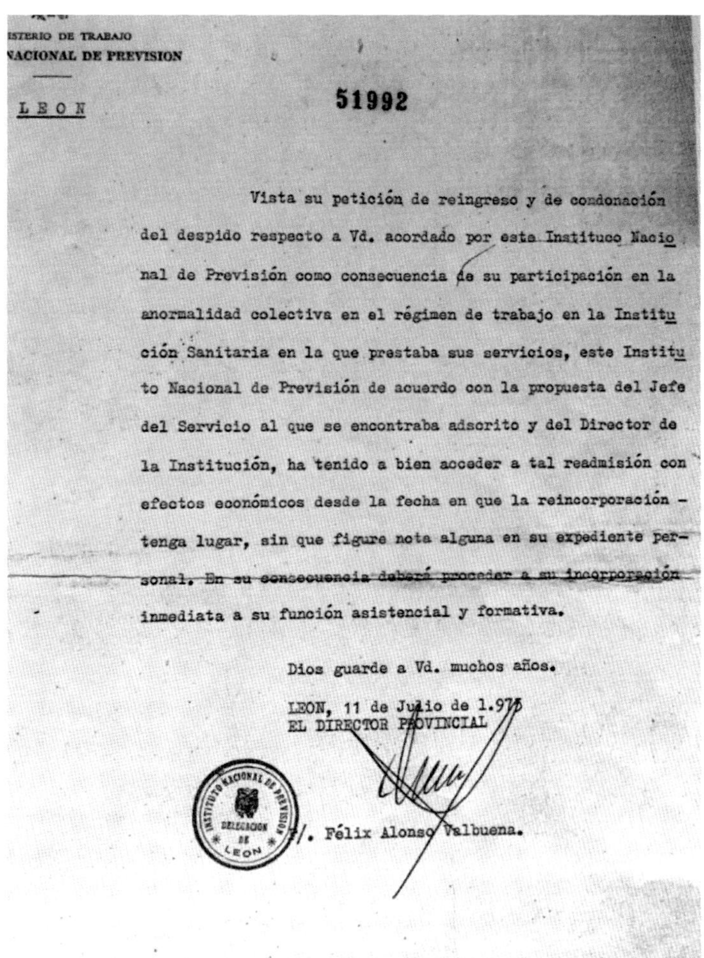

...STERIO DE TRABAJO
...ACIONAL DE PREVISION

LEON   51992

Vista su petición de reingreso y de condonación del despido respecto a Vd. acordado por esta Instituco Nacio nal de Previsión como consecuencia de su participación en la anormalidad colectiva en el régimen de trabajo en la Institu ción Sanitaria en la que prestaba sus servicios, este Institu to Nacional de Previsión de acuerdo con la propuesta del Jefe del Servicio al que se encontraba adscrito y del Director de la Institución, ha tenido a bien acceder a tal readmisión con efectos económicos desde la fecha en que la reincorporación — tenga lugar, sin que figure nota alguna en su expediente per— sonal. En su consecuencia deberá proceder a su incorporación inmediata a su función asistencial y formativa.

Dios guarde a Vd. muchos años.

LEON, 11 de Julio de 1.975
EL DIRECTOR PROVINCIAL

/. Félix Alonso Valbuena.

Entre los años 1975 y 1990, cuando se llevó a cabo la fusión hospitalaria, la docencia MIR no creció demasiado. Se consiguieron nuevas acreditaciones para la formación docente en las especialidades de Análisis Clínicos y Neurofisiología. Oftalmología perdió la docencia, que recuperaría años después. Además, en diciembre de 1978, se creó la especialidad de Medicina Familiar y Comunitaria; al finalizar la formación de los primeros titulados fue condición preferente ostentar esta especialidad para acceder a los puestos de trabajo de asistencia primaria -la que se presta en los puestos de trabajo de Medicina General dependientes de la Administración Pública, en concreto de médicos titulares, de Medicina General de zona y de Servicios de Urgencia de la Seguridad Social- en cualquier Administración Pública y entidades gestoras de la Seguridad Social, tanto en el medio urbano como en el rural[313].

El periodo de formación de la especialidad duraría tres años, en los que se perfeccionan conocimientos en medicina interna, pediatría y puericultura, maternología, geriatría, sanidad ambiental, higiene de la alimentación y nutrición aplicada, medicina preventiva, epidemiología, protección de grupos sociales, psiquiatría social y salud mental, y los conocimientos especializados suficientes para la atención de urgencias médicas y quirúrgicas, cirugía general y traumatología, diagnóstico del riesgo y orientación del enfermo y sus familiares en la utilización del sistema sanitario y social. Durante el período de formación tendrían administrativamente el carácter de residentes de las Instituciones Hospitalarias en las que estuviesen incluidos. Las áreas formativas comprenderían los servicios hospitalarios, unidades especiales y prácticas supervisadas en zonas rurales y urbanas. En 1990 eran 31 los médicos residentes de Medicina Familiar y Comunitaria que estaban realizando su formación en la Residencia Virgen Blanca, tal como mostramos en el siguiente cuadro.

Cuadro n.º 11.
MIR 1990 (Fuente: Memoria Complejo Asistencial de León 1990, Archivo CAULE).

FORMACIÓN MIR RESIDENCIA VIRGEN BLANCA 1990						
ESPECIALIDAD	1º	2º	3º	4º	5º	TOTAL
Análisis clínicos	1	1	1			3
Anestesia y reanimación	2	1	2			5
Cirugía general	1	1				2
Ginecología	2	2				4
Medicina interna	2	2				4
Neurofisiología				1		1
Pediatría	2					2
Traumatología	1	1	1			3
Medicina de familia	15	15	1			31
TOTAL	26	23	5	1	0	55

---

313 Real Decreto 3303/1978, de 29 de diciembre, de regulación de la Medicina de Familia y Comunitaria como especialidad de la profesión médica, arts. 1 a 3.

3.10. Los progresos en la asistencia médico-sanitaria

El cometido de un hospital es atender a la salud de la población de referencia, integrándose en el ámbito social y comunitario, generando conocimientos y potenciando la docencia, la investigación y la innovación, lo que exige un proceso de mejora continua al que esta institución no era ajena, por lo que las autoridades sanitarias buscarían en cada momento optimizar sus recursos y aumentar la eficacia de la actividad sanitaria[314].

3.10.1. La creación del Banco de Sangre y la Hermandad de Donantes de Sangre

A medida que crecía la demanda quirúrgica el centro precisaba mayor autonomía de medios y recursos; era imprescindible contar con un banco de sangre propio que respondiera a la inmediatez que en muchos casos requerían los pacientes intervenidos o accidentados. La necesidad era común a todas las instituciones hospitalarias que el INP había creado, por lo que, a lo largo de los años sesenta promovió la creación de Bancos de Sangre y de una Hermandad de Donantes voluntarios del preciado elemento.

La historia de la donación de sangre se inició con la incorporación de la anticoagulación con citrato sódico a principios del siglo XX. En 1929 la Cruz Roja creó en Londres un servicio de donantes ambulantes con un fichero de voluntarios y un teléfono para su localización, sistema que seguirían después algunos hospitales europeos. Aunque durante la Guerra Civil española se experimentó con el transporte y conservación de la sangre, fue en la Segunda Guerra Mundial cuando se desarrollaron los aspectos técnicos del proceso.

En 1939 se fundó en España el Instituto de Hematología y Hemoterapia dependiente de la Dirección General de Sanidad, propiciado por el Dr. Elósegui, quien sería su director hasta 1973. En 1955 se creó la especialidad médica de Hematología y Hemoterapia; cuatro años después nació la Asociación Española de la especialidad que encontró una fuerte oposición administrativa para su legalización, pero sentó las bases para el establecimiento posterior de servicios de hemoterapia en las Jefaturas Provinciales de Sanidad, en los hospitales de las Diputaciones Provinciales y en los centros de la Cruz Roja. Las primeras Hermandades de Donantes de Sangre, dependientes de la Seguridad Social, se crearon al inicio de la década de los sesenta. En 1965 se fundó la Red Nacional de Bancos de Sangre y en 1971, bajo la tutela del Ministerio de Trabajo se dotó a las Hermandades de personalidad jurídica; fue el primer impulso a la donación altruista[315]. En los primeros cuatro años de actividad el centro

---

314 RODRÍGUEZ-MONTES, J. A., "Importancia del hospital para la enseñanza clínica e investigación biomédica". *Revista española de investigaciones quirúrgicas*, n.º 1, 2017, pp. 26-30.

315 TORRES FABIOS, P. B. de, *Historia de la Donación y Transfusión Sanguínea*, Instituto Andaluz de Salud, Centro Regional de Transfusión Sanguínea y Agencia Sectorial de Tejidos, 2008. Disponible en: https://donantescordoba.

cubría las necesidades de sangre de forma onerosa, a través de un banco privado que la compraba a donantes voluntarios, especialmente estudiantes. El día 8 de marzo de 1972 nació la Hermandad de Donantes de Sangre de León, legalizada el 11 de agosto del mismo año bajo la presidencia del Sr. Pardo Albares. Desde esa fecha las donaciones pasaron a tener carácter altruista y los llamamientos a la ciudadanía para las extracciones comenzaron a realizarse de forma programada, atendiendo a la demanda hospitalaria.

En febrero de 1987 se denunciaba en la prensa la escasez de sangre en los distintos hospitales de León y la necesidad de crear un banco de sangre provincial. En aquella fecha la Hermandad de Donantes de Sangre suministraba exclusivamente al hemo-banco de la Residencia Virgen Blanca, único autorizado en la capital leonesa para procesar y analizar la sangre de la Hermandad -incluida la de los pacientes afectados de SIDA-. Este hemo-banco lo distribuía después a dos "sub-bancos", el del Hospital Princesa Sofía y el de las clínicas privadas. El sistema estaba originando un problema de escasez de sangre trasfundida que obligaba al aplazamiento de intervenciones programadas en algunos centros privados; el responsable del sub-banco de clínicas privadas manifestó la necesidad de obtener autorización para realizar el procesamiento y análisis de la sangre extraída a los donantes que hasta entonces solo el banco de la Residencia Virgen Blanca realizaba, lo que podría solucionar el problema en un breve plazo[316].

3.10.2. La Unidad de Cuidados Intensivos

La atención intensiva a los pacientes graves o que hubieran sufrido complicaciones quirúrgicas, con riesgo para su vida y que requiriesen monitorización constante de sus signos vitales, requería la necesidad de contar con unidades específicas para ello, de las que la Residencia Virgen Blanca inicialmente carecía.

Desde finales de los años sesenta los hospitales más avanzados de nuestro país venían implementando unidades de cuidados intensivos (UCIs), independientes de sus servicios de Anestesia y Reanimación. La primera de ellas se abrió en la Fundación Jiménez Díaz en 1965. La residencia sanitaria de León hubo de esperar hasta 1977 para montar su propia Unidad de Cuidados Intensivos a la que le dio rango de servicio central; al frente de ella puso al anestesista Dr. Cesar de la Parte. Un año más tarde el Ministerio de Sanidad creó la especialidad de Medicina Intensiva, con un programa formativo de cinco años y después eran ya los intensivistas quienes atendían estas unidades[317].

---

org.

316 *Diario de León*, "M. Bayona: La escasez de sangre podría solucionarse transitoriamente en un plazo de quince días", 24 de febrero de 1987.

317 Resolución de 25 de abril de 1996 del Ministerio de Educación y Ciencia, que aprueba el Programa formativo elaborado por la Comisión Nacional de la Especialidad y aprobado por la Secretaría de Estado de Universidades

3.10.3. El Síndrome Tóxico

En 1981 un síndrome, calificado de catástrofe de origen alimentario, tuvo gran incidencia en la salud de los leoneses y produjo numerosas víctimas y secuelas en los afectados -del que dice la Dra. Ibáñez Martí que aún hay interrogantes por resolver-, aunque sirvió para elaborar nuevos protocolos y procedimientos de trabajo en los hospitales; además, lo más trascendental, provocó modificaciones en el ámbito de la Epidemiología e impulsó el desarrollo de un sistema de vigilancia para la identificación de nuevas enfermedades inexistente hasta entonces. El llamado síndrome tóxico (ST) originó la muerte de 400 personas en toda España, superó las 12.000 hospitalizaciones y se vieron afectadas más de 20.000 personas[318]. Se inició en mayo de 1981 en el municipio de Torrejón de Ardoz (Madrid) y, en pocos días, provocó el fallecimiento de numerosas víctimas en la zona centro y noroeste del país, no tardando en llegar a León. La enfermedad se manifestaba en sujetos que, según se supo algunos meses después, consumían un aceite de colza adulterado (desnaturalizado), vendido como aceite de oliva. Los pacientes llegaban a los servicios de Urgencias con síntomas de una neumonía atípica[319] que no respondía a ninguno de los tratamientos antibióticos conocidos, y su incidencia pronto adquirió proporciones epidémicas. Los casos presentaban agrupación familiar, no se reproducían en colectivos como colegios, establecimientos militares o conventos; la transmisión no era persona a persona, típica de las patologías respiratorias. La constatación de que su difusión no seguía la lógica de un patrón de vía aérea llevó a la hipótesis de una infección alimentaria.

Las autoridades sanitarias de la provincia, desbordadas por la alta prevalencia de una enfermedad que no sabían explicar y que crecía con pasmosa rapidez, habilitaron camas especiales en la propia Residencia Virgen Blanca, dedicando una planta completa a la hospitalización de estos pacientes; se establecieron controles de acceso y el uso de medidas de protección para profesionales y familiares -gorro, calzas, bata y mascarilla estériles-; posteriormente fue necesaria la ocupación de unidades

---

e Investigación.

318 IBAÑEZ MARTÍ, C., "El síndrome tóxico", Blog Madri+d, Salud Pública y algo más. Disponible en: https://www.madrimasd.org.

319 FERNÁNDEZ ARIENZA, J., *Crónica de...*, pp. 247-248.
Diario de León, el 15 de mayo de 1981 dio cuenta de los tres primeros casos de síndrome tóxico ocurridos en la provincia; en pocos días se superó la centena -la mayoría de ellos aparecieron entre mayo y junio del mismo año-. El 21 de enero de 1982 el mismo rotativo daba cuenta también de la visita a León de parlamentarios de la Comisión para el Seguimiento del Síndrome Tóxico con el fin de evaluar la situación de los afectados en la provincia.
El Dr. Gonzalo Suárez Fernández relata que en aquellos primeros días llegaban a Urgencias numerosos pacientes afectados por la llamada "neumonía atípica" y, según la radiografía de tórax, todos ellos presentaban un edema pulmonar. Se les prescribía un medicamento diurético, pero no mejoraban. El entonces jefe del Servicio de Medicina Interna, Dr. Muñoz, fue quien les prescribió metilprednisona (medicamento corticoesteroides que actúa a nivel celular y disminuye la producción de sustancias que originan inflamación o alergia), comenzando inmediatamente la mejoría en los casos menos graves.

de otros centros hospitalarios como Princesa Sofía y Monte San Isidro. También en el área sanitaria del Bierzo se reservaron habitaciones especiales en la Residencia Camino de Santiago de Ponferrada. Fallecieron en la provincia 81 personas, 1058 tuvieron secuelas y 529 de ellas fueron declaradas en situación de incapacidad permanente[320].

3.10.4. La Ley del Aborto

Por su repercusión social y asistencial hemos incluido en este apartado, relativo a los progresos médico-asistenciales, una referencia a la llamada "ley del aborto", la Ley Orgánica 9/1985, que reformó el artículo 417 bis del Código Penal y declaró no punible la práctica del aborto en determinados supuestos: "riesgo para la vida o la salud física o psíquica de la embarazada, delito de violación y presunción de que el feto habrá de nacer con graves taras físicas o psíquicas". Publicada el 5 de julio de 1985, un mes después la Orden del Ministerio de Sanidad y Consumo de 2 de agosto estableció los requisitos legales y sanitarios correspondientes para su efectividad. Los dos primeros abortos autorizados en la provincia leonesa fueron realizados en la Residencia Camino de Santiago de Ponferrada tres meses después de la publicación de la OM -el día 11 de noviembre de 1985-[321]. En la Residencia Virgen Blanca todo el personal facultativo de los servicios de Ginecología y Obstetricia, y Anestesiología y Reanimación realizó objeción de conciencia. A pesar de ello, el 17 de mayo de 1986, se practicó en el centro el primer aborto terapéutico con personal médico ajeno a la Seguridad Social que, aun cumpliendo todos los requerimientos legales y con los informes preceptivos, provocó la reacción inmediata de la Asociación Leonesa en defensa de la vida (ALDEVIDA) e hizo público un comunicado lamentando esta actuación médica en el hospital público.

3.10.5. Las extracciones de órganos

La Ley 30/1979, de 27 de octubre y el Real Decreto 426/1980, de 22 de febrero, que la desarrollaba, regulaban los requisitos para la extracción y trasplante de órganos. La Residencia Sanitaria Virgen Blanca obtuvo la autorización para efectuar la extracción de órganos de fallecidos mediante Orden de 29 de noviembre de 1984, publicada el 21 de enero de 1985.

La primera extracción se llevó a cabo el día 8 de junio del mismo año. Fueron dos riñones extraídos a un joven fallecido en accidente de circulación, que posteriormente fueron trasplantados en el Hospital Valdecilla de Santander. Participaron en la intervención tres cirujanos, un anestesista, un urólogo, un médico intensivista, un

---

320 FERNÁNDEZ ARIENZA, J., *Crónica de…*, pp. 247-248.

321 *Ibidem*, p. 249.

neurofisiólogo y una nefróloga, con el equipo de enfermería correspondiente. Con el equipo interviniente colaboró en todo momento personal facultativo del servicio de Neurocirugía del Hospital Princesa Sofía[322]. El director médico Dr. Travieso Gil, en sus declaraciones a la prensa, hizo hincapié en la importancia de la donación de órganos para abrir un horizonte de esperanza a los aproximadamente ciento cincuenta enfermos renales de la provincia que recibían tratamiento de diálisis. También insistía en la necesidad de contar con las infraestructuras adecuadas para realizar estas intervenciones y además conseguir un laboratorio inmunológico. Tres años después apenas se realizaban donaciones de órganos y concretamente de riñones, por consiguiente, tampoco se efectuaban extracciones, a pesar de que el único centro sanitario provincial autorizado era la Residencia Virgen Blanca.

La Asociación para la Lucha Contra las Enfermedades del Riñón (ALCER) propuso a las autoridades del INSALUD nombrar un coordinador responsable de contactar con los familiares de los posibles donantes y organizar las operaciones de trasplante en cada hospital. Transcurrieron todavía algunos años hasta que se hizo efectivo el nombramiento de los Coordinadores de Trasplantes en todos sus hospitales[323].

3.11. LA ACTIVIDAD SANITARIA

3.11.1. Introducción

Dedicáremos este apartado a hablar de la asistencia sanitaria que la Residencia Sanitaria Virgen Blanca prestó a la ciudadanía leonesa entre los años 1968 a 1990. Para abarcar este propósito hemos recabado la información que se conserva en los archivos del Complejo Asistencial de León -actual CAULE, en el que se integró el día 1 de agosto de 1990, como ya hemos señalado-, así como en la Biblioteca del Instituto Nacional de Gestión Sanitaria (INGESA), que custodia los archivos del antiguo INSALUD tras la transferencia de las competencias sanitarias a las Comunidades Autónomas.

Los primeros años de vida del centro corresponden a una época en que había un escaso desarrollo de los medios informáticos y todos los datos se recogían en archivos físicos, en formato papel, cuyo almacenamiento a lo largo del tiempo ha planteado dificultades de conservación y, sobre todo, de espacio. Este antiguo sistema de gestión de expedientes ha motivado que sea escasa la información histórica que ha llegado hasta nosotros, a pesar de los pocos años transcurridos. No obstante,

---

322 *Diario de León*, "Vicente Pueyo: Los riñones de un joven leonés trasplantados a dos enfermos renales, también leoneses", 12 de junio de 1985.

323 *Diario de León*, "Astrid Rodríguez: Un coordinador organizará las extracciones de órganos en la Residencia Virgen Blanca", 20 de marzo de 1989.

la muestra que hemos logrado localizar es suficientemente significativa como para darnos una idea de la importancia que tuvo el centro para la sanidad leonesa.

Comenzaremos por dar cuenta de la cartera de servicios médicos especializados y generales que el centro sanitario ofrecía a la población leonesa con derecho a la asistencia sanitaria de la Seguridad Social, para continuar con los datos concretos de la actividad realizada.

3.11.2. La cartera de servicios

La oferta de especialidades médicas a la ciudadanía leonesa al inicio de su actividad era similar a los de otras residencias sanitarias de la Seguridad Social de análogo tamaño y población protegida. Incluía servicios centrales básicos para el funcionamiento asistencial y quirúrgico, como Anestesiología y Reanimación, Laboratorio de Análisis Clínicos, Anatomía Patológica, Farmacia Hospitalaria, Radiodiagnóstico y Rehabilitación; los llamados "servicios médicos" de Medicina Interna y Pediatría; y los servicios quirúrgicos de Cirugía General y Aparato Digestivo, Obstetricia y Ginecología, Oftalmología, Otorrinolaringología, Traumatología y Cirugía Ortopédica, y Urología. Detallamos en el siguiente cuadro el número de profesionales asignados a cada uno de ellos.

Cuadro n.º 12.
Servicios médicos y su dotación 1968- 1969 (autora) (Fuente: Archivo RR. HH. del CAULE)

PERSONAL MÉDICO VIRGEN BLANCA 1968-1969	
SERVICIOS	PLANTILLA
Análisis clínicos	1 jefe de servicio y 1 médico adjunto
Anatomía patológica	1 jefe de servicio
Anestesiología y reanimación	3 jefes de sección, uno de ellos coordinador
Cirugía general y Aparato digestivo	1 jefe de servicio y 4 médicos adjuntos
Medicina interna	1 jefe de servicio y 1 médico adjunto
Obstetricia y Ginecología	1 jefe de servicio y 1 médico adjunto
Oftalmología	1 jefe de servicio y 1 médico adjunto
Otorrinolaringología	1 jefe de servicio y 1 médico adjunto
Pediatría	1 jefe de servicio y 2 médicos adjuntos
Radiodiagnóstico	1 jefe de servicio y 1 médico adjunto
Rehabilitación	1 jefe de servicio y 1 médico adjunto
Traumatología y Cirugía ortopédica	1 jefe de servicio y 4 médicos adjuntos
Urología	1 jefe de servicio y 1 médico adjunto
Farmacia hospitalaria	1 jefe de servicio

Los datos de la plantilla médica en 1986, año de publicación de la Ley General de Sanidad, motor del cambio de la gestión sanitaria en nuestro país, nos van a servir para hacer un primer análisis comparativo con la plantilla anterior. Durante el largo periodo de dieciocho años en el que el país se dotó de una constitución democrática y se dictaron importantes leyes que cambiaron su fisonomía política, la sanidad mantuvo el modelo de organización del antiguo INP, a pesar de que el organismo había desaparecido en 1978 para dar paso a la entidad gestora INSALUD.

En el cuadro siguiente reflejamos la dotación de servicios y número de profesionales médicos por categorías en cada uno de los años examinados.

Cuadro n.º 13.
Comparativo de los servicios médicos 1968/69 y 1986 (autora)
(Fuente: Archivo RR. HH. del CAULE)

VIRGEN BLANCA – PERSONAL MÉDICO 1968-1986						
	1968			1986		
SERVICIOS	J. Serv.	J. Secc.	M. Adj.	J. Serv.	J. Secc.	M. Adj.
Alergología						1
Análisis clínicos	1		1	1	1	3
Anatomía patológica	1				1	4
Anestesiología y reanimación		3		1	4	4
Aparato digestivo						2
Cardiología					1	2
Cirugía general y Aparato digestivo	1		4	1	3	8
Dermatología					2	
Endocrinología						1
Hematología y Hemoterapia				1	2	2
Medicina intensiva					1	5
Medicina interna	1		1	1	1	2
Medicina preventiva y Salud pública					1	1
Microbiología y Parasitología					1	1
Nefrología					1	2
Neumología						1
Neurofisiología clínica				1		1
Neurología						2
Obstetricia y Ginecología	1		1	1	1	6
Oftalmología	1		1	1	1	3
Oncología médica						1
Otorrinolaringología	1		1		1	3
Pediatría	1		2	1	2	5
Radiodiagnóstico	1		1	1	1	4
Rehabilitación	1		1			4
Traumatología y Cirugía ortopédica	1		4	1	2	8
Urgencias						4
Urología	1		1	1	1	1
Farmacia hospitalaria	1				1	1
TOTAL	13	3	18	13	28	82

Del comparativo se desprende lo siguiente: en 1986 había 123 médicos especialistas frente a los 34 de 1968, de los que 37 pertenecían a nuevas especialidades creadas por el Ministerio de Sanidad, y aprobadas para el centro. Algunas de estas especialidades se desgajaron de la troncal Medicina Interna, concretamente: Cardiología, Endocrinología y Nutrición, Nefrología, Neumología, Neurología, u Oncología Médica, constituyendo secciones médicas independientes, que posteriormente adquirieron el rango de servicios médicos; o las de Hematología y Hemoterapia, y Microbiología y Parasitología, cuyo tronco común era la especialidad de Análisis Clínicos.

Con la excepción de los Servicios de Urgencias, cubiertos en su mayor parte por especialistas en Medicina Familiar y Comunitaria, -dado que no se había creado la especialidad de Medicina de Urgencias y Emergencias, reivindicación que a la fecha de este trabajo no ha sido satisfecha-, eran veintiocho las especialidades con que contaba el centro en 1986, catorce más que en sus primeros años: Alergología, Aparato Digestivo, Cardiología, Dermatología, Endocrinología y Nutrición, Hematología y Hemoterapia, Medicina Intensiva, Microbiología y Parasitología, Nefrología, Neumología, Neurofisiología Clínica, Neurología, Oncología Médica y Medicina Preventiva y Salud Pública.

Con el fin de atender a la demanda de atención continuada hospitalaria en las distintas especialidades médicas durante las 24 horas diarias, en 1977 se dio nueva redacción al artículo 31 del Estatuto Jurídico del Personal Médico para regular los turnos de guardia y localización en los servicios jerarquizados de las instituciones sanitarias[324]; con anterioridad solo contemplaba la asistencia fuera del horario laboral ordinario para los médicos de Medicina General y Pediatría. En el nuevo epígrafe titulado "Retribuciones por urgencia, acumulaciones, guardias y servicios de localización", se explicaban los términos guardia y servicio de localización, indicando que se trataba de horarios complementarios de la jornada normal de trabajo, estimada en su cómputo semanal, que era en aquella fecha de cuarenta y dos horas para las instituciones con docencia y de treinta y seis para aquellas que no la tuvieran. La prestación vendría determinada por las necesidades derivadas del funcionamiento de la institución. Las guardias exigen la presencia física del facultativo y los servicios de localización se dejan para necesidades asistenciales que no exijan continuidad, pero sí una situación de disponibilidad permanente que haga posible acudir al centro sanitario cuando sea requerido.

La propuesta de guardias en un servicio debía partir del jefe de servicio o de sección, en su caso, que la elevaría a la dirección. Con el informe favorable de la Junta

---

324 Real Decreto 3110/1977, de 28 de octubre, por el que se modifica el Estatuto Jurídico del Personal Médico de la Seguridad Social, aprobado por el Decreto 3160/1976, de 23 de diciembre, regulando los turnos de guardia y de localización en los servicios jerarquizados de las instituciones sanitarias. Desarrollado por la Orden de 9 de diciembre de 1977 del Ministerio de Sanidad y Seguridad Social.

Facultativa, sería la Junta de Gobierno la que emitiría el correspondiente dictamen. Si la propuesta de atención continuada incluyera a los MIR sería exclusivamente bajo el régimen de presencia física, y habría de incluir el informe de la Comisión de Docencia de la institución. Seguidamente se pronunciaría la Subdelegación General de Servicios Sanitarios para su autorización, si fuera procedente.

Aunque la ordenación de la atención continuada dependía del volumen del dispositivo hospitalario y de los servicios que la institución prestaba, la norma establecía que las instituciones de carácter comarcal o provincial con menos de cuatrocientas camas -Virgen Blanca tenía entonces 380 camas-, podían disponer guardias de presencia física o localizada, cubriendo siempre las necesidades esenciales según su ámbito y naturaleza, en las especialidades de: Obstetricia, Medicina Interna, Cirugía General, Pediatría, Traumatología, Anestesia y Reanimación, Laboratorio Clínico y Radiodiagnóstico. Excepcionalmente, si fuera preciso establecer guardias en otros servicios, debería justificarse razonadamente la necesidad.

3.11.3. La información sanitaria, criterios generales

Para introducir este apartado, comenzaré por hacer una breve historia de la información en los centros sanitarios públicos.

Aunque el primer ordenador de la historia para la elaboración y recogida de información en las empresas data de 1951[325], sin embargo, hubieron de transcurrir veinte años para que la red pública de hospitales españoles empezara a contar con mecanismos informáticos a estos efectos. Un sondeo realizado en todos los hospitales españoles a finales de la década de los ochenta reveló que más del 20% de ellos no tenía servicio propio de informática. El INSALUD puso en marcha entonces una primera fase para la informatización de todos aquellos hospitales que no contaban con sistema de mecanización y tratamiento de datos, en los cuales implementó el llamado Plan DIAS (Plan de Dotación Informática a Áreas Sanitarias), cuyo presupuesto era de 2.550 millones de pesetas, con un plazo de ejecución que finalizaría el 31 de diciembre de 1989, y contemplaba, a continuación, una segunda fase de renovación tecnológica para modernizar el resto de los centros. La mayor parte de los servicios informáticos instalados fueron comprados, algo más del 7% fueron alquilados y el resto adquiridos por *leasing*. La antigüedad de los equipos se sitúa en los años posteriores a 1987.

El elemento básico para la producción de información y su posterior análisis y transmisión es la recogida de datos en origen y su procesamiento[326].

---

325 NAVARRO, H., y PASTOR, V., en *Manual de Gestión…*, pp. 189-192 y 217. El ordenador UNIVAC, primero de la historia utilizado para la elaboración de datos, capaz de almacenar números y letras de manera automática, como hoy lo concebimos, data de 1951, año en que comenzó la fabricación en serie de computadoras.

326 *Ibidem*, pp. 189-190. Un sistema de información debe tener objetivos y circuitos claros; evitar la duplicidad; ejecución simple y ágil por personal cualificado; soporte informático adecuado y unicidad de terminología y codi-

La Organización Mundial de la Salud (OMS) en 1973 definía el sistema de información sanitaria como "el mecanismo para la recopilación, proceso, análisis y transmisión de la información precisa para organizar y dirigir los servicios sanitarios y también para la investigación y formación de personal"[327]. Con esta finalidad se utilizan "indicadores" o instrumentos de medida que, a través de un conjunto mínimo básico de datos (CMBD), definen la situación y permiten la comparación con otros iguales.

En el proceso de la recogida de datos sanitarios no se puede olvidar la aportación realizada a finales de los años sesenta por Fetter y Thomson, de la universidad de Yale, quienes diseñaron y desarrollaron los llamados "Grupos Relacionados con el Diagnóstico" (GRDs), un sistema de clasificación de pacientes que sirve para analizar la calidad de la asistencia médica y la utilización de los servicios en el entorno hospitalario. Su primera aplicación a gran escala comenzó a finales de los años setenta en el estado de Nueva Jersey. En 1983 el Congreso de los Estados Unidos modificó la Ley de Seguridad Social para dar cabida a un sistema nacional de pago prospectivo a los hospitales basado en los GRDs y utilizado para todos los pacientes de Medicare -programa del seguro de salud del gobierno estadounidense para personas mayores de 65 años-. Según Richard F. Averill, su utilización como unidad básica de pago en el sistema Medicare significa el reconocimiento del papel que juega la casuística de un hospital a la hora de determinar los costes y proporciona un primer método operativo para definir y medir la complejidad del "case mix" -casuística-. Esto no es algo sencillo; tiene que ver con la gravedad de la enfermedad, el pronóstico o probable evolución, la dificultad de tratamiento, la necesidad de actuación médica y la intensidad de los recursos.

Los datos de los GRDs se recopilan de forma habitual en el informe de alta del paciente que ha sido hospitalizado y constituyen el ya citado Conjunto Mínimo Básico de Datos -CMBD- o información mínima y básica sobre cada episodio asistencial de un paciente, en el que se integra tanto información sanitaria como administrativa. Definidos previamente por expertos, el número de GRDs es limitado (inicialmente fueron veintitrés grandes grupos de categorías diagnósticas mayores -CDM- que se corresponden con el aparato o sistema orgánico afectado. y no tanto con la causa o el origen de la enfermedad, y con un mismo patrón de consumo coherente clínicamente). A la hora de clasificar el episodio de ingreso de un paciente se utilizan dos técnicas básicas: el juicio médico y el análisis de datos.

---

ficación. Todo esto debe ir acompañado, además, de la normativa correspondiente, con el fin de que los datos obtenidos sean correctos y fiables, sin los cuales ninguna decisión puede ser eficaz. El resultado servirá para planificar los recursos humanos, materiales y financieros, así como la propia actividad, -el uso que se hace de los medios disponibles, su grado de rendimiento y la relación de la oferta y la demanda-, y también para realizar el seguimiento del funcionamiento del centro, la evolución del gasto, y, llegado el caso, la adopción de medidas correctoras por parte de los órganos de decisión.

327 GÓMEZ MOLÍ, M.I., PASTOR, V. en *Manual de Gestión…*, pp. 193-215.

Los indicadores de actividad que he considerado son aquellos que me van a servir para evaluar la situación de Virgen Blanca en un determinado periodo y compararla con los demás hospitales del INSALUD. Se trata de los índices anuales que tuvo la institución sanitaria en indicadores de carácter general como el número de ingresos, el índice de estancia media, el porcentaje de ocupación y el índice de rotación.

3.11.4. La información sanitaria en la Residencia Virgen Blanca

La Residencia Virgen Blanca formó parte de la primera fase del citado Plan DIAS que el INSALUD quería implementar en sus centros sanitarios, y así lo informó a la prensa el director gerente Carlos Díez de Baldeón en noviembre de 1988, señalando que en un principio se pretendía informatizar los servicios administrativos (priorizando los de Personal y Admisión de pacientes) y los médico-administrativos. Aunque inicialmente el centro sí recibió la dotación de terminales informáticos, destinados a los controles de enfermería y a los servicios de Personal y Admisión, para comenzar la formación ofimática del personal y realizar la grabación de datos de forma experimental y paralela a la que se venía realizando -de forma manual o con colaboración informática de empresas externas-, el proceso de fusión hospitalaria paralizó todo el proceso y hubo de esperar a formar parte del complejo hospitalario para tener un servicio de informática propio y recibir la dotación tecnológica correspondiente[328].

Antes de comenzar el análisis de los indicadores de actividad, recordaremos cuestiones relevantes como el número de camas, los quirófanos y paritorios con que contaba la institución en cada uno de los periodos de estudio y los datos fundamentales sobre los que aquellos gravitan. El centro se abrió con 280 camas; en 1975 se sumaron 80 más y, a partir de 1985 y hasta la fusión hospitalaria fueron 404 las camas de que disponía. No hubo variación en el número de quirófanos, ocho desde el principio, ni en el de paritorios, que eran dos.

No conocemos la cifra exacta de asegurados y beneficiarios de la Seguridad Social que había en la provincia leonesa en aquellos primeros años de vida del centro sanitario, pero sí el número de los que había en el conjunto del país. En 1968 eran 5.739.285 los trabajadores protegidos, a los que se añadían los familiares beneficiarios con derecho a asistencia sanitaria que ascendían a 9.240.249; esto hacía un total de 14.979.533 personas protegidas sobre un total poblacional de 33.656.000 habitantes (según el Padrón Municipal de 31.12.68), lo que suponía el 44,51%. La población leonesa en este año estaba en torno a los 562.000 habitantes (562.766 según dato del INE de 1970), por lo que la Seguridad Social contaría con un número de ase-

---

328 *Diario de León*, "Astrid Rodríguez: El INSALUD informatizará los servicios del Hospital Virgen Blanca", 15 de noviembre de 1988.
Tras recibirse los primeros terminales informáticos para la instalación del módulo de Gestión de Recursos Humanos del Plan DIAS, el Servicio de Personal comenzó a grabar los datos correspondientes en la aplicación, emitiendo a la vez en formato papel la documentación que enviaba a la empresa externa con la que estaba contratada la gestión de las nóminas, CEINSA, y continuaría haciéndolo hasta después de la fusión hospitalaria.

gurados que ascendería a 252.000 personas, entre titulares de tarjeta sanitarias y beneficiarios. Ocho años más tarde, en 1986, la cobertura de la Seguridad Social se acercaba al 84%[329], y en 1990, cuando la población española había aumentado en más de 5.000.000 de personas, -eran 38.870.000 habitantes-, se había publicado la Ley General de Sanidad que establecía los principios de cobertura sanitaria universal, en condiciones de equidad y gratuidad, y se había creado el Sistema Nacional de Salud, la protección del sistema sanitario abarcaba ya al 98% de los ciudadanos; en el caso de la provincia leonesa eran cerca de 515.000 habitantes, de los cuales 369.000 pertenecían al Área de Salud de León[330].

Las Memorias del Instituto Nacional de Previsión de los años 1968 y 1969, que hemos podido consultar, recogen indicadores pormenorizados de todos los hospitales gestionados por el organismo. Después de esa fecha las memorias de gestión localizadas dan cuenta de los datos globales de la gestión sanitaria del INP o del INSALUD, en su caso. En la Memoria de 1984 del INSALUD, organismo nacional responsable de la Seguridad Social, se recogen los indicadores globales del año de cada una de las provincias sin detallar los de los hospitales que las integraban; en el caso de la de León, la suma de los datos de la Residencia Camino de Santiago de Ponferrada y la Residencia Virgen Blanca era: 69.732 ingresos, 7.748 estancias, 3.874 primeras consultas, 1.937 consultas sucesivas y 3.874 urgencias[331].

En los años siguientes, 1985 a 1990, las Memorias localizadas sí ofrecen datos diferenciados de cada una de las instituciones sanitarias gestionadas por el INSALUD; esto nos ha servido para analizar la actividad sanitaria del centro en los cinco años previos a la fusión y compararla con la de otros hospitales de características similares. La dificultad a la hora de confrontar los datos es que el organismo no aplicaba los mismos criterios de medida para todos los indicadores: en unos se reflejan los resultados del hospital en forma de porcentajes generales y en otros los porcentajes se han calculado por cada mil habitantes[332].

En el cuadro siguiente se muestran los valores medios del conjunto de los hospitales gestionados por el INSALUD en los años comprendidos entre 1985 y 1989, referidos a determinados indicadores que he considerado los más relevantes y clarificadores para este estudio.

329 CONDE RODELGO, V., "Los últimos veinte años de los centros sanitarios en España", *Arbor* CLXX, 670, 2001, p. 251.

330 *Memoria de Gestión del Complejo Hospitalario de León 1990*, Instituto Nacional de la Salud, Ministerio de Sanidad y Consumo, León, 1991.

331 *Boletín de Indicadores Sanitarios del Instituto Nacional de la Salud*, Instituto Nacional de la Salud, Secretaría General, Ministerio de Sanidad y Consumo, , Servicio de Documentación y Publicaciones, Madrid, 1985, p. 28.

332 *Evolución de la actividad por hospitales 1989-1991*, Dirección General del INSALUD, Subdirección General de Asistencia Especializada, Ministerio de Sanidad y Consumo, Madrid, 1992.
    Indicadores de Hospitales 1985, publicación del Área Económica del INSALUD, Ministerio de Sanidad y Seguridad Social, Madrid, 1986.

Cuadro n.º 14.
Indicadores Hospitales INSALUD 1985 – 1989 (autora) (Fuente: Memorias INSALUD 1985 -1989)

INDICADORES HOSPITALES GESTIONADOS POR EL INSALUD 1985-1989					
INDICADOR	1985	1986	1987	1988	1989
Ocupación	78,41	80,37	82,00	80,64	79,61
Estancia media	10,08	10,19	10,68	10,21	10,07
Rotación	2,36	2,39	2,33	2,40	2,41
Ingresos/1.000 habitantes	50,82	52,35	53,61	56,71	58,25
Urgencia/1.000 habitantes	153,87	168,10	188,00	206,01	219,32
Consultas/1.000 habitantes	316,95	349,19	342,78	394,72	406,19
Intervenciones/1.000 habitantes	23,57	26,22	26,27	29,00	29,55
Consulta/Local/Día	NC	10,08	10,15	9,89	9,85
Intervenciones/Quirófano/Día	NC	2,72	2,60	2,85	2,95
Presión urgencias	62,49	61,18	63,82	63,60	63,95
% Ingresos/Total urgencias	20,64	19,05	18,20	17,50	16,98
% Intervenciones/Ingresos	46,37	50,08	49,00	51,14	50,73
% Intervenciones urgentes/Total interv.	34,32	33,11	35,56	33,12	32,40
Consultas sucesivas/Primeras	3,59	3,78	3,43	3,11	6,36

Cuadro n.º 15.
Distribución de las camas por servicio (Fuente: Memoria Complejo Asistencial de León 1990)

DISTRIBUCIÓN DE CAMAS EN LA RESIDENCIA VIRGEN BLANCA DESDE 1985 A 1990	
SERVICIO MÉDICO	CAMAS
Cirugía general	66,00
Dermatología	3,00
Ginecología	16,00
Hematología y Hemoterapia	10,00
Medicina interna	92,00
Obstetricia	40,00
Oftalmología	20,00
O.R.L.	10,00
Pediatría	66,00
Traumatología y Cirugía ortopédica	60,00
Urología	12,00
U.C.I.	9,00
TOTAL	404,00

El conocimiento de los datos concretos que la Residencia Virgen Blanca tenía se refleja en los indicadores que vamos a analizar a continuación, año por año de este periodo, y su comparación con la media de los hospitales del organismo. Son herramientas clave para comprender la decisión de los responsables sanitarios que tenían la vista puesta en la fusión hospitalaria. Como punto de partida en el estudio de los datos de actividad, mostramos en el siguiente cuadro la distribución de las camas de cada uno de los servicios médicos, para continuar después con el análisis correspondiente[333].

3.11.5. Los indicadores de actividad de la Residencia Sanitaria Virgen Blanca

3.11.5.1. El índice de ocupación

El índice de ocupación es un indicador que mide el porcentaje de ocupación de camas para el cuidado de pacientes agudos -aquellos cuya enfermedad tiene un inicio y un fin claramente definidos, de corta duración, generalmente inferior a tres meses-. Para calcularlo se establece la relación entre el número de estancias del periodo de análisis y el número de camas disponibles, multiplicado por el número de días, y todo ello por 100 [(núm. estancias periodo/núm. camas x núm. días periodo) x 100]. Este dato proporciona información sobre la capacidad de la atención hospitalaria y la eficiencia en la gestión de los recursos. En el cuadro n.º 14 comprobamos que los hospitales del INSALUD tenían una ocupación media anual en torno al 80%, muy inferior a la de la Residencia Virgen Blanca que rondaba en algunos casos el 90% o lo sobrepasaba, lo que constata que en los cinco años analizados su ocupación estaba entre un 8 y un 12% por encima de la media.

La Organización para la Cooperación y el Desarrollo Económico (OCDE) considera que el máximo ideal de ocupación hospitalaria es una tasa de alrededor del 85%, porcentaje máximo excelente para poder reducir el riesgo de escasez de camas, puesto que las altas tasas de ocupación de pacientes agudos pueden ser sintomáticas de "un sistema de salud bajo presión", que impedirían "absorber oleadas inesperadas de pacientes que pudiesen requerir hospitalización", aunque no existe consenso sobre este criterio[334].

---

333 *Memoria de Gestión del Complejo Hospitalario de León 1990*, Instituto Nacional de la Salud, Ministerio de Sanidad y Consumo, Madrid, 1991.

334 MEDIAVILLA, J., "España por debajo de la elite mundial en camas hospitalarias, *Redacción Médica*, noviembre 2021. Disponible en: https://www.redaccionmedica.com

Cuadro n.º 16.
Comparativo índice de ocupación 1985 -1990 (autora)

COMPARATIVO ÍNDICE OCUPACIÓN MEDIA INSALUD - VIRGEN BLANCA 1985-1990						
EJERCICIO	1985	1986	1987	1988	1989	1990
Media hospitales INSALUD	78,41	80,37	82	80,64	79,61	NC
Virgen Blanca	87,57	ND	94,67	90,19	88,57	83,95

Gráfico n.º 16.
Comparativo índice de ocupación 1985-1990 (autora)

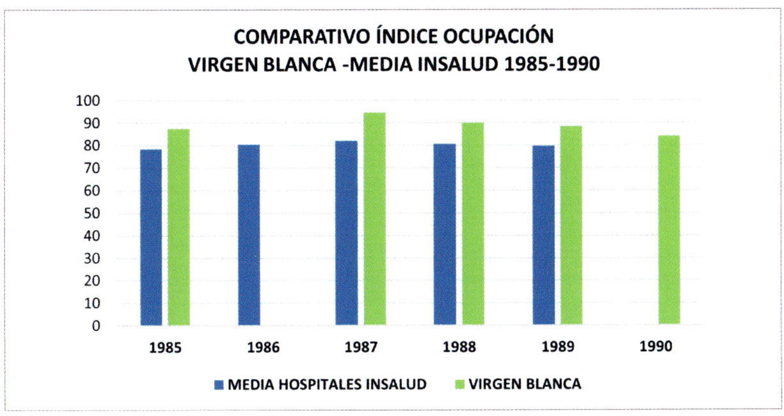

3.11.5.2. El índice de estancia media

La estancia media hospitalaria (EHM) refleja el promedio de días que los pacientes pasan en el hospital desde su ingreso hasta que reciben el alta hospitalaria, bien porque regresan al domicilio, por traslado a otro centro asistencial, por fallecimiento o por alta voluntaria. El índice de EHM establece la relación entre el número de estancias causadas en el periodo y el número de ingresos. Sirve para evaluar la eficacia de los tratamientos dispensados y la capacidad de gestión de los flujos de pacientes.

Cuadro n.º 17.
Comparativo índice de estancia media 1985-1990 (autora)

COMPARATIVO ÍNDICE ESTANCIA MEDIA INSALUD - VIRGEN BLANCA 1985-1990						
EJERCICIO	1985	1986	1987	1988	1989	1990
Media hospitales INSALUD	10,08	10,19	10,68	10,21	10,07	ND
Virgen Blanca	9,33	ND	10,08	9,69	9,28	10,15

Gráfico n.º 17.
Comparativo índice de estancia media 1985-1990 (autora)

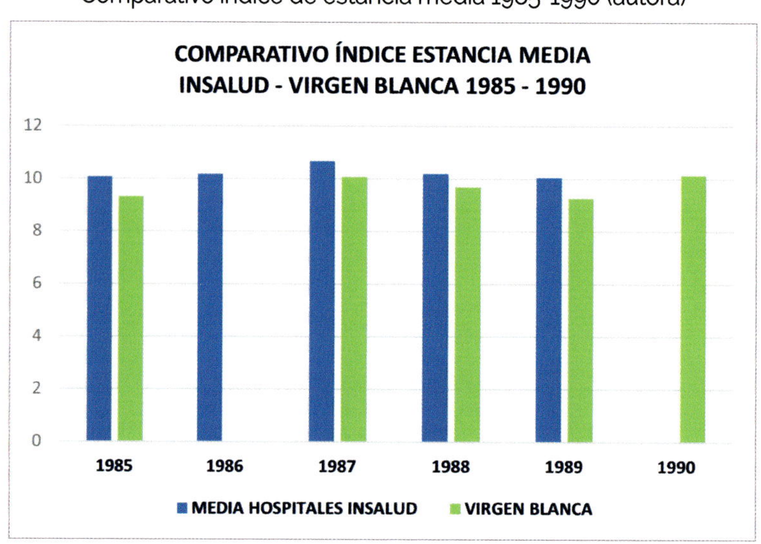

Se desprende de estos datos que el alto índice de ocupación del centro no se debía a que los pacientes de la Residencia Virgen Blanca tuviesen estancias más prolongadas que los demás hospitales públicos españoles, sino que, "a sensu contrario", la duración era inferior entre medio día o un día respecto a la media de aquellos.

3.11.5.3. El índice de rotación

El índice de rotación hospitalaria se refiere al número de pacientes que, en promedio, hacen uso de una cama disponible en un periodo concreto. El dato se obtiene mediante la relación entre el número de ingresos del periodo y el número de camas disponibles. Atendiendo a los datos que se reflejan en el cuadro y gráfico siguientes, el índice de rotación de la Residencia Virgen Blanca en estos cinco años superaba en medio punto al de la media del INSALUD, consecuencia lógica de un índice de ocupación superior y una estancia media inferior.

Cuadro n.º 18.
Índice de rotación 1985-1989 (autora)

COMPARATIVO ÍNDICE ÍNDICE ROTACIÓN INSALUD - VIRGEN BLANCA 1985-1990						
EJERCICIO	1985	1986	1987	1988	1989	1990
Media hospitales INSALUD	2,36	2,39	2,33	2,4	2,41	ND
Virgen Blanca	2,86	ND	2,86	2,84	2,9	ND

Gráfico n.º 18.
Índice de rotación 1985-1990 (autora)

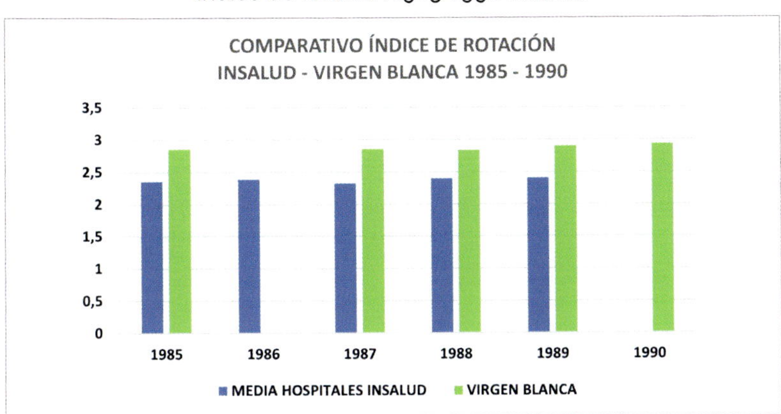

3.11.5.4. Los ingresos

El número anual de ingresos manifiesta el total de enfermos ingresados en el periodo que han causado al menos una estancia, es decir, que han pernoctado en el hospital, han tenido una cama asignada y han hecho una comida principal. Los datos relativos a los años 1985 a 1989 indican que el número de ingresos se mantuvo en niveles similares durante todo el periodo: 13.990 en 1985, 13.842 en 1987, 13.769 en 1988 y 14.075 en 1989.

3.11.6. Otros datos de la actividad

3.11.6.1. Los partos

El estudio de los libros de partos que se custodian en la unidad de Maternidad del CAULE nos ha permitido analizar la evolución de los que tuvieron lugar en la Residencia Sanitaria Virgen Blanca desde el día 3 de julio de 1975 (primer día con datos diferenciados) hasta la integración con la unidad de Maternidad del Hospital Princesa Sofía, que se llevó a cabo el día 1 de agosto de 1990. Según se hace constar en el primer libro de registro, desde el día 19 de abril de 1968, fecha de apertura del centro, hasta el día 2 de julio de 1975, el número de partos ascendió a 15.120. Un día después comenzaron a anotarse datos individualizados de cada uno de los partos: fecha de ingreso de la gestante, número de historia clínica, apellidos y nombre, fecha del parto, presentación del parto -parto normal, cesárea, con ventosa, con fórceps, gemelar, otros-, y los relativos al nacimiento.

Como habíamos adelantado con ocasión del estudio de los intentos de ampliación de la Residencia Virgen Blanca se observa un importante incremento del número de partos entre los años 1977 y 1979, un ligero descenso en los siete años siguientes, a pesar de que la población protegida por la Seguridad Social seguía aumentando -en 1976 era ya el 84%-, y a partir de 1987 una caída continuada, reflejo de lo que venía ocurriendo en todo el país. Según el INE en 1970 nacían tres hijos por mujer y en 1990 poco más de uno.

Cuadro n.º 19.
Partos en la Residencia Virgen Blanca 1975-1990 (autora)
(Fuente: Archivo Unidad de Maternidad CAULE)

ESTUDIO PARTOS ANUALES RESIDENCIA VIRGEN BLANCA 1975-1990 (autora)								
AÑO	A Nº partos normales	B Nº cesáreas	C Total partos año (A+B)	D Días ingreso partos normales (A*3)**	E Días ingreso cesáreas (B*7)***	F Total (D+E)	G Días año natural	H Nº camas (F/G)	I Promedio diario partos (C/G)
19-04-68 a 02-07-75	15.120	No consta	15.120				2.621		5,77
1975 (desde 03-07-75)	1.185	43	1.228	3.555	301	3.856	182	21,19	6,75
1975 estimación año	2.377								
1976	2.633	98	2.731	7.899	686	8.585	366	23,46	7,46
1977	2.658	164	2.822	7.974	1.148	9.122	365	24,99	7,73
1978	2.823	192	3.015	8.469	1.344	9.813	365	26,88	8,26
1979	2.992	180	3.172	8.976	1.260	10.236	365	28,04	8,69
1980	2.813	135	2.948	8.439	945	9.384	366	25,64	8,05
1981	2.835	131	2.966	8.505	917	9.422	365	25,81	8,13
1982	2.846	153	2.999	8.538	1.071	9.609	365	26,33	8,22
1983	2.657	190	2.847	7.971	1.330	9.301	365	25,48	7,80
1984	2.710	199	2.909	8.130	1.393	9.523	366	26,02	7,95
1985	2.598	164	2.762	7.794	1.148	8.942	365	24,50	7,57
1986	2.585	154	2.739	7.755	1.078	8.833	365	24,20	7,50
1987	2.277	143	2.420	6.831	1.001	7.832	365	21,46	6,63
1988	2.166	188	2.354	6.498	1.316	7.814	366	21,35	6,43
1989	2.020	238	2.258	6.060	1.666	7.726	365	21,17	6,19
1990	1.875	285	2.160	5.625	1.995	7.620	365	20,88	5,92
TOTAL	57.170	2.657	57.450	119.019	18.599	137.618	8.282	16,62	6,94

Gráfico n.º 19.
Partos normales y cesáreas Residencia Virgen Blanca 1975-1990 (autora)

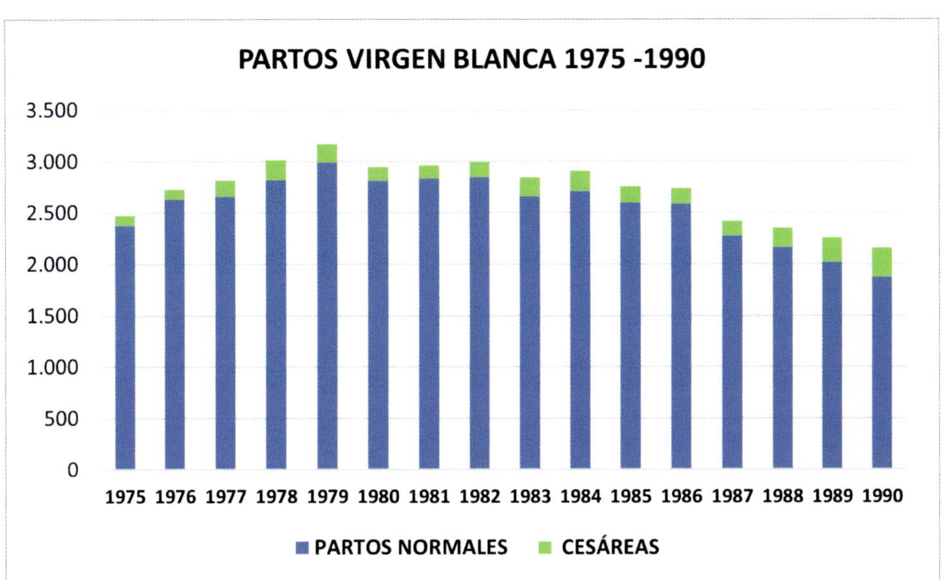

3.11.6.2. La actividad quirúrgica en el Servicio de Traumatología y Cirugía Ortopédica

No puedo ser exhaustiva con la información de cada uno de los servicios médicos de la Residencia Virgen Blanca porque no he podido localizarla y por qué he constatado de que la mayoría de los datos han sido destruidos. Sí he podido acceder a los libros de quirófano del servicio de Traumatología y Cirugía Ortopédica que se conservan en el archivo de la Secretaría y que me han permitido conocer la actividad quirúrgica desarrollada en la especialidad entre los años 1980 y 1989.

En la primera fila figura el número de intervenciones quirúrgicas totales realizadas cada año por el Servicio de Traumatología. La segunda fila corresponde al número de pacientes anual, que siempre es inferior debido a que algunos de ellos tienen más de un ingreso en el mismo año con motivo de otra patología o por reintervención de la anterior. En la tercera fila diferenciamos las intervenciones realizadas por razones de urgencia. En la cuarta y quinta filas figuran respectivamente el número de hombres y de mujeres que precisaron intervención quirúrgica en cada uno de los años, resultando que el número de hombres siempre era superior al de mujeres en un porcentaje aproximado del 20% - lo que representa el sesenta por ciento del total-.

Cuadro n.º 20.
Actividad quirúrgica en el servicio de Traumatología y C. O. 1980-1989 (autora)
(Fuente: Secretaría Servicio de Traumatología y C. Ortopédica).

ACTIVIDAD EN EL SERVICIO DE TRAUMATOLOGÍA DE VIRGEN BLANCA ENTRE 1980 Y 1989												
AÑO	1980	1981 (1)	Estimac. 1981	1982	1983	1984	1985	1986	1987	1988	1989 (2)	Estimac. 1989
Total intervenciones	923	391	951	914	841	910	761	770	932	962	453	1095
Número de pacientes	832	368	895	819	782	837	700	708	847	885	417	1007
Intervenciones urgentes	178	72	175	230	188	128	151	185	237	226	103	249
Nº Intervenciones hombres	521	227	552	551	495	587	411	417	569	525	244	590
Nº Intervenciones mujeres	402	164	399	360	346	323	350	353	363	437	209	505
% Hombres	56,45	58,06	58,06	60,28	58,86	64,51	54,01	54,16	61,05	54,57	53,86	54
% Mujeres	43,55	41,94	41,94	39,39	41,14	35,49	45,99	45,84	38,95	45,43	46,14	46
% Intervenciones urgentes	19,28	18,41	18,41	25,16	22,35	14,07	19,84	24,03	25,43	23,49	22,74	23
% Pacientes (3)	90,14	94,12	94,12	89,61	92,98	92,00	92,00	92,00	92,00	92,00	92,00	92

(1) Datos hasta 30-06-81
(2) Datos hasta 31-05-89
(3) Entre los años 1984 y 1989, el número de pacientes intervenidos no es exacto. Se ha calculado según el dato de los años anteriores

Gráfico n.º 20.
Actividad quirúrgica del Servicio de Traumatología y C. O. 1980-1989 (autora)

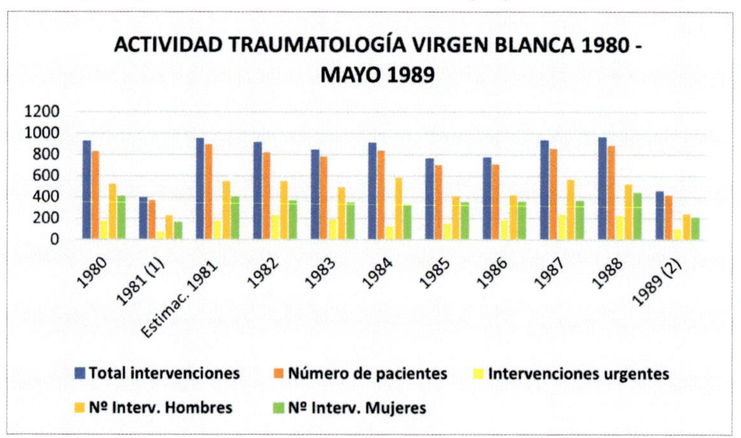

Podemos deducir de estos datos que la actividad quirúrgica en la especialidad de Traumatología y Cirugía Ortopédica se mantuvo en cifras parecidas durante los diez años analizados: la media anual estaba alrededor de 900 intervenciones -en los años 1985 y 1986 hubo un ligero descenso (quizás debido a las huelgas de médicos) y en 1988 y 1989 se aproximaron a las 1000-. Un porcentaje comprendido entre el 75% y el 80% de las intervenciones se realizaba según la programación quirúrgica del servicio y el 20% a 25% restante respondía a las intervenciones de carácter urgente.

Tenía este servicio 60 camas asignadas, un 15% del total de las disponibles en el centro sanitario. De los ingresos generales anuales, 12.057 en 1990, casi el 13% correspondían a pacientes de esta especialidad -hubo 1.516 pacientes de Traumatología en 1990-, cuyas estancias representaban el 14% del total -17.372 sobre 125.331 en 1990-, con un índice medio de permanencia de 11,70 días, un índice de ocupación de 81,02% y un índice de rotación del 2,10%, el más bajo de todos los servicios e inferior a la media del hospital.

3.12. Los datos económicos

3.12.1. La financiación de los hospitales públicos y su contabilidad

Dedicaré este apartado a otro tema de gran interés para cualquier empresa, la financiación, es decir la procedencia de los recursos económicos que recibía la Residencia Virgen Blanca para el desarrollo de sus actividades, crecimiento y desarrollo. Fueron consecutivamente el INP y el INSALUD -desde 1978- los organismos responsables de asignar el presupuesto a cada una de las instituciones sanitarias objeto de su gestión. Los fondos procedían de las cuotas de los afiliados del Seguro Obligatorio de Enfermedad inicialmente y después de la Seguridad Social. Desde la aprobación de la Ley General de Sanidad los fondos se asignan a través de los presupuestos generales del Estado y proceden de los recursos fiscales.

Como cualquier otra empresa pública gestionada por un organismo estatal, la Residencia Virgen Blanca debía cumplir a efectos contables y de gestión presupuestaria con los requisitos establecidos.

En el año 1965, por iniciativa del Ministerio de Hacienda, España dio comienzo a la normalización contable de las empresas para homogeneizar los criterios de valoración y la presentación de las cuentas anuales, con el fin de permitir a los usuarios una mejor interpretación de la información asentada. Partiendo de veinte planes de cuentas creados previamente en forma independiente, que respondían a las características de los distintos sectores económicos, se estableció un único Plan General de Cuentas. La metodología inductiva -partía de las premisas de cada sector para obtener conclusiones generales- fracasó ante la imposibilidad de compatibilizar la disparidad de criterios de valoración, definiciones y terminología utilizadas[335].

Seis años más tarde, en 1971, el Ministerio de Hacienda le dio un nuevo impulso. Planteó entonces dos modificaciones: utilizar el método deductivo -ir de lo general a lo particular, tal como habían hecho países con más experiencia, como Francia-, o elaborar un Plan General de Contabilidad (PGC) y, a partir de este, desarrollar las

---

335 MILETI, Mabel, BERRI, A.M. *et alii*, "Evolución Histórica de la Contabilidad y su relación con las investigación y regulación contable en Estados Unidos, Sur de Europa y Argentina". Instituto de Investigaciones Teóricas Aplicadas, Universidad Nacional de Rosario, 2014. Disponible en: https://scribd.com.

necesarias adaptaciones sectoriales. Para tratar de dar una solución, se creó una comisión integrada por miembros del sector estatal, profesores y profesionales del sector privado y representantes de los colegios profesionales. Como resultado de su trabajo, en febrero de 1973, el gobierno aprobó el Plan General de Contabilidad, cuyo objetivo principal era terminar con la anarquía existente en la elaboración y presentación de la información contable y facilitar la gestión tributaria. La actualización, perfeccionamiento y desarrollo del PGC quedó en manos del Instituto de Planificación Contable creado en 1976.

El periodo entre 1973 y 1990 se caracterizó por la incapacidad de adaptación de la regulación contable pública a los cambios que se estaban experimentando en los distintos sectores En 1979 se creó la AECA (Asociación Española de Contabilidad y Administración), que incluía a los principales sectores profesionales del país, e introdujo el dinamismo que requería la regulación contable.

En el año 1986 se aprobó la implantación en la Administración del Estado de un nuevo sistema de información contable, se reestructuró la función de ordenación de pagos de la contabilidad pública, a la que se añadieron la finalidad de gestión, control e información[336]. Para entidades de Derecho Público como el INSALUD se creó la Intervención General de la Administración del Estado (IGAE), centro directivo y gestor de la contabilidad pública[337], encargado de verificar que la actividad económico-financiera del sector público se adecuaba a los principios de legalidad, economía, eficiencia y eficacia; para ello aplicaba el control previo de legalidad de las cuentas, el control financiero permanente, la auditoría pública y el control de subvenciones percibidas[338].

Fue también en 1986 cuando España se incorporó a la Comunidad Económica Europea (CEE), lo que le impuso la obligatoriedad de adaptar su normativa mercantil a las directivas comunitarias. Entre otras medidas hubo de elaborar un nuevo Plan General Contable que se aprobó en diciembre de 1990, de aplicación obligatoria para todas las empresas cualquiera que fuese su forma jurídica, individual o societaria.

En el ámbito sanitario fueron años caracterizados por la diversificación profesional (equivalente a la especialización del mundo empresarial) y la gradación de los cuidados o distribución de los recursos, no de manera uniforme sino en relación directa con la patología presentada por los pacientes. Surgieron las Unidades de Cuidados Intensivos que ponían a disposición de los pacientes más graves las últimas tecnologías y técnicas y, por tanto, las más caras[339], y el gasto sanitario público fue creciendo

---

336 Real Decreto 324/1986, de 10 de febrero, BOE n.º 42 de 18.02.86.

337 MILETI, Mabel, BERRI, A.M. *et alii*. "Evolución histórica de la...", pp. 343-345.

338 Ministerio de Hacienda, página web, disponible en: https://www.igae.pap.hacienda.gobierno.es

339 TEMES, J. L., PASTOR, V., y DÍAZ, J. L. *Manual de Gestión...*, p. 31.

lentamente coincidiendo con una etapa de expansión y desarrollo -en 1970 suponía el 2,4% del PIB y en 1990 había ascendido a más del doble, el 5,4%-[340].

No voy a pormenorizar el gasto contable del centro porque no es el objeto de este trabajo; unicamente diré que los distintos conceptos de gasto ordinario se distribuían, de acuerdo con la clasificación establecida en el Plan General Contable, en tres capítulos presupuestarios: Capítulo I -Gastos de Personal-, Capítulo II -Bienes y Servicios- y Capítulo VI -Amortizaciones-.

3.12.2. La financiación de la Residencia Sanitaria Virgen Blanca

La Residencia Virgen Blanca inició su funcionamiento en unos años en que el aumento de los costes sanitarios y su progresión imparable forzaron la aparición del hospital-empresa, consistente en aplicar a las instituciones hospitalarias las técnicas y métodos que se habían demostrado rentables en otros campos de la actividad productiva. No hay que olvidar que en un hospital se combinan factores comunes a los del resto de las empresas: sus recursos humanos, un equipo capital -inmuebles, quirófanos, tecnología, etc.- y materias primas como alimentos, medicamentos y productos farmacéuticos; prestaciones sanitarias y de hostelería. Se trata de servicios muy diversos, unos son fácilmente identificables y tangibles, pero otros son heterogéneos e intangibles. El alta hospitalaria de cada paciente es el resultado final que combina los diferentes productos intermedios utilizados en función de sus necesidades y la disponibilidad que ofrece el centro hospitalario[341].

En 1968, su primer año de actividad, el gasto de Personal ascendió a más de quince millones de pesetas y en el del capítulo II, que recoge el gasto en Bienes y Servicios, se superaron los 8.000.000 de las antiguas pesetas. La institución sanitaria se había abierto en el mes de abril y suponemos que los pacientes se irían incorporando progresivamente a las consultas y a la hospitalización, por lo que no son datos susceptibles de ser confrontados con los ejercicios siguientes, ni con otros centros de características similares, cuya actividad y ocupación corresponderían a un ejercicio económico completo.

Respecto a la financiación, ante la ausencia de cifras presupuestarias y costes anuales en los ejercicios siguientes, daré cuenta de los datos globales del presupuesto del INP y su procedencia. En 1976 la entidad indica en su Memoria anual que, en ese año, el 81,55% de la financiación procedía de las cuotas de trabajadores y empresarios, el 12,52% provenía de transferencias y el 0,63% era la aportación estatal. Un año después, en los Pactos de la Moncloa, se acordó que la contribución del Estado a la financiación de la Seguridad Social se incrementase hasta totalizar el 20% de su

---

340 HIDALGO VEGA, A., CORUGEDO DE LAS CUEVAS, I., y DEL LLANO SEÑARÍS, J., *Economía de la…*; p. 250.

341 FALGUERA MARTÍNEZ-ALARCÓN, J., *La contabilidad de gestión de los centros sanitarios*, Universidad Pompeu Fabra, Barcelona, 2002, pp. 436-438.

presupuesto. En 1981, siendo ya el Instituto Nacional de la Salud la entidad gestora de la Seguridad Social, la contribución estatal se fijó en el 10,39% de los ingresos totales del sistema y la aportación de las empresas y de los trabajadores, respectivamente, sería del 73,85% y del 13,14%[342].

La Ley General de Sanidad, en su artículo 82 establecía los criterios de asignación de recursos a las comunidades que tuviesen las competencias sanitarias; en estas la financiación atendería al criterio de población transferida, pero no era el caso de Castilla y León en la fecha de publicación de la norma, ya que hasta 2002 no las recibió. Para las comunidades que sí las tenían se fijaba un periodo transitorio de 10 años, tras el cual se podría conocer el coste real de los servicios que sería el aplicable a la hora de asignarles los recursos financieros.

Cuadro n.º 21.
Comparativo indicadores R. Virgen Blanca / media Castilla y León (autora)
(Fuente: Memoria INSALUD 1985).

COMPARATIVO INDICADORES VIRGEN BLANCA 1985			
CONCEPTOS	VIRGEN BLANCA	TOTAL CASTILLA Y LEÓN	%
PERSONAL Y GASTOS			
Plantilla	746	12.332	6,05
Camas	404	5.848	6,91
Personal/cama	1,85	2,11	
Días pers. Eventul por cama	4,66	4,21	
Horas guardia cama/Mes	14,92	18,93	
Personal total/Cama	2,14	2,39	
Gasto personal fijo	1.388.000.000	22.299.000.000	6,22
Gasto personal eventual	39.000.000	599.000.000	6,51
Guardias	36.000.000	518.000.000	6,95
Horas extras	68.000.000	1.028.000.000	6,61
Gastos capítulos I	1.531.000.000	24.443.000.000	6,26
Gasto capítulo II	461.000.000	7.443.000.000	6,19
GESTIÓN ECONÓMICA			
Coste medio por ingreso	110.147	153.751	71,64
Coste cama	10.489	12.001	87,40
Coste estancia	11.918	14.251	83,63

---

342 CONDE RODELGO, V., "Los últimos veinte años de los centros sanitarios en España". En 1989, la aprobación del Decreto 1088/89 supuso la incorporación de colectivos no cubiertos por la Seguridad Social. Se creó el Instituto Social de las Fuerzas Armadas (ISFAS), la Mutualidad General de Funcionarios Civiles del Estado (MUFACE), la Mutualidad de los Funcionarios de Justicia (MUGEJU) o la de Funcionarios de la Administración Local (MUNPAL), por lo que se hacía más dificultoso determinar la población protegida a la hora de asignar la financiación, siendo aplicado el criterio del coste efectivo de los servicios transferidos hasta alcanzar el criterio poblacional y la aproximación a la población protegida según los censos correspondientes.

Descendiendo al gasto concreto de cada hospital, he tenido acceso a la Memoria Anual del INSALUD del ejercicio presupuestario 1985 en la que se diferencian los gastos de las distintas comunidades autónomas y de cada uno de sus hospitales; esto me ha permitido realizar un análisis comparativo de los indicadores económicos de la Residencia Virgen Blanca con respecto a la media de los hospitales de Castilla y León.

La comunidad tenía entonces catorce hospitales públicos, uno en cada una de las nueve provincias que la integran; Burgos contaba dos hospitales más en su provincia, uno en Aranda de Duero y otro en Miranda de Ebro; Valladolid tenía uno más en la capital y otro en Medina del Campo; y la provincia leonesa, como hemos comentado, además del de la capital -objeto de este estudio- tenía otro en Ponferrada, la Residencia Camino de Santiago. Si analizamos los distintos indicadores del cuadro anterior, vemos que en 1985 la plantilla del hospital leonés representaba algo más del 6% del total del personal de las instituciones sanitarias comunitarias. Su dotación de camas era casi un 7% del total. La ratio de trabajadores sanitarios por cama era de 1,85 frente a los 2,11 del resto de hospitales y, en cuanto a la ratio de trabajadores totales por cama, era igualmente inferior, 2,14 frente a 2,39 de la media.

El gasto total por capítulos suponía algo más del 6% del conjunto del gasto sanitario público de Castilla y León, lo que estaba en consonancia con el resto de los elementos comparados. Los tres indicadores de gestión económica detallados en el cuadro anterior: el coste por ingreso, por cama y por estancia media[343], denotan que el coste por ingreso era inferior al de la media comunitaria en casi un 30%; el coste por cama era casi un 13% inferior a la media; y el coste por estancia estaba por debajo en un 17%. Por tanto, si las 404 camas que tenía la Residencia Virgen Blanca representaban el 6,91% del total de la comunidad y el número de trabajadores representaba solamente el 6,05%, se infiere que la plantilla era escasa y se estaba llevando a cabo una gestión económica eficiente, atendiendo a los parámetros de aplicación al conjunto de los hospitales del INSALUD.

Cinco años más tarde, en plena fusión hospitalaria, los datos habían variado de forma significativa, se mantenía el mismo número de camas que en 1985, pero había 994 trabajadores, un 33% más y el gasto del Capítulo I se había triplicado, alcanzando los 4.445.809.000 pesetas, lo que fue debido no solo al incremento de plantilla, sino también a los incrementos salariales que en el conjunto de estos años superaron el 40% -fue un periodo de fuerte inflación-; el Índice de Precios de Consumo (IPC) subió entre enero de 1986 y enero de 1990 un 37,4% (según el INE). El gasto del Capítulo II tuvo también una subida exponencial pues supuso 1.603.291.000 pesetas, frente a los 461.000.000 pesetas de 1985.

---

343 TEMES, J. L., PASTOR, V., y DÍAZ, J. L., *Manual de Gestión...*, pp. 194-199. El coste por ingreso se obtiene de dividir el 76% del coste total de hospitalización entre el número de enfermos ingresados; el coste por cama es el resultado de dividir el 76% del coste total de hospitalización por el número de camas en servicio, y el coste por estancia se obtiene de la fracción entre el 76% del coste total de hospitalización y el número de estancias causadas.

3.13. Evolución histórica de la sanidad en el periodo de estudio

La Ley de Bases de la Seguridad Social, de 28 de diciembre de 1963, marcó el inicio de la Seguridad Social universal al incluir en su ámbito de aplicación a todos los españoles cualquiera que fuese su sexo, estado civil o profesión, residentes en el territorio español: trabajadores por cuenta ajena de las distintas ramas de la actividad económica, mayores de catorce años, fijos, eventuales o de temporada, sea cual fuere su categoría profesional y la forma y cuantía de la remuneración que perciban; trabajadores por cuenta propia o autónomos, fuesen o no titulares de empresas individuales o familiares, mayores de dieciocho años que figurasen integrados en la entidad sindical correspondiente a su actividad; socios trabajadores de cooperativas de producción; servidores domésticos; estudiantes y funcionarios públicos y españoles no residentes en el territorio nacional según las disposiciones especiales establecidas al efecto.

Excluía al cónyuge, descendientes, ascendientes y demás parientes del empresario por consanguinidad o afinidad, hasta el tercer grado inclusive, ocupados en su centro o centros de trabajo, cuando conviviesen en su hogar y a su cargo, a no ser que se demostrase su condición de asalariados. Equiparaba a los súbditos de países hispanoamericanos, a los andorranos, filipinos, portugueses y brasileños residentes en el territorio español. No obstante, el Decreto 907/1966 de 21 de abril, que aprobó el Texto Articulado de la citada ley, decía en su artículo uno que no era de aplicación a los funcionarios públicos, que se regirían por leyes especiales.

Como hemos avanzado en el capítulo primero, desde finales de los años sesenta España experimentó un crecimiento económico por encima del de la mayoría de países de su entorno, pero a partir de 1973 se produjo una gran crisis energética que alcanzó a toda la Europa occidental y provocó la necesidad de buscar fuentes sustitutivas[344].

El franquismo había legado una política laboral paternalista y los primeros gobiernos democráticos de Adolfo Suárez y Leopoldo Calvo Sotelo eludieron afrontar reformas en profundidad. En octubre de 1977 se firmaron los "Pactos de la Moncloa", entre el gobierno de Adolfo Suárez y las organizaciones empresariales y sindicales, que lograron una moderación de precios y salarios, permitieron rebajar las tasas de inflación y evitaron la llamada "sudamericanización" de la economía -con grandes desigualdades sociales-; no obstante, las tasas de crecimiento interanual continuaron siendo muy bajas, el paro ascendió dramáticamente, la inflación se mantuvo alta y los déficits público y exterior se fueron elevando progresivamente[345]. Como hemos

---

344 BARRERA, C., "La España Democrática 1978-2004", capítulo 38, en PAREDES J., (coord.), *Historia de España Contemporánea siglo XX*, Ariel, Madrid, 2004, pp. 940-999.

345 MATÉS BARCO, J. M., "La economía española en la época de la democracia 1976-2004", en PAREDES J., (coord.), *Historia de España…*, pp. 1047-1066. Define los años transcurridos entre 1976 y 1982 como la época de la transición política a la democracia y a su plena implantación en la España de las autonomías.

visto en el capítulo I, España había heredado de la dictadura uno de los sistemas financieros técnicamente más atrasados de Europa, que precisaba ser reestructurado. En plena transición democrática Enrique Fuentes Quintana, ministro de Economía, y Francisco Fernández Ordoñez al frente del Ministerio de Hacienda, impulsaron las medidas reformistas; promovieron una política fiscal redistributiva que, en solo tres años, acercó la renta per cápita española a la de los países europeos occidentales. Las líneas maestras del nuevo sistema se centraron en la introducción del Impuesto sobre la Renta de las Personas Físicas (IRPF) que se completó con el Impuesto a la Renta sobre Sociedades y la simplificación de los demás impuestos. La entrada en la Comunidad Económica Europea supuso la sustitución del tradicional Impuesto sobre el Tráfico de Empresas (ITE) por el Impuesto sobre el Valor Añadido (IVA), principal tributo indirecto. A pesar de estas mejoras en el terreno financiero, era necesario aliviar la rigidez e insuficiencia recaudatoria[346]. No obstante, los datos constatan que durante la transición y los primeros años de la democracia hubo un importante crecimiento del llamado "estado del bienestar" -determinado por los gastos destinados a transportes, educación, sanidad, vivienda e industria-, según el cual España pasó de gastar un 4,3% de la Renta Nacional en 1958, a un 37,4% en 1986.

Tras la aprobación de la "carta magna", el gobierno democrático y los agentes sociales centraron sus negociaciones en mejorar las condiciones laborales, lo que tuvo como colofón la aprobación en 1980 de la Ley Básica de Empleo, en la que se estableció el llamado subsidio de desempleo (75% del SMI) y la Ley del Estatuto de los Trabajadores -vigente en la actualidad con algunas modificaciones-, que recogía importantes mejoras, entre las que destacamos las de la jornada laboral (43 horas semanales que en 1983 se redujeron a 40), o las vacaciones anuales (23 días al año, ampliados a 30 en 1984). En julio de 1984 se unificó el salario mínimo interprofesional (SMI) para todos los sectores de la economía, y se crearon las pensiones no contributivas y las asistenciales, que vendrían a cubrir un espacio social inexistente. En el ámbito de la jurisdicción laboral se creó en 1985 el Instituto de Mediación, Arbitraje y Conciliación (IMAC)[347].

La Seguridad Social, que a finales de los sesenta excluía todavía a importantes núcleos de población como el 32,7% de amas de casa, el 8,5% de estudiantes, el 31,8% de trabajadores por cuenta propia o el 5,1% de parados, hizo que sus responsables priorizaran la búsqueda de una gestión más eficaz; con este fin y el de controlar mejor los recursos disponibles, descentralizaron las prestaciones. Durante casi setenta años el INP había sido el organismo público español de protección social[348].

---

346 BARRERA, C, "La España democrática ...", pp. 881-999.

347 MARTÍN DE LA GUARDIA, R.M., y PÉREZ SÁNCHEZ, G., "La sociedad española a finales de siglo", capítulo 40, en PAREDES J., (Coord.) *Historia de España...*, pp. 1029-1037.

348 El INP, organismo de protección social, se creó en 1908, en virtud de Ley de 27 de febrero del mismo año, promulgada por el rey Alfonso XIII, bajo la presidencia del gobierno de Antonio Maura.

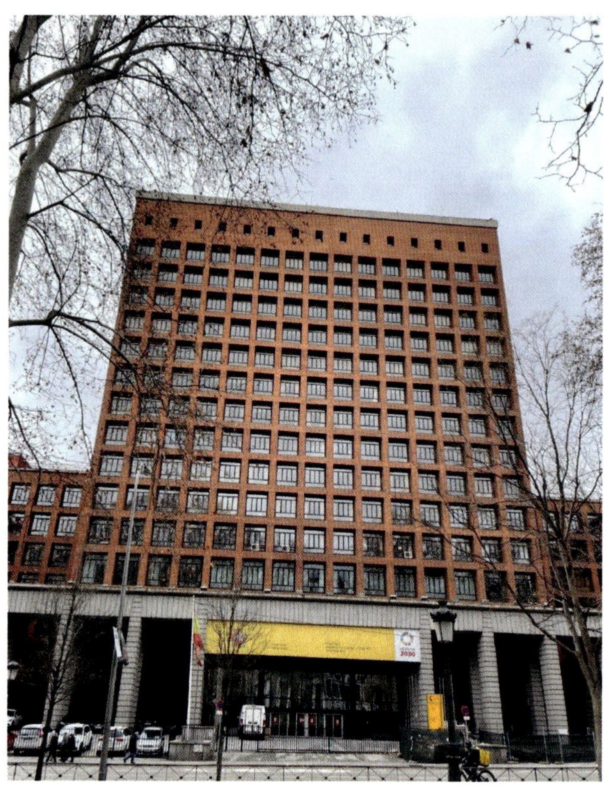

Figura n.º 56.
Ministerio de Sanidad y Consumo
(foto autora)

En julio de 1977 se instituyó el Ministerio de Sanidad y Seguridad Social que abrió la puerta a importantes transformaciones, unificó competencias dispersas y puso fin a la descoordinación y falta de planificación sanitaria anteriores. Más de un año después, el 18 de noviembre de 1978, pocos días antes de la entrada en vigor de la Constitución Española, se publicó el Real Decreto-ley 36/1978 sobre gestión institucional de la Seguridad Social, la salud y el empleo, que disolvía el INP y otorgaba la gestión y administración de los servicios de salud al Ministerio de Sanidad y Seguridad Social. Se crearon en su seno tres entidades gestoras del sistema, sujetas a los principios de solidaridad financiera y unidad de caja: el Instituto Nacional de la Seguridad Social (INSS), para las prestaciones económicas; el Instituto Nacional de la Salud (INSALUD), para el gobierno de los servicios sanitarios; y el Instituto Nacional de Servicios Sociales (INSERSO, para la gestión de servicios complementarios de las prestaciones.

En el ámbito sanitario, 1978 fue un año bisagra entre dos políticas distintas, expansiva la anterior y racionalizadora la siguiente, esta última, hija de la crisis, aportó mayor coherencia y planificación; más inclinada a la gestión y ordenación de los recursos que a la expansión de efectivos, supuso la ralentización del crecimiento del personal sanitario, el fin del modelo medicalizador de los recursos humanos y el comienzo de una etapa de atención creciente al personal de enfermería, tanto en la dotación de efectivos como en su cualificación[349].

Tres años después se dieron los primeros pasos para el traspaso de las competencias sanitarias a las comunidades autónomas. La primera en obtenerlas fue Cataluña, en 1981, Andalucía las recibió en febrero de 1984 y el País Vasco en junio de 1987. La siguiente fue Galicia, en diciembre de 1990. En Castilla y León, el Real Decreto 2559/1981, de 19 de octubre, ordenó la asignación de competencias, funciones y servicios sanitarios al Consejo General de la comunidad, con los medios personales, presupuestarios y patrimoniales precisos para su ejercicio; las transferencias sanitarias completas no llegarían hasta enero de 2002. En el ámbito de la atención primaria, una orden de la Consejería de Bienestar Social de la Junta de Castilla y León, de 17 de julio de 1984, constituyó las Zonas de Salud como demarcaciones geográficas y poblacionales, en las que se desarrollaría la atención de salud integral y continuada. En la provincia de León se crearon y delimitaron seis Zonas de Salud urbanas en la capital y dos en Ponferrada, se extinguieron numerosos partidos médicos que fueron integrados en las Zonas de Astorga I y II, Cistierna, San Andrés del Rabanedo, Valencia de Don Juan y Villablino[350].

El colofón de la transición sanitaria fue la publicación en abril de 1986 de dos importantes leyes: la Ley de Medidas Especiales en Materia de Salud Pública, que autorizaba a intervenir sobre personas o bienes en caso de peligro para la salud de la población, por razón de urgencia o necesidad, y a garantizar el abastecimiento de fármacos[351], y la Ley General de Sanidad[352], que ponía fin a una espera de más de ocho años para legislar sobre la protección de la salud y la obligación constitucional de dotar al país con un sistema integrador de los servicios sanitarios de las comunidades autónomas, su eje de funcionamiento -artículos 43 y 149.1.16 de la C.E.-. La ley dice en su preámbulo que evitará "saltos en el vacío", para lo cual se procurará la adopción progresiva de las nuevas estructuras y la adaptación a la marcha de los procesos transferenciales de cada comunidad. El Área de Salud pasaba a ser la estructura fundamental del Sistema Nacional de Salud (SNS) -unidad geográfica aglutinadora de todos los recursos sanitarios para la atención integral de la población, con sus propios órganos de planificación, dirección y gestión-, en la que se diferenciarían dos niveles: la atención primaria y la especializada. La primaria está constituida por las Zonas Básicas de Salud, subdivisiones geográficas atendidas por un Equipo de Atención Primaria (EAP) que incluía médicos generales, pediatras y profesionales de

---

349 *Boletín de Indicadores Sanitarios del INSALUD,* Secretaría General, Ministerio de Sanidad y Seguridad Social, Madrid, 1985, pp. 18 y 19.

350 FERNÁNDEZ ARIENZA, J., *Crónica de...,* p. 248.

351 PÉREZ JIMÉNEZ, R., "Políticas sanitarias y desigualdades en España", en ADELANTADO, J., *Cambios en el estado del bienestar: políticas sociales y desigualdades de España.* Icaria, Barcelona, 2000, pp.140-144.

352 Real Decreto 137/1984 sobre Estructuras Básicas de Salud, fue el inicio de la reforma sanitaria que culminaría con la publicación de la Ley 14/1986, General de Sanidad, de 25 de abril, reguladora de los aspectos básicos sanitarios que España quería encarar tras la instauración de la democracia.

enfermería, además de otros profesionales de apoyo en planificación y programas sanitarios (así continúa en la actualidad); la atención especializada se organizaría en torno a un hospital de referencia -en el nuevo orden sanitario, todas las instituciones cerradas de la Seguridad Social han pasado a denominarse hospitales-[353]. En el caso de la provincia leonesa, la Residencia Virgen Blanca fue, hasta la fusión con Princesa Sofía, el hospital correspondiente al Área de Salud de León, y la Residencia Camino de Santiago de Ponferrada, el del Bierzo.

La LGS recoge por primera vez el principio de autonomía de los pacientes que obligaría, en lo sucesivo, a tener presente su voluntad en materia de información y documentación clínica -la Ley de Autonomía del Paciente se desarrolló en 2002-. Hasta entonces las relaciones entre la administración sanitaria y los usuarios se habían regido por el principio de beneficencia, paternalista o no[354].

Según el historiador Pérez Giménez, en el aspecto sanitario, el periodo 1982-1986 corresponde al diseño del Sistema Nacional de Salud y el periodo 1987-1991 al del desarrollo de la Ley General de Sanidad que introdujo las nuevas políticas sanitarias y propició cambios organizativos también en la sanidad institucional[355].

En el plano económico, la firma en 1986 del Acta Única Europea, un tratado internacional firmado por doce países, entre ellos España, implantó una "cultura de la estabilidad" y de cooperación que contribuyó a la institución de la Unión Europea. En los años siguientes se fue reduciendo la distancia con los países más adelantados, lo que no significa que hubiesen desaparecido problemas como el paro, la inflación o el desequilibrio exterior, entre otros; pero el país, como hemos visto anteriormente, entró en la senda que le llevaría a formar parte del grupo de países desarrollados[356]. Se produjo también un cambio en el modelo de financiación del gasto sanitario público que pasaría a ser asumido por el Estado a través del sistema impositivo ordinario y se extendió la cobertura sanitaria de la Seguridad Social a las personas sin recursos[357].

En cuanto a la Residencia Virgen Blanca, sus veintidós años de historia fueron reflejo de estas transformaciones, la más importante el cambio de régimen político que dejó paso a la democracia. La extensión de la Seguridad Social a un abanico

---

353 TEMES, J.L., PASTOR, V., y DÍAZ, J.L., *Manual de Gestión*…, pp. 33-51.

354 El texto introductorio de la LGS dice que hasta 1975 no ha existido una especial confrontación entre los profesionales sanitarios y asegurados, pero posteriormente se han incrementado las reclamaciones debido a los progresos realizados por la ciencia médica y su carácter multidisciplinar, la tecnología sanitaria y el ejercicio de la medicina de equipo, entre otras, que han contribuido a aumentar el riesgo y la complejidad.

355 RODRÍGUEZ OCAÑA, E. y PÉREZ JIMÉNEZ, R., "Salud Pública en España. De la Edad Media al siglo XXI", Editorial Universidad de Granada, Granada, pp. 115-127. Disponible en: www.easp.eas

356 MATÉS BARCO, J.M., "La economía española…, pp. 1047-1065. Fueron unos años de consolidación económica promovida por la modernización de las instituciones, que culminó con la incorporación a la Unión Económica y Monetaria Europea (UEM), en 1999. Desde entonces hay libre circulación de mercancías, capitales, trabajadores y servicios, además de una moneda única, el euro.

357 Real Decreto 1088/1989, de 8 de septiembre, por el que se extiende la cobertura de la asistencia sanitaria de la Seguridad Social a las personas sin recursos económicos suficientes, norma asociada al artículo 43 de la CE.

cada vez mayor de sectores productivos hasta llegar a la universalidad de las prestaciones, los grandes avances científico-técnicos y las variaciones en la morbilidad de la población asistida fueron factores determinantes de la evolución del centro. Además, como hospital del Área de Salud de León, desde la publicación de la LGS era referencia asistencial para una población que desde el principio de los años sesenta iba en descenso, pero *a sensu contrario*, progresivamente, iba demandando más y mejores recursos sanitarios, como veremos más adelante.

Capítulo 4: LA FUSIÓN HOSPITALARIA. EL COMPLEJO ASISTENCIAL DE LEÓN

4.1. La transición

A lo largo de este estudio hemos podido asistir a la transición desde la medicina de pago o de beneficencia a la medicina pública y al derecho a la salud de todos los ciudadanos, reconocido por la Constitución Española de 1978 y garantizado por la Ley General de Sanidad de 1986. En poco más de treinta años el acceso universal y equitativo a los servicios de salud -que significó pasar de poco más del 40% de población asegurada en 1960 a un 98% de personas protegidas por la Seguridad Social en 1990-; la demanda de una atención sanitaria de calidad, más humana y centrada en el paciente, con tiempos de espera más cortos, mayor disponibilidad de especialistas y acceso a tratamientos y tecnologías avanzadas, supusieron un cambio del paradigma asistencial. En la ciudad de León los cambios en la atención hospitalaria culminaron en 1990 pero se habían ido gestando a lo largo de los diez años anteriores.

Como hemos visto en el capítulo II, el Hospital Princesa Sofía se había inaugurado en 1975. Solo cuatro años más tarde, representantes de la Diputación Provincial y del INSALUD dieron los primeros pasos para su futura integración en la red de centros de la Seguridad Social. Había dos motivos fundamentales para ello, por un lado, su adecuación a los nuevos requerimientos sanitarios que pocos años más tarde regularía la Ley General de Sanidad, y por otro, la búsqueda de una mayor rentabilidad social. Comenzó entonces un proceso de reorganización y reasignación de recursos que culminó el 25 de enero de 1990, fecha en que se aprobó el convenio de integración en el INSALUD, que contó con el voto único del partido socialista y que, seis meses después, ratificaría con su firma el ministro de Sanidad Julián García Vargas. Se constituyó así el Complejo Asistencial de León formado por los hospitales Virgen Blanca, Princesa Sofía y San Antonio Abad.

En la Residencia Virgen Blanca los graves problemas de espacio y el importante déficit de camas, que venía arrastrando desde 1975, no habían hecho más que agudizarse en los años siguientes; el Servicio de Medicina Interna, el más afectado, era aún el "cajón de sastre" de los pacientes de todas aquellas subespecialidades médicas que se habían desgajado de su tronco: Cardiología, Neumología, Digestivo, Nefrología, Endocrinología, Neumología y Oncología. El Dr. Muñoz Rodríguez, a la sazón jefe del servicio, explicaba el problema de saturación en un artículo publicado en la prensa local; manifestaba las dos causas fundamentales del problema: el progresivo envejecimiento de la población y la exigencia por parte de los pacientes de una asistencia cada vez más cualificada. Era necesario crear las infraestructuras necesarias para el funcionamiento y desarrollo de las nuevas especialidades médicas y aumentar el número de camas disponibles. El reto era conseguir que cada subespecialidad médica pudiese contar con profesionales suficientes para hacer frente a la creciente demanda y realizar una atención continuada diferenciada. No olvidemos que en aquellas fechas estos especialistas formaban parte del equipo de trabajo de Medicina Interna a la hora de realizar sus guardias -los días laborables eran de 17 horas y los festivos de 24-, durante las cuales debían atender a todos los pacientes que acudieran por razones urgentes, independientemente de que la patología a tratar fuera o no propia de su especialidad -a modo de ejemplo, un neurólogo de guardia habría de atender a un paciente con patología neumológica, cardiológica, oncológica, etc.-

El antiguo Hospital Antituberculoso Monte San Isidro, integrado en la AISNA desde 1972, había firmado en 1976 un concierto con el INP para la atención a los pacientes de la Seguridad Social, especialmente a los afectados por patologías de pulmón y corazón; a pesar de ello en los años siguientes estuvo infrautilizado. Sus instalaciones y sus 236 camas hubieran paliado parte de los problemas de hospitalización de estas y otras especialidades médicas[358].

Por su parte el Hospital San Antonio Abad estaba prácticamente en desuso, se había integrado en el INSALUD el día 1 de diciembre de 1988 -fecha en que se ratificó el traspaso mediante Acuerdo del Pleno de la Diputación Provincial-[359], y desde entonces ocupaba una pequeña parte de su espacio con pacientes psiquiátricos -para los que tenía una dotación de veinte camas- y con los despachos médicos de la especialidad. A principios de 1989 el entonces director provincial del INSALUD, Julián José Sandoval, informaba a la prensa local sobre la reciente cesión del edificio al INSALUD y su futura transformación en un centro hospitalario de media y larga estancia, en el que se pondría en marcha una unidad de Medicina Interna que funcionaría con la contratación de diez internistas[360]. Mientras tanto, decía: "las plantas de la Residencia Virgen Blanca destinadas a este servicio siguen teniendo un gran problema de falta de espacio para acoger una demanda de enfermos que tiende a incrementarse, registrándose al año casi 20.000 urgencias por patologías de este tipo. Los quince profesionales que integran la plantilla de las subespecialidades de Medicina Interna atienden las noventa camas destinadas al servicio y aplican todas las técnicas médicas de diagnóstico y tratamiento disponibles hasta llegar a la fase quirúrgica".

En esta situación, al iniciarse la década de los noventa, las autoridades de los dos organismos competentes, Diputación e INSALUD, con la tutela del Ministerio de Sanidad, llegaron al acuerdo de unir sus plantillas de trabajadores y sus instalacio-

---

358 En 2003 el CAULE asumió la gestión del Hospital Monte San Isidro y, desde entonces este ha funcionado como una unidad de hospitalización más del propio complejo asistencial.

359 Archivo General del CAULE.

360 *Diario de León*, "Astrid Rodríguez: 20.000 urgencias de Medicina Interna en Virgen Blanca. El citado servicio es el más colapsado del hospital", 15 de enero de 1989.

nes hospitalarias, afortunadamente muy cercanas en el espacio. El ansiado pacto fue suscrito el 25 de junio de 1990 con la firma del ministro de Sanidad Julián García Vargas y del presidente de la Diputación Provincial Alberto Pérez Ruiz. El 1 de agosto de 1990 el INSALUD asumió la gestión del Hospital Princesa Sofia y ese mismo día se inició el proceso de fusión de los servicios médicos y de apoyo de ambos hospitales, y las condiciones de la integración de los trabajadores; comenzaba así la actividad sanitaria en el recientemente creado Complejo Hospitalario de León.

La Seguridad Social contaría a partir de esa fecha con más de cuatrocientas nuevas camas para los más de 370.000 asegurados que tenía el área sanitaria de León -191.000 titulares y sus beneficiarios-, esto suponía la disponibilidad de 2,93 camas por cada mil habitantes; una cama sanitaria más por cada mil asegurados, quinientos nuevos profesionales de todas las categorías y nuevas instalaciones y espacios.

A pesar de ello, sería preciso mantener los conciertos con una sanidad privada que apenas había variado su dotación de camas desde el final de la década de los sesenta. La Obra Hospitalaria Nuestra Señora de Regla y San Juan de Dios, con 152 y 220 camas respectivamente en aquellas fechas, mantenían el concierto que habían firmado con el INP, y después con el INSALUD; no así la Clínica San Francisco que atendía solamente a pacientes particulares o procedentes de aseguradoras privadas. También se mantenían conciertos con las Clínicas López Otazú y Nuestra Señora de la Virgen Blanca.

El Hospital Psiquiátrico Santa Isabel seguiría perteneciendo a Caja España hasta 1993 y manteniendo concierto con la Diputación Provincial.

Se ponía fin a más de cinco años de negociaciones y empezaba una etapa llena de complejidad[361]. La fusión hospitalaria no fue fácil pues cada uno de los hospitales tenía modelos de gestión distintos y trabajadores sujetos a regímenes jurídicos diferentes. El INSALUD mostraba las lógicas reticencias debidas a la gran deuda que el Hospital Princesa Sofía acumulaba así como a las dificultades que encerraba la negociación de la integración laboral, que si bien tenía carácter voluntario, adentraba a los trabajadores en un engranaje normativo desconocido, el del personal estatutario, con el aliciente de nuevos derechos de movilidad interna, la posibilidad de traslados a centros fuera de la localidad y una futura carrera profesional (de la que ya comenzaba a hablarse en las negociaciones sindicales); derechos de los que no gozaban anteriormente[362].

---

361 *Vida Médica Leonesa*, núm. 236, noviembre - diciembre 1994. Portada: "La opinión de las partes": la mayoría coincide al señalar que la integración es positiva y beneficiosa para la medicina leonesa (declaraciones del Dr. Marsá Vila, gerente del Complejo Hospitalario de León).

362 FERNÁNDEZ ARIENZA, J., *Crónica de …*, p. 251.

4.2. La situación de la Residencia Virgen Blanca previa a la fusión

Para finalizar este estudio, hablaré de la situación que tenía la institución Virgen Blanca en aquel 1990, último año de su actividad independiente, lo que nos ayudará a clarificar las causas de la fusión hospitalaria.

La Memoria de Gestión del Complejo Asistencial de León del año 1990, elaborada por el INSALUD, refleja los indicadores de actividad de la Residencia Sanitaria que vamos a analizar seguidamente.

Los índices de estancia media de cada uno de los servicios médicos que reproducimos en el cuadro n.º 19, denotan que la estancia más prolongada correspondía a los pacientes de Medicina Interna, seguidos de los de Cirugía General.

Cuadro n.º 22.
La estancia media por servicios médicos de Virgen Blanca en 1990
(Fuente: Memoria de Gestión del Complejo Hospitalario de León 1990)

ESTANCIA MEDIA POR SERVICIOS EN LA RESIDENCIA VIRGEN BLANCA 1990	
SERVICIO MÉDICO	ESTANCIA MEDIA
Cirugía general	13,02
Dermatología	11,02
Ginecología	5,86
Hematología y Hemoterapia	7,55
Medicina interna *	13,98
Oftalmología	8,07
O.R.L.	9,34
Pediatría	4,57
Traumatología y Cirugía ortopédica	11,70
Urología	6,17
U.C.I.	5,27

En cuanto al índice de ocupación, como podemos observar en el cuadro n.º 23, el Servicio de Medicina Interna era el más elevado, sobrepasaba con creces el 100% de ocupación -el 134,24%-, por lo que sus pacientes reiteradamente debían ocupar camas disponibles de cualquier otra especialidad (son los llamados "pacientes periféricos")[363]. También Dermatología tenía un altísimo índice ocupacional; hay que tener en cuenta que únicamente tenía tres camas asignadas. El Servicio de Cirugía General y Aparato Digestivo, con 66 camas asignadas, tenían una ocupación cercana al 100%.

---

363 *Diario de León*, "Astrid Rodríguez: 20.000 urgencias de Medicina Interna.... El servicio que cuenta con medios suficientes de diagnóstico y tratamiento es el más colapsado del hospital. Las especialidades más demandadas del servicio son las de Neumología, Cardiología y Aparato Digestivo, que ocupan el 65% de las 90 camas de que dispone la especialidad.

Cuadro n.º 23.
Índice de ocupación por servicio médico de Virgen Blanca en 1990
(Fuente: Memoria de Gestión del Complejo Hospitalario de León 1990)

ÍNDICE DE OCUPACIÓN POR SERVICIOS EN LA RESIDENCIA VIRGEN BLANCA 1990	
SERVICIO MÉDICO	ESTANCIA MEDIA
Cirugía general	67,79
Dermatología	161,45
Ginecología	92,49
Hematología y Hemoterapia	104,65
Medicina interna*	134,24
Oftalmología	57,78
O.R.L.	84,94
Pediatría	44,45
Traumatología y Cirugía ortopédica	81,02
Urología	82,27
U.C.I.	73,62

Respecto al índice rotacional era Dermatología la especialidad con mayor rotación dado que sus pacientes generaban estancias de corta duración, seguida de Urología y de la Unidad de Cuidados Intensivos, por la misma razón.

Cuadro n.º 24.
Índice de rotación por servicio médico de Virgen Blanca en 1990 (Fuente: Memoria de Gestión del Complejo Hospitalario de León 1990)

ÍNDICE DE ROTACIÓN POR SERVICIOS EN LA RESIDENCIA VIRGEN BLANCA 1990	
SERVICIO MÉDICO	ESTANCIA MEDIA
Cirugía general	2,28
Dermatología	4,42
Ginecología	4,80
Hematología y Hemoterapia	4,21
Medicina interna*	2,92
Oftalmología	2,18
O.R.L.	2,76
Pediatría	2,95
Traumatología y Cirugía ortopédica	2,10
Urología	4,05
U.C.I.	4,24

4.3. La ejecución de la fusión hospitalaria

El día 1 de agosto de 1990 la Residencia Sanitaria Virgen Blanca perdió su nombre identitario para formar parte del nuevo Complejo Hospitalario de León. Comenzaron inmediatamente las reuniones entre el INSALUD -representado por Carlos Díez de Baldeón, que continuaría ejerciendo su cargo de director gerente hasta 1993- y el Comité de Empresa del Hospital Princesa Sofía, para negociar las condiciones laborales de su integración. La "fumata blanca" llegó con la publicación de la Orden de 27 de septiembre de 1994, reguladora de las condiciones de integración del personal laboral fijo del Hospital Princesa Sofía de León con Convenio de administración y gestión con el INSALUD, en los regímenes estatutarios de la Seguridad Social[364]. De los 544 trabajadores laborales fijos, fueron 521 los que optaron por cambiar su régimen laboral por el estatutario e incorporarse a categorías iguales o equivalentes a la suya. Únicamente veintitrés de aquellos, dada su edad próxima a la jubilación, optaron por seguir con el vínculo laboral anterior.

El Complejo Asistencial de León, hoy universitario, irrumpió como realidad sanitaria a finales del siglo XX y es seña de identidad local y provincial del siglo XXI en la ciudad de León. A modo de paradigma de lo que iba a ser el futuro del nuevo complejo hospitalario, diremos que un año después de la fusión hospitalaria, el 24 de julio de 1991, tuvo lugar la primera extracción múltiple de órganos (en la Residencia Virgen Blanca se había efectuado una primera extracción de dos riñones hacía más de seis años), cuya autorización databa de una orden ministerial de 1984 por la que la Residencia Virgen Blanca se había adherido al Plan Nacional de Trasplantes de Órganos[365].

Los establecimientos hospitalarios Princesa Sofía -y su edificio anexo para Medicina Nuclear-, y San Antonio Abad, así como las zonas destinadas a aparcamientos, viales y jardines aledaños, ocupaban una finca de 65.116 m², que linda al este con el llamado camino del Altollano y la calle de San Antonio, antiguo Camino del Hospital, al sur y al oeste limita con diversas fincas particulares y al norte con la propia Residencia Virgen Blanca, cuya finca se había reducido en 1.930 m² como consecuencia de una expropiación forzosa para el trazado de la Ronda Este de la ciudad. La superficie ocupada entonces era de 36.261 m².

---

364 BOE n.º 243 de 11.10.94.

365 Archivo de la Comisión de Trasplantes del CAULE. Consta la solicitud de autorización para la extracción de órganos, suscrita por el director, D. Santiago Travieso Gil, tramitada en virtud de la Ley 30/1979, de 27 de octubre, sobre Extracción y Trasplante de órganos, que regulaba la cesión, extracción, conservación, intercambio y trasplante de órganos humanos para ser utilizados con fines terapéuticos, y sin compensación alguna.

Figura n.º 57.
Área hospitalaria (foto Archivo CAULE)

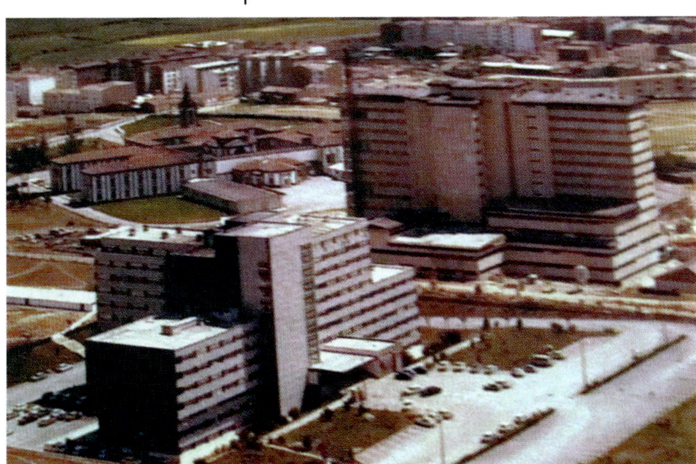

Sobre estas dimensiones surgió el espacio del Complejo Hospitalario de León para dar cobertura a una población de 376.392 personas del área sanitaria, distribuida en 175 municipios y 524 entidades menores[366].

Figura n.º 58.
Estructura del actual CAULE (Foto Archivo CAULE)

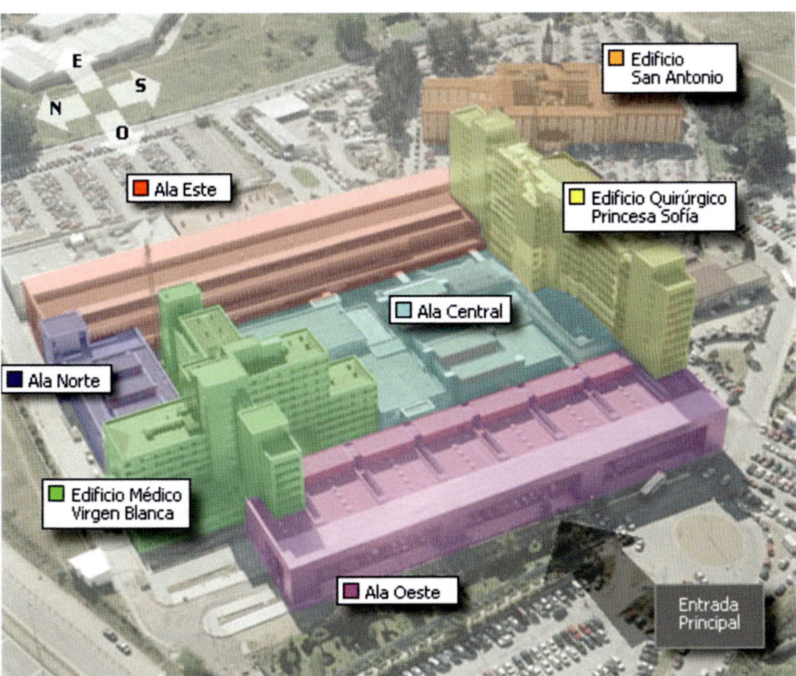

---

366 *Memoria de Gestión del Complejo Hospitalario de León 1990*, pp. 14-15.

Figura n.º 59.
Fachada principal del CAULE (foto Chimay)

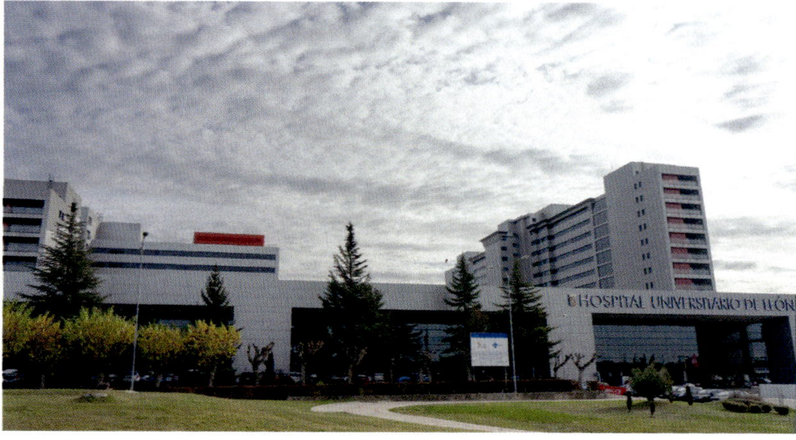

Figura n.º 60.
Vista lateral del CAULE (foto Chimay)

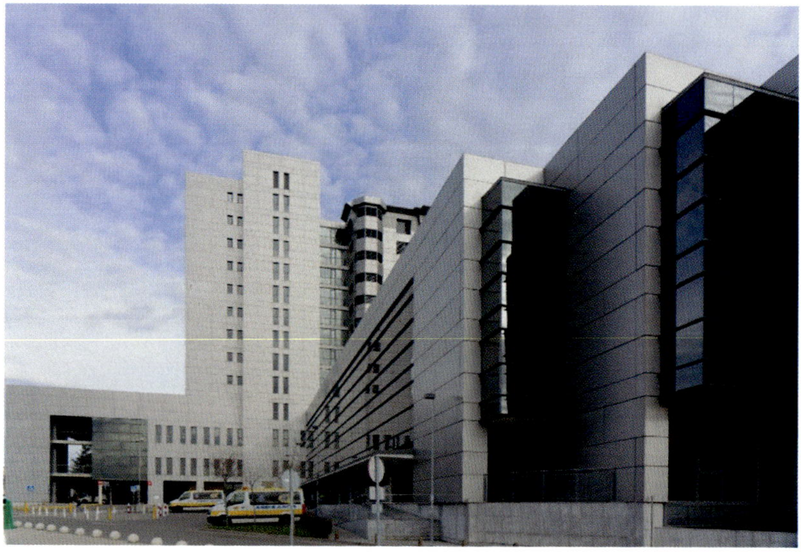

En el siguiente cuadro podemos ver la diferente situación que presentaba una y otra institución sanitaria. El número de camas que aportaban no difería demasiado, el Hospital Princesa Sofía tenía 449 camas y 404 la Residencia Virgen Blanca, sin embargo, los indicadores de actividad eran muy distintos. Con una ocupación superior en casi un 13%, la Residencia Virgen Blanca tenía un índice de estancia media inferior en cuatro días al del Hospital Princesa Sofía, y un número de urgencias, intervenciones y consultas externas no susceptible de comparación, dado el tipo de pacientes que cada centro recibía.

Cuadro n.º 25.
Situación de los hospitales fusionados en 1990 [367] (Fuente: Tesis doctoral Dr. Abajo Olea)

SITUACIÓN VIRGEN BLANCA Y PRINCESA SOFÍA 1990		
CENTRO	VIRGEN BLANCA	PRINCESA SOFÍA
Titular	INSALUD	Diputación
Año Inicio Actividad	1968	1975
Número de camas	404	449
Plantilla	1052*	612
Plantilla cubierta	997	544
Índice de ocupación	88,58%	76%
Índice de estancia media	9,28	13,3
Número de urgencias al año	49.148	11.743
Número de intervenciones al año	7.447	3.500
Número de primeras consultas al año	12.254	4.580
*55 de ellos eran MIR		

4.4. EL RESULTADO DE LA FUSIÓN HOSPITALARIA

A finales de 1990 la provincia leonesa contaba con tres centros hospitalarios públicos: en la capital el Complejo Hospitalario de León y el Hospital Monte San Isidro, transferido a la Junta de Castilla y León y concertado con la Seguridad Social, y en Ponferrada la Residencia Sanitaria Camino de Santiago; once hospitales privados concertados: siete en la capital, uno en La Bañeza, uno en Cistierna y dos en Ponferrada. En el ámbito de la Atención Primaria, el Área de Salud de León disponía de 39 centros de salud y 729 consultorios locales distribuidos en 28 Zonas Básicas de Salud. En cuanto al Área de Salud del Bierzo lo integraban once Zonas Básicas de Salud.

Figura n.º 61.
Actual Complejo Asistencial
Universitario de León (foto autora).

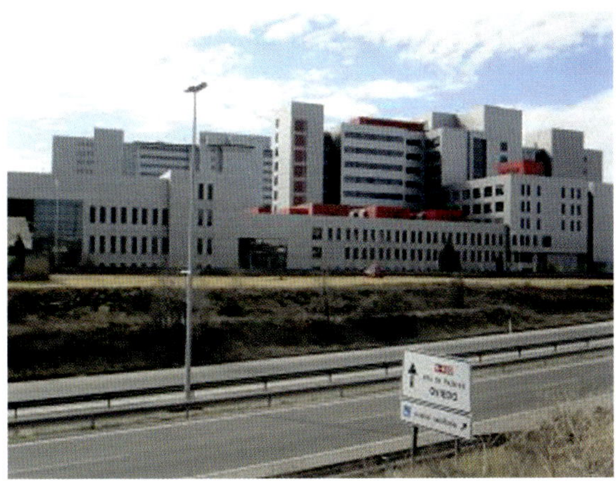

---

367 ABAJO OLEA, S. de, *Fusiones y alianzas estratégicas entre instituciones públicas de asistencia sanitaria*, Universidad de Navarra, Pamplona, 1993.

La gestión de la sanidad pública siguió correspondiendo al INSALUD hasta el 31 de diciembre de 2001, día anterior al del traspaso de las transferencias sanitarias a la Comunidad Autónoma de Castilla y León.

CONCLUSIONES

La Residencia Sanitaria de la Seguridad Social Virgen Blanca fue el primer centro hospitalario de titularidad estatal construido en la ciudad de León, con excepción de la antigua Maternidad Provincial que la Dirección General de Sanidad había inaugurado en 1956, y una pequeña clínica perteneciente al sindicato vertical. Ofreció asistencia hospitalaria a la población del Área de Salud de León durante 22 años, entre 1968 y 1990.

Al comienzo de la década de los sesenta del siglo XX, la población de la provincia leonesa, como ocurría en el resto de España, se había sobrepuesto al conflicto bélico y había entrado en una fase de equilibrio: un acusado descenso de la tasa de mortalidad, que se situaba por debajo del 10% y el mantenimiento de una natalidad estable, lo que le proporcionaría su máximo histórico poblacional, 584.117 habitantes. La capital, que había pasado de los 15.580 habitantes al comenzar el siglo XX a superar los 73.000, no paró de crecer y en 1990 casi los había duplicado -137.758-, un crecimiento que se realizó a costa de los núcleos rurales, pues el total provincial perdió casi 60.000 habitantes en la treintena.

La morfología de la pirámide poblacional nos indica: un aumento de la población dependiente -los mayores de 65 años representaban un 10% más-, un incremento del 2,5% de la población activa -entre 15 y 65 años-, y la disminución en un 13% de los menores de 14 años, como consecuencia del importante descenso de la natalidad que se había iniciado en los años ochenta.

La capital leonesa evolucionó durante el siglo XX a rebufo de la llegada del ferrocarril en el último cuarto del siglo anterior y del proyecto de Ensanche aprobado en 1904; su arquitecto Manuel Cárdenas, influido por el urbanismo higienista, se planteó tres objetivos: la construcción de redes de saneamiento y la orientación de las calles a la dirección de los vientos; consolidar el desarrollo de la ciudad hacia el núcleo ferroviario emergente más allá del río Bernesga y cubrir la expectativa de crecimiento. En 1956 la Ley del Suelo institucionalizó el planeamiento urbanístico global; el Ayuntamiento aprobó cuatro años después un Plan General de Ordenación Urbana, modelo de planificación urbanística, que no cuestionó el tipo anterior subyacente, según el cual la ciudad crecía al libre juego de las fuerzas económicas. Esto permitió que se siguieran multiplicando las muestras de un urbanismo vertical y especulativo, aunque su aplicación sí propició que se terminaran los barrios periféricos; las zonas verdes y los equipamientos urbanos hubieron de esperar a la llegada de la democracia para desarrollarse.

En el terreno económico, a finales de los años cincuenta el gobierno franquista, ante los evidentes signos de agotamiento y con el país prácticamente en suspensión de pagos, necesitaba salir del aislamiento e integrarse en la Comunidad Europea, por lo que comenzó a abrir las puertas a los usos que había más allá de sus fronteras. Para liberalizar y reforzar la economía en 1959 aprobó un Plan Nacional de Estabilización Económica que posibilitó un importante crecimiento y, aunque a mediados de los años setenta sufrió el freno de la llamada "crisis del petróleo", mejoró las condiciones de vida de la población.

En la provincia de León, durante los años sesenta, la principal actividad económica era la agricultura que, junto con la ganadería y la minería, ocupaba a más del 50% de la población activa; la construcción y la industria daban trabajo a una cuarta parte de los trabajadores y el resto pertenecía al sector terciario. En las décadas siguientes, los aumentos apreciables de empleo se registraron en actividades cuyo desarrollo dependía de los fondos públicos -sanidad, educación, servicios administrativos del Estado, etc.-. También el sector financiero, que abrió numerosas oficinas bancarias por todo el territorio, generó un buen número de puestos de trabajo junto con el transporte ferroviario y por carretera.

La sociedad leonesa no fue ajena a los cambios que el país venía experimentando desde finales del siglo XIX y muy especialmente en la segunda mitad del siglo XX, en aspectos culturales, educativos, sanitarios e incluso religiosos.

En el ámbito sanitario hemos visto que en 1955 se creó el primer ambulatorio de la ciudad, Hermanos Larrucea, en el que se unificaron los dos consultorios existentes con anterioridad; en 1956 entró en funcionamiento la Maternidad Provincial que permaneció abierta hasta pocos años después de la apertura de la Residencia Virgen Blanca, donde además de asistir al parto se ofrecía atención pediátrica al recién nacido; se difundieron campañas de vacunación frente a las principales enfermedades infecciosas, y se introdujeron importantes cambios en la higiene y en la alimentación -la leche, los vegetales y la carne-; factores todos ellos que servirían para mejorar la calidad de vida de los ciudadanos, especialmente de los niños, y se pondría fin a su elevada mortalidad -en 1960 fallecían 37 niños por cada mil nacidos y en 1991 eran únicamente siete-; la esperanza de vida aumentó en más de siete años, por lo que se podría decir que se pasó de "morir de niño" a "morir de viejo". Por su parte las mujeres comenzaron a incorporarse al mundo laboral, se difundieron medidas contraceptivas, la sociedad continuó el proceso de secularización iniciado antes de la Guerra Civil, y fueron arraigando nuevas formas de entender la sexualidad y la moral sexual; todo ello trajo consigo un importante descenso de la natalidad. Se produjo un proceso de modernización y transformación social que contribuyó al crecimiento de la capital y de las principales cabeceras de comarca.

La sanidad leonesa de los primeros años sesenta tenía una fisonomía eminentemente privada, había un hospital de gran tamaño perteneciente al cabildo catedralicio, el Hospital San Antonio Abad, dedicado a la asistencia de pacientes de pago y personas sin recursos, y casi una veintena de pequeñas clínicas de titularidad privada, cuya actividad se dividía entre la maternología y la cirugía para pacientes de pago y de aseguradoras privadas.

En 1961 se construyó el Hospital Antituberculoso Monte San Isidro que dedicó los siguientes 12 años al tratamiento de pacientes afectados de la enfermedad, endémica en la provincia, y a la que golpeó de forma importante. Entre 1963 y 1965 la ocupación del centro superó el 100%; el 85% de los pacientes eran casos de tuberculosis activa o secuelas derivadas de esta. En 1972, gracias a la mejora de las condiciones de vida y a eficaces tratamientos antibióticos, la contagiosa enfermedad prácticamente se erradicó, y el centro pasó a formar parte de la AISNA –Administración Institucional de la Sanidad Nacional-.

Así, al comienzo de la década de los sesenta el número de camas sanitarias operativas en la capital superaba apenas el medio millar; en Ponferrada, el Hospital de la Reina sumaba 72 camas más, y en núcleos de población como Sahagún, Astorga o La Bañeza algunas instituciones religiosas contaban con hospitales que aunaban la asistencia a peregrinos y a enfermos. El total provincial no alcanzaba las 700 camas de hospital para una población que superaba los 584.000 habitantes, de las que más del 80% eran de titularidad privada.

En 1965 el Hospital San Antonio Abad pasó de la dependencia del Cabildo catedralicio a la de la Diputación Provincial y de forma coincidente, gracias a la iniciativa de seguros privados y entidades religiosas católicas, en los cinco años siguientes, se pusieron en marcha cuatro grandes hospitales que crearon más de 920 camas sanitarias, 500 de las cuales eran para la atención psiquiátrica; en tan corto periodo de tiempo tuvo lugar la gran metamorfosis de la sanidad provincial, especialmente de la capital y su área sanitaria.

Paralelamente el Instituto Nacional de Previsión que veinte años antes había puesto en marcha un Plan Nacional de Instalaciones Sanitarias para dotar de instituciones abiertas -ambulatorios- y cerradas -residencias sanitarias- a todas las capitales y principales ciudades del país, inauguró en 1967 la Residencia Camino de Santiago en Ponferrada y, un año más tarde, en la ciudad de León, la Residencia Sanitaria Virgen Blanca, a la que he dedicado la segunda parte de este libro.

Las nuevas instalaciones hospitalarias representaron para los ciudadanos leoneses la disponibilidad de casi cuatro camas sanitarias por cada mil habitantes; aunque la media del país, según el Catálogo Nacional de Hospitales de 1970, estaba casi en una cama más, hay que considerar que diez años antes la ratio de camas apenas alcanzaba el 1‰. De estas camas más de quinientas estaban destinadas a los pacientes de la Seguridad Social, 280 en León y 270 en Ponferrada. La titularidad de ambos edificios correspondía al INP hasta la creación de la Tesorería de la Seguridad

Social, en 1978, que asumió la propiedad de todos los centros sanitarios del extinguido organismo.

La Residencia Virgen Blanca se construyó según el modelo de hospital de "torre y base" con doce plantas de altura, ocho de ellas para la hospitalización de pacientes, que albergaban doscientas ochenta camas para la cobertura sanitaria de 252.000 asegurados que tenía la capital y su área de salud en aquella fecha -un 48% de la población, entre titulares de cartilla y beneficiarios-. Ofertaba asistencia hospitalaria y ambulatoria en catorce especialidades: médico-clínicas, médico-quirúrgicas, Obstetricia y Ginecología, Pediatría, Radiología, Anatomía Patológica y Análisis Clínicos.

El aumento progresivo de la demanda como consecuencia del incremento de la población asegurada, especialmente tras la inclusión del Régimen Especial Agrario en la Seguridad Social que se hizo efectivo en julio de 1975, trajo como consecuencia que, transcurridos siete años desde la inauguración, fuera necesaria su ampliación; se instalaron 80 camas más a costa de desdoblar habitaciones individuales -excepto las de Toco-ginecología y Pediatría-. El centro acababa de acreditarse para la docencia MIR, y las estudiantes de la Escuela de Enfermería hacían allí sus prácticas desde 1972. En los cinco años siguientes los partos se incrementaron un 22%, muestra de una natalidad todavía en aumento y de una población protegida en crecimiento; las salas de Radiodiagnóstico estaban saturadas y el aparataje tenía constantes averías, que ocasionaban estancias innecesarias; los laboratorios precisaban espacio para albergar el aparataje; se requería instalar una unidad de coronarias y las consultas externas estaban desperdigadas por todo el edificio. Poco a poco se iban ocupando todos los huecos disponibles, se instaló un Banco de Sangre y se montó la Unidad de Cuidados Intensivos.

Ante esta situación, las autoridades sanitarias en el plazo de un año -entre 1975 y 1976- promovieron dos intentos de ampliación de las instalaciones, uno de los cuales incluía la construcción de un hospital materno-infantil, pero seguramente "los intereses creados" de diferentes colectivos, al frente de la sanidad privada, impidieron que ninguno se llevara a cabo.

En 1975 la Diputación Provincial inauguró, en terrenos aledaños a los de la Residencia Virgen Blanca, un hospital con más de cuatrocientas camas "destinadas a personas carentes de recursos económicos y a cuantas quisieran acudir al centro en régimen de pago o de asistencia concertada" que no ayudó a paliar el déficit de la Seguridad Social, aunque quince años más tarde sí contribuiría a la solución.

En 1985 se puso en funcionamiento un módulo anexo al edificio principal de la Residencia Virgen Blanca para albergar la Policlínica de Consultas Externas; liberó numerosos espacios hacinados y puso fin a la dispersión de la atención ambulatoria.

La organización hospitalaria del centro se reguló hasta 1986 por la Ley sobre Hospitales y el Reglamento General para el Régimen Gobierno y Servicios de las Instituciones Sanitarias de la Seguridad Social y, posteriormente, por la Ley General de Sanidad y un Real Decreto, el 521/1987, que aprobó un nuevo Reglamento sobre Estructura Organización y Funcionamiento de los Hospitales gestionados por el INSALUD; introdujo cambios importantes pero mantuvo la misma estructura orgánica anterior con una dirección unipersonal y una división tripartita: personal médico, personal de enfermería y personal de gestión y servicios generales.

Los trabajadores de las distintas profesiones sanitarias y no sanitarias que prestaban servicios en la institución tenían un régimen jurídico estatutario que definía sus derechos y obligaciones y como a los del resto de las instituciones sanitarias de la Seguridad Social, les permitía la movilidad por todas sus instalaciones dentro del territorio español.

Desde 1972, año en que se creó la Escuela de Enfermería de la Seguridad Social, sus sesenta alumnas por curso realizaban sus prácticas en el centro -entonces eran solo mujeres-. En 1975 se autorizó la docencia postgraduada de médicos especialistas. Ese año se incorporaron dieciocho médicos internos residentes (MIR), de nueve especialidades distintas; quince años más tarde había 55 médicos residentes y se mantenía la formación en nueve especialidades, aunque una de ellas, Oftalmología, había perdido la docencia -que recuperaría años después-. Se había creado la especialidad de Medicina Familiar y Comunitaria, cuya formación en los primeros años corrió cargo de los hospitales y no de los centros de atención primaria donde iban a prestar sus servicios tras la especialización y que años más tarde se harían cargo de su gestión y formación, si bien seguirían realizando rotaciones de aprendizaje en los centros hospitalarios.

La plantilla de trabajadores fue creciendo desde los 240 con los que empezó su actividad a los 997 de 1990 para un número de camas que se había ampliado en 124. Sus emolumentos se regulaban en los estatutos de aplicación y sus cuantías e incrementos anuales se determinaban a partir de la Constitución Española por la Ley General de Presupuestos del Estado.

Sometida a los controles de cuentas propios de los organismos públicos, la financiación hasta 1986 procedía de las cuotas de los asegurados de la Seguridad Social, después derivaría de los recursos fiscales y sería asignada a través de los presupuestos estatales. El gasto total del centro representaba anualmente el 6% del gasto sanitario público de la Comunidad de Castilla y León, en consonancia con lo que suponía el número de trabajadores y el número de camas en el conjunto de la autonomía.

En agosto de 1990 se fusionó con el Hospital Princesa Sofía y junto con el antiguo Hospital San Antonio Abad, que dos años antes se había traspasado al INSALUD, constituyeron un complejo hospitalario que se llamó Hospital de León. Tenía la Residencia Virgen Blanca un índice de estancia media en torno a 10 días, un índice de ocupación próximo al 90% y el número de ingresos anuales rondaba los 14.000.

El INSALUD, ante la demanda de camas existente, se veía obligado a mantener los conciertos con la sanidad privada: el Hospital San Juan de Dios y la Clínica Nuestra Señora de Regla, que desde finales de los años sesenta mantenían la misma dotación de camas, y con pequeñas clínicas como el Sanatorio López Otazú o Nuestra Señora de la Virgen Blanca; también mantenía desde 1976 un concierto con AISNA para utilizar las instalaciones del Hospital Monte San Isidro en las patologías de pulmón y corazón y, además, en el área de la psiquiatría, desde 1965 permanecía activo el Hospital Santa Isabel que continuó perteneciendo a la Fundación Caja España hasta 1993.

En esta situación, la Residencia Virgen Blanca tras la integración de los dos hospitales de la Diputación Provincial en el INSALUD perdió su nombre identitario para pasar a formar parte de un complejo asistencial.

En los veintidós años de funcionamiento ocurrieron en el país acontecimientos de gran calado; el más importante fue el cambio de régimen político. Así, en 1975, tras casi cuarenta años de dictadura, se inició la llamada Transición democrática que culminó con la aprobación de la Constitución de 1978. El país se instituyó como Estado social y democrático de derecho.

Entre los principios establecidos por la Carta Magna se recoge la igualdad de todos los españoles ante la ley y "el derecho a la protección de la salud que los poderes públicos deben organizar y tutelar a través de medidas preventivas y de las prestaciones y servicios necesarios". Ocho años después entró en vigor la Ley General de Sanidad que creó el Sistema Nacional de Salud, abrió la puerta de las transferencias sanitarias a las comunidades autónomas, y garantiza a todos los españoles -y extranjeros con residencia legal en España-, el derecho a una asistencia sanitaria gratuita. A finales de 1990 la cobertura de la Seguridad Social alcanzaba prácticamente a toda la población española.

La Residencia Virgen Blanca, hospital de referencia para el Área de Salud de León, pasó de dar cobertura a 252.000 asegurados -el 48% de la población-, a superar los 376.000 -el 98% de la población-. Su cartera de servicios compuesta inicialmente por catorce especialidades médicas, se amplió hasta treinta y cuatro; la Escuela de Enfermería propia se cerró y la de la Diputación Provincial pasó a depender de la Universidad de León; no obstante sus alumnas, y para entonces también alumnos, seguirían haciendo prácticas en la institución; los médicos en formación postgraduada (MIR) se multiplicaron por tres y el conjunto de la plantilla de profesionales se multiplicó -casi se cuadruplicó-; pero este importante crecimiento no fue acompañado de la ampliación de las dimensiones físicas del centro.

En 1990 se habían universalizado las prestaciones sanitarias, la población envejecía por primera vez en la historia y precisaba más camas sanitarias y mejor calidad en la atención recibida; se aplicaban estándares muy diferentes a los de aquellos años finales de los sesenta; los avances tecnológicos tanto en el equipamiento como en la práctica médica; los nuevos medicamentos; la evolución de los costes y la productividad de las organizaciones sanitarias; los cambios en el patrón de morbilidad de los ancianos y personas mayores dependientes y la aparición de nuevas enfermedades, como el SIDA, comenzaban a demandar importantes cambios en la organización y en el funcionamiento de los hospitales.

Los profesionales seguían reclamando más espacio, una dotación de plantilla adecuada a las necesidades y la incorporación de nuevas técnicas. Comenzaba la dispensación de tratamientos ambulatorios gracias al avance de los medios diagnósticos y terapéuticos, pero como ocurre en la actualidad, había y hay pacientes que precisan ingreso hospitalario, ya sea por traumatismos, cirugía, infecciones o por enfermedades crónicas.

Los hospitales más avanzados del país ensayaban ya en los noventa un novedoso concepto de uso quirúrgico, la Cirugía Mayor Ambulatoria (CMA) y también la llamada "Hospitalización de Día" -para pacientes oncológicos, psiquiátricos, postquirúrgicos, etc.-, a los que dispensaban tratamientos especializados sin necesidad de ingreso hospitalario, unidades que aliviaban la ocupación, pero precisaban de espacios idóneos.

La fusión de los tres hospitales de titularidad pública fue el embrión del cambio en la capital leonesa y generó el gran complejo asistencial actual que puso a disposición de los asegurados y beneficiarios del Área de Salud más de 400 nuevas camas sanitarias, casi duplicó el número de locales para las consultas externas -que pasaron de 44 a 85-; algunos servicios médicos como Anestesiología, Cardiología, Cirugía General, Traumatología, Análisis Clínicos y Otorrinolaringología, ampliaron de forma significativa el número de profesionales e incorporó dos nuevas especialidades: Neurocirugía y Cirugía Vascular.

Los primeros efectos de la fusión se detectaron al año siguiente, al incrementarse en un 40% el número de ingresos hospitalarios que pasó de los 14.075 en 1989 a 23.455 en 1991. El número de pacientes que acudían a urgencias creció en más de 15.000, lo que supuso un importante aumento de la presión asistencial, del 51% previo a la fusión a más del 79%; también subió el índice de estancia media que pasó a rondar los 11 días.

Desde entonces, el Complejo Asistencial Universitario de León no ha dejado de crecer en recursos humanos y tecnológicos para dar una atención de calidad a la población leonesa.

"La historia nos permite conocer el pasado para entender el presente y construir el futuro". Esta frase del escritor George Orwell, recogida en su libro *1984,* refleja el poder de la historia, y sirve para expresar la razón que ha impulsado este trabajo. Deseo que esta modesta aportación sirva para entender mejor la realidad sanitaria actual de la provincia de León y especialmente de su capital.

ARCHIVOS CONSULTADOS:

ARCHIVO MUNICIPAL DE LEÓN
ARCHIVO DE LA CATEDRAL DE LEÓN
ARCHIVOS CAULE:
    ARCHIVO COMISIÓN DE DOCENCIA
    ARCHIVO RECURSOS HUMANOS
    ARCHIVO SERVICIO DE OBRAS Y MANTENIMIENTO
    ARCHIVO DE LA SECRETARÍA DE TRAUMATOLOGÍA Y CIRUGÍA ORTOPÉDICA
    ARCHIVO DEL SERVICIO DE MATERNIDAD
ARCHIVO HISTÓRICO DE LEÓN
BIBLIOTECA INSTITUTO NACIONAL DE GESTIÓN SANITARIA
CENTRO DE DOCUMENTACIÓN DE CRUZ ROJA ESPAÑOLA
REGISTRO DE LA PROPIEDAD DE LEÓN

REPERTORIO DE FUENTES DOCUMENTALES

Archivo Municipal de León

Expediente n.º 85, "Obras Antiguas y Fomento". La Comisión Municipal acordó el 14 de abril de 1947, la cesión al Ministerio de la Gobernación de 2015 m², en los terrenos del viejo cementerio, para construcción de una casa de maternidad.

Expediente n.º 833/1961, número de Registro General 4228, Signatura 167722, Caja de Ahorros y Monte de Piedad de León, representada por D. Emilio Hurtado Llamas. Construcción de edificio destinado a Sanatorio Psiquiátrico, en Carretera de Madrid, barrio de Puente Castro (León), Cuesta del Portillo.

Expediente n.º 1683/65 del Negociado de Fomento: "Solicitud licencia parta construir edificio destinado a Residencia Sanitaria en las inmediaciones del Hospital San Antonio Abad". Número Registro General 8656, caja 7619, doc. 118. Fecha de entrada 28.09.65. Contiene Memoria descriptiva del edificio.

Expediente n.º 2162/75 del Negociado de Fomento: "Consulta sobre proyecto de construcción de la ampliación de la Residencia Sanitaria Virgen Blanca de la Seguridad Social". Número Registro General 12048. Fecha de entrada 8.09.75.

Expediente n.º 1825/76 del Negociado de Fomento: "Consulta sobre Construcción de Maternidad y Hogar Infantil, ampliación Residencia Sanitaria Virgen Blanca". Número Registro General 11180. Fecha de entrada 4.08.76.

Archivo Catedral de León

Expediente n.º 10070-4 y 10070-2.

Expediente n.º 10000 - Fundación Hospital San Antonio Abad.

Archivos CAULE

Archivo de la Comisión de Docencia - documento de acreditación de la docencia MIR, en 1975.

Archivo de RR. HH. - datos de plantilla de 1968, 1986 y 1990. Retribuciones 1980-1990.

Archivo Secretaría del Servicio de Traumatología y Cirugía Ortopédica.

Archivo del Servicio de Maternidad.

Archivo del Servicio de Mantenimiento y Obras - datos relativos a la construcción y distribución de servicios y unidades.

Archivo y Biblioteca del Instituto Nacional de Gestión Sanitaria (INGESA)

Memoria del INP de 1967, Servicio de Documentación y Publicaciones del INP, Madrid, 1968.

Memoria INP 1968, Servicio de Documentación y Publicaciones del INP, Madrid, 1969.

Memoria INSALUD 1980, Madrid, Servicio de Documentación y Publicaciones del INSALUD, Ministerio de Sanidad y Seguridad Social, Madrid, 1981.

Boletín de Indicadores Sanitarios del Instituto Nacional de la Salud, Servicio de Documentación y Publicaciones, Secretaría General, Ministerio de Sanidad y Seguridad Social, noviembre, 1985.

Memoria INSALUD 1985, Servicio de Documentación y Publicaciones del INSALUD, Ministerio de Sanidad y Seguridad Social, Madrid, 1986.

Indicadores de Gestión de Hospitales 1985, publicación del Área Económica del INSALUD, Ministerio de Sanidad y Seguridad Social, Madrid, 1986.

La arquitectura del INSALUD 1986 -2000. Libros 1 y 2, INSALUD, publicación n.º 1768, Ministerio de Sanidad y Seguridad Social, Madrid, 2000.

Evolución de la actividad por hospitales 1989-1991, Dirección General del INSALUD, Subdirección General de Asistencia Especializada, Ministerio de Sanidad y Seguridad Social, Madrid, 1992.

Red hospitalaria propia y administrada. Actividad hospitalaria 1990 - 1989, INSALUD, Ministerio de Sanidad y Seguridad Social, Madrid, 1991.

Memoria de Gestión del Complejo Hospitalario de León 1990, Ministerio de Sanidad y Consumo, Instituto Nacional de la Salud, Ministerio de Sanidad y Seguridad Social, León, 1991.

Archivo Histórico de León

Documentación de la extinta Jefatura Provincial de Sanidad que recoge los datos de la vacunación efectuada en la provincia de León entre los años 1955 a 1961, y las solicitudes de vacunas efectuados a la Jefatura Provincial de Sanidad por parte de los médicos titulares de distintos ayuntamientos de la provincia de León.

Centro de Documentación de Cruz Roja Española

Datos relativos a la Clínica Cruz Roja de León facilitados el 18 de noviembre de 2021, Madrid, 2021.

Registro de la Propiedad de León

Inscripción registral de la Residencia Sanitaria de la Seguridad Social Virgen Blanca, a nombre del Instituto Nacional de Previsión, n.º 7.059, de 6 de febrero de 1948

Inscripción registral de la Residencia Sanitaria de la Seguridad Social Virgen Blanca a nombre de la Tesorería General de la Seguridad Social, n.º 15.339.

BIBLIOGRAFÍA

ABAJO OLEA, S., *Fusiones y alianzas estratégicas entre instituciones públicas de asistencia sanitaria*, Universidad de Navarra, Pamplona, 1993.

ALCAIDE GONZÁLEZ, R., "La introducción y el desarrollo del higienismo en España durante el siglo XIX", *Scripta Nova*, n.º 50 (1999). En: http://www.ub.edu/geocrit/sn-50.htm

AGAPITO Y REVILLA, J., *La obra de los maestros de la Escuela Vallisoletana*, Casa Santarén, 1929, pág. 14.

ALMODOVAR, M. A., *El hambre en España: una historia de la alimentación*, OBERON, Madrid, 2003.

ÁLVAREZ FERNÁNDEZ, F. J., "De la muerte de Franco a la consolidación democrática" y "La lucha por el cambio (1962-1975)", en CARANTOÑA ÁLVAREZ, F. (coord.), *La Historia de León*, vol. IV, Universidad de León y *Diario de León*, León, 1999, pp. 456-478.

ÁLVAREZ FERNÁNDEZ, F. J., SEN RODRÍGUEZ, L. C., "Las transformaciones económicas de los siglos XIX y XX", en CARANTOÑA ÁLVAREZ, F. (coord.), *La Historia de León*, vol. IV, Universidad de León y *Diario de León*, León, 1999, pp. 60-103.

ALCAIDE GONZÁLEZ, R., "La introducción y el desarrollo del higienismo en España durante el siglo XIX", *Scripta Nova*, n.º 50 (1999). En: http://www.ub.edu/geocrit/sn-50.htm

ARIAS FERNÁNDEZ, A. I., "San Antonio Abad, el hospital de beneficencia de León (y II)", *Argutorio*, año 8, n.º 16 (2006). En: https://dialnet.unirioja.es

CABRERA BARRERA, I., "Los logros de las enfermeras a lo largo de la historia", *salusplay* (marzo 2020). En: https://www.salusplay/com/blog/logros-enfermería

CASCO SOLÍS, J., "Las Topografías Médicas: Revisión y Cronología", *Asclepio*, vol. LIII-1, 2001. En: https://www.divulgameteo.es

ASENJO-SEBASTIÁN, M.A., "Difícil camino, espléndida realidad: el sistema MIR". *FEM: Fundación Educación Médica*, 2018.

ASHFORD, D. E., *La aparición de los Estados de Bienestar*, Ministerio de Trabajo y Seguridad Social, Madrid,1989.

BALLESTEROS POMAR, M., *Asistencia hospitalaria en la ciudad de León: de los hospitales medievales de la iglesia y beneficencia a las clínicas y sanatorios del siglo XX*, Universidad de León, León, 2008, pp. 15-425.

BALLESTEROS SAHORÍ, A., *Historia de un hospital. San Juan de Dios de León*, Everest, León, 2006, pp. 28-52.

BARRERA, C., "La España democrática 1978-2004", en PAREDES, J. (coord.), *Historia de España Contemporánea siglo XX*, cap. 38, Ariel, Barcelona, 2004, pp. 881-999.

BODELÓN SÁNCHEZ, C., "Centros de la Diputación para la acogida de menores", *Humanismo y Trabajo Social*, vol. 12, en BULERIA, Universidad de León, 2014, pp. 149-169.

CABO SALVADOR, J., *Gestión Sanitaria integral: pública y privada. Sistema sanitario español: antecedentes históricos*, Centro de Estudios Financieros, Madrid, 2010, cap. 2.

CARNERO ARBAT, T., "Franquismo y nacionalismos", en FUSI AIZPIRÚA, J. P. (coord.), *Historia de España Menéndez Pidal*, XLI**, Espasa Calpe, Madrid, 2001, pp. 368-389.

CARANTOÑA ÁLVAREZ, F., "La implantación del sistema constitucional y la creación de la Comunidad Autónoma de Castilla y León", en *La Historia de León*, vol. IV, Epílogo, Universidad de León y *Diario de León*, León, 1999, pp. 479-489.

CARANTOÑA ÁLVAREZ, F. y PUENTE FELIZ, G., *Historia de la Diputación de León*, tomo I, Diputación de León, León, 1995, pp. 7 y 500-506.

CASTRO MOLINA, J., y CASTRO GONZÁLEZ, Mª P., *et alii*, "Arquitectura hospitalaria y cuidados durante los siglos XV al XIX". Cultura de Cuidados. *Index de Enfermería*, vol. 21 n.º 3, jul./sep., 2012, pp. 16-46. En: http://doi.org/10.7184/cuid.2012.32.05

CONDE RODELGO, V., "Los últimos veinte años de los centros sanitarios en España", *Arbor* CLXX, 670, octubre 2001, pp. 251-255.

DONAHUE, M. P., *Historia de la enfermería, Doyma*, Barcelona, 1989, pp. 467-469.

ESCUDERO, R., *XXV Aniversario Hospital Princesa Sofía 1975-2000*, "Del Hospital General de León al Hospital General Princesa Sofía", MURES QUINTANA, A., (recop.), Diputación de León, León, 2000, pp. 49-82.

FALGUERA MARTÍNEZ-ALARCÓN, J., *La contabilidad de gestión de los centros sanitarios*. Universidad Pompeu Fabra, Barcelona, 2002, pp. 436-438.

FARIÑA TOJO, J., HIGUERAS GARCÍA, y E., ROMÁS LÓPEZ, E., *Ciudad, urbanismo y salud*, Ministerio de Sanidad, Consumo y Bienestar Social, Madrid, 2019, pág. 7.

FERNÁNDEZ ARIENZA, J., *Crónica de la Medicina en León 1900-1993*, Colegio Oficial de Médicos de León, León, 1994, pp. 33-252.

FERNÁNDEZ ARIENZA, J., *Medicina y Sociedad en León durante el siglo XIX*, MIC, León, 1998, pp. 147-149.

FERNÁNDEZ CASTAÑÓN, G., *León entre recuerdos y añoranzas*, Los libros de Camparredonda, Gregorio Fernández Castañón, León, 2017, pp. 45-47.

FERNÁNDEZ FERNÁNDEZ, P. V., *Tardofranquismo y transición en León*, Instituto Leonés de Cultura, León, 2005.

FERNÁNDEZ FERRÍN, C., *et alii*, *Historia de la enfermería*, Universidad de Barcelona, Masson, Barcelona, 2003, pp. 100-102.

FERREIRA FERNÁNDEZ, M., "Martínez de la Piscina y la arquitectura hospitalaria", *Boletín de Bellas Artes de San Fernando*, n.º 117, Madrid, 2015, pp. 76-86.

GARCÍA DELGADO, J. L. y JIMÉNEZ, J. C., "La economía", en CARR, R. (coord.), *Historia de España Menéndez Pidal*, XLI *, Espasa Calpe, Madrid, 1996, pp. 441-506.

GARCÍA FERNÁNDEZ DE LA CUESTA, D., *Hospital de Cruces 1955-1993, La Ciudad Sanitaria de Bizkaia*, Hospital de Cruces, Bilbao, 2007, pp. 4-10.

GARCÍA Y PONCE DE LEÓN, R., *Vida y muerte en la ciudad. Topografía médica de León*. Estudio introductorio de Antonio T. Reguera Rodríguez, Diputación de León, León, 1988, pp. 3-4.

GÓMEZ MOLÍ, M. I., PASTOR, V., "La informática en el hospital", en TEMES, J.L., PASTOR, V., y DÍAZ, J. L., (coords.), McGRAW – HILL, Interamericana de España, Madrid, 1992, pp. 193-215.

GONZÁLEZ GONZÁLEZ, M.J., "El envejecimiento actual de la población leonesa", *Polígonos*, núm. 1, 1991, pp. 21-26.

GONZÁLEZ GONZÁLEZ, M. J., y PÉREZ LLAMAZARES, M. E., *Atlas social de la ciudad de León*, Universidad de León, León, 2000, pp. 15-16.

GUTIÉRREZ CAMPILLO, J., "El hospital San Antonio Abad de León. Siglos XV al XX", en *León y su historia*, vol. VII, Caja España y Archivo Histórico Diocesano de León, León, 2002, pp. 28-60.

GUTIÉRREZ CAMPILLO, J., *Obra Hospitalaria Nuestra Señora de Regla. Cuarenta aniversario 1963-2002*, Fundación Obra Hospitalaria, León, 2003, pp. 7-13.

GUTIÉRREZ MARTÍ, R., (dtor.) *Nuevo modelo de gestión hospitalaria*, Subdirección General de Atención Hospitalaria, INSALUD, Servicio de Relaciones Públicas, Información y Publicaciones, Ministerio de Sanidad y Seguridad Social, Madrid, 1984, pp. 11-26.

HIDALGO VEGA, A., CORUGEDO DE LAS CUEVAS, I., y DEL LLANO SEÑARÍS, J., *Economía de la Salud*, Pirámide, Madrid, 2001, pp. 248-250.

LAÍN ENTRALGO, P., *Historia de la Medicina moderna y contemporánea*, Editorial Científico-Médica, Madrid, 1963, pág. 35.

LEAL HERRERO, F., *XXXV Aniversario del Hospital Santa Isabel 1965-2000*. Recopilatorio VI Jornadas Asociación Leonesa de Salud Mental, "La reforma psiquiátrica en Castilla y León desde el Villacián de sus orígenes", Junta de Castilla y León, León, 2000, pp. 15-20.

LIVI BACCI, M., "La relación entre nutrición y mortalidad en el pasado, un comentario", en *El hombre en la historia, siglo XXI*, Madrid, 1990, pp. 103-109.

LÓPEZ DE LUCIO, R., *Ciudad y urbanismo a finales del siglo XX,* Universidad de Valencia, Valencia, 1993, pp. 133-139.

LÓPEZ GALLEGOS, S., "La política social desarrollada por la Organización Sindical durante el primer franquismo en Zamora (1939-1945"), *Studia Zamorensia*, n.º 7, 2005, pp. 140-144.

LÓPEZ GONZÁLEZ, E., R*etrospectiva y perspectiva de la economía leonesa. ¿Hacia la sociedad de la información?* – Memoria comercial y estudio sobre el desarrollo de los negocios en la provincia de León (1962-1963), Universidad de León, León, 1964.

LORENTE DE DIEGO, A., MARTÍN GÓMEZ, y C., CASTRO MOLINA, F.J., "Construir 34.000 camas en España. El reto del Plan Nacional de Instituciones Sanitarias (1942-1982)", *Informes de la construcción*, vol. 73, n.º 562, 2021, pp. 5-21. En: https://doi.org/10.3989/ic.78487

MARCIDE ODRIOZOLA, M. J., "Estado actual de la arquitectura hospitalaria en España", *Arquitectura* 19 (1960).

MARSET CAMPOS, P., SÁEZ GÓMEZ, J.M., y MARTÍNEZ NAVARRO, F., "La Salud Pública durante el franquismo", *Dynamis,* vol. 15, 1995, pp. 211-250.

MARTÍN DE LA GUARDIA, R.M., y PÉREZ SÁNCHEZ, G., "La sociedad española a finales de siglo", en PAREDES J., (coord.) *Historia de España Contemporánea siglo XX*, cap. 40, Ariel, Barcelona, 2004, pp. 1029-1037.

MARTÍN GARCÍA, A., y PÉREZ ÁLVAREZ, M. J., "Hospitalidad y asistencia en la provincia de León a finales del Antiguo Régimen (1728-1896)", *Dynamis,* 2007, pp. 3-11.

MARTÍNEZ CABRERA, A., "Normativa Estatutaria del Personal del Área Sanitaria de la Seguridad Social. Sistemas retributivos", Escuela de Gerencia Hospitalaria, Madrid, 1999.

MATÉS BARCO, J. M., "La economía española en la época de la democracia 1976-2004", en PAREDES J., (coord.) *Historia de España Contemporánea siglo XX*, Ariel, Barcelona, 2004, pp. 1047-1066.

MORCHÓN SAN JOSÉ, J., *XXXV Aniversario del Hospital Sante Isabel 1965-2000*. Recopilatorio VI Jornadas Asociación Leonesa de Salud Mental, "Introducción", Junta de Castilla y León, León, 2000, pp. 13-30.

MORENO FERNÁNDEZ, L, "Reforma social, franquismo y estado del bienestar democrático", en GONZÁLEZ MADRID, D. A. y ORTIZ HERAS, M. (coords.), *El estado del bienestar entre el franquismo y la transición*, Ramiro Domínguez Herranz, Madrid, 2020, pp. 25-31.

MONTAGUT CONTRERAS, E., "La transición demográfica en la revolución industrial", *Los ojos de Hipatia*, abril 2014, pp. 1-2.

NAVARRO, H., Y PASTOR, V., en TEMES, J.L., PASTOR, V., y DÍAZ, J. L., (coords.), McGRAW – HILL, Interamericana de España, Madrid, 1992, pp. 189-217.

PACHO, EULOGIO, *Historia de la Congregación de las Carmelitas Misioneras*, tomo IV, Monte Carmelo, Burgos, 2003, pp. 912-919.

PAREDES ALONSO, J. (dir.), *Historia Contemporánea de España siglo XX*. Ariel, Barcelona, 2010, pp. 120-130,

PÉREZ JIMÉNEZ, R., "Políticas sanitarias y desigualdades en España", en ADELANTADO, J., *Cambios en el estado del bienestar: políticas sociales y desigualdades de España*, Icaria, Barcelona, 2000, pp. 140-144.

PÉREZ PIÑERO, J., "Las transiciones demográficas y epidemiológicas y la calidad de vida, objetivos de la tercera edad", *GEROINFO*, vol. 1, n.º 3, 2006.

PIELTAIN ÁLVAREZ-ARENAS, A., *Los Hospitales de Franco. La versión autóctona de una arquitectura moderna*, Universidad Politécnica de Madrid, Madrid, 2003, pp. 35-265.

PINILLA DÍAZ, A. V., "Reflexiones para una revisión eliasiana de la enseñanza de la historia", *Folios*, n.º 47, 2018.

REDERO SAN ROMÁN, M., "La transformación de la sociedad española", en FUSI AIZPURÚA, J. P., *Historia de España Menéndez Pidal*, XLI**, Introducción, Espasa Calpe, Madrid, 2001, pp. 15-18.

REGUERA RODRÍGUEZ, A.T., *La ciudad de León en el siglo XX*, Colegio Oficial de Arquitectos de León, León, 1987, pp. 7-95.

REGUERA RODRÍGUEZ, A. y SERRANO ÁLVAREZ, J. A., "La población leonesa en la época contemporánea. El régimen demográfico", en CARANTOÑA ÁLVAREZ, F., (coord.), *Historia de León*, vol. IV, Universidad de León y *Diario de León*, León, 1999, pp. 19-39.

ROBLES GONZÁLEZ, E., GARCÍA BENAVIDES, F., y BERNABEU MESTRE, J., "La transición sanitaria en España desde 1900 a 1990", *Revista Española de Salud Pública*, 1996, pp. 229-230.

RODRÍGUEZ GONZÁLEZ, J. J., "La Dictadura Franquista: Evolución económica e inmovilismo político (1959-1975)", en CARANTOÑA ÁLVAREZ, F., (coord.), *Historia de León*, vol. IV, Universidad de León y *Diario de León*, León, 1999, pp. 382-419.

RODRÍGUEZ MONTES, J. J., "Importancia del hospital para la enseñanza clínica y la investigación biomédica", *Revista española de investigaciones quirúrgicas*, n.º 1, 2017, pp. 26-30.

RUILOBA QUECEDO, C., *Arquitectura Sanitaria: sanatorios antituberculosos*, Escuela Nacional de Sanidad, Instituto de Salud Carlos III, Madrid, 2014, pp. 9-73.

SANZ GIMENO, A., y RAMIRO FARIÑAS, D., *Cuadernos de Historia Contemporánea*, vol. 24, 2002, pág. 183.

SEGOVIA DE ARANA, J. M., "La salud de los españoles en el siglo XX", *Anales de la Real Academia de Ciencias Morales y Políticas*, n.º 77, 2000, pp. 415-432.

SEN RODRÍGUEZ, L. C., "Las transformaciones económicas de los siglos XIX y XX", en CARANTOÑA ÁLVAREZ, F. (coord.), *La Historia de León*, vol. IV., Cap. 1.2, Universidad de León y *Diario de León*, León, 1999, pp. 58-64.

SILES GONZÁLEZ, J., "La construcción social de la Historia de la Enfermería", Index de Enfermería, vol. 13, n.º 47, Granada, 2004. En: http://scielo.iscii.es

SOTO CARMONA, A., "La evolución de la sociedad en la transición y la democracia", en TUSELL, J. (coord.), *Historia de España Menéndez Pidal*, XLII, Espasa Calpe, Madrid, 2003, pp. 499-525.

TEMES, J. L., PASTOR, V., y DIAZ, J. L., *Manual de Gestión Hospitalaria*, McGRAW - HILL, Interamericana de España, Madrid, 1992, pp. 31-42.

VÁZQUEZ DE PARGA, L., LACARRA J.M., URÍA RIU, J., *Las peregrinaciones a Santiago de Compostela*, tomo I, Consejo Superior de Investigaciones Científicas, Madrid, 2009, pág. 435.

VELANDIA MORA, A. L., Análisis de la periodización de la historia de la enfermería, *Investigación y educación en enfermería*, vol. 26 n.º 1, Medellín enero/junio 2008.

ZAFRA ANTA, M. A., FLORES MARTÍN, C., y PONTE HERNANDO, F.J., *et alii*, "La Medicina rural a principios del siglo XX", *Elsevier, Atención Primaria*, vol. 48, n.º 1, enero 2016, pp. 54-62. En: https://www.elsevier.es

WEBGRAFÍA

CABRERA BARRERA, I., "Los logros de las enfermeras a lo largo de la historia", *salusplay*, marzo 2020, pp. 3-5. En: https://www.salusplay/com/blog/logros-enfermería

CORONAS VIDAL, L. J., "El abastecimiento de agua potable a las capitales de Castilla y León: entre la concesión y la municipalización (1886-1959)". En: https://www.aehe.es

CZAJKOWSKI, "Evolución de los edificios hospitalarios. Aproximación a una visión tipológica". En: https://jdczajko.tripod.com

El blog de Fernando Cuevas. Origen y creación de las Escuelas de Enfermería en España. En: https://search.app/1rvcB9oE2wDLBY9Q6

El Hospital San Juan de Dios. Página web: https://hospitalsanjuandedios.es

GRATACÓS BATLLE, R., "El impacto urbano de los edificios hospitalarios", Universidad Politécnica de Cataluña. En: https://www.recercat.es

IBAÑEZ MARTÍ, C., Blog Madri+d, Salud Pública y algo más, "El síndrome tóxico". En: https://www.madrimasd.org

La Catedral de León, en: https://revistacatedraldeleon.es

La Casa de Socorro de León, septiembre 2008. En: http://elleoncurioso.blogspot.com/

McLELLAN, C., ¿Qué es el NHS y cómo funciona la sanidad en el Reino Unido?, 2021. En: https://www.britiscouncil.es

MEDIAVILLA, J., "España por debajo de la elite mundial en camas hospitalarias", 11 de noviembre de 2021. En: https://www.redaccionmedica.com

MILETI, MABEL, BERRI, A.M. *et alii*, "Evolución histórica de la Contabilidad y su relación con las investigación y regulación contable en Estados Unidos, Sur de Europa y Argentina", Instituto de Investigaciones Teóricas Aplicadas, Universidad Nacional de Rosario, 2001. En: https://scribd.com

PALOMERO GONZÁLEZ, J.A., ALVARIÑO SERRA, P., "La importancia del higienismo y la potabilización del agua en la ciudad de Valencia (1860-1910)", 2016. En: https://www.investigacionesgeográficas.com

PÉREZ DÍEZ, J., *La Pirámide "regresiva", una falacia*, Glosario demográfico, materiales útiles que leer, octubre 2012. En: https://apuntesdedemografía.com

PONS FERNÁNDEZ, S., *Breve estudio sobre la Historia de la Enfermería*, Alicante, Universidad de Alicante, 2017. En: https://rua.ua.es

RODRÍGUEZ OCAÑA, E. y PÉREZ JIMÉNEZ, R., "Salud Pública en España. De la Edad Media al siglo XXI", Editorial Universidad de Granada, 2005. En: https://www.easp.es

SÁNCHEZ DE LA CRUZ, D., "Cómo el Plan de Estabilización de 1959 disparó el crecimiento económico de España". 27.08.16. En: https://www.libremercado.com

SORIANO, D., "Sesenta años del inicio del milagro económico español: del subdesarrollo a la clase media occidental", 16.07.2017. En: https://www.libremercado.com

TORRES FABIOS, P.B., *Historia de la Donación y Transfusión Sanguínea*, Córdoba, Instituto Andaluz de Salud, 2008. En: https://donantescordoba.org

TÚÑEZ BASTIDA, V., GARCÍA RAMOS, M.L., *et alii*, *Epidemiología de la tuberculosis*, vol. 39, n.º 5, 2002. En: https://www.elsevier.es

HEMEROTECA

ABC, "Inauguración de la Residencia Sanitaria Virgen Blanca", 8 de mayo de 1968.

Diario de León, "Inauguración del Hospital Psiquiátrico Santa Isabel", 18 y 24 de marzo de 1965.

Diario de León, portada: "Inauguración de la Residencia Sanitaria de la Seguridad Social", 7 de mayo de 1968.

Diario de León, "Los tres primeros casos de síndrome tóxico ocurridos en la provincia", 15 de mayo de 1981.

Diario de León, "Visita a León de parlamentarios de la Comisión para el Seguimiento del Síndrome Tóxico, con el fin de evaluar la situación de los afectados en la provincia", 21 de enero de 1982.

Diario de León, "Vicente Pueyo: Los riñones de un joven leonés trasplantados a dos enfermos renales, también leoneses", 12 de junio de 1985.

Diario de León, "Vicente Pueyo: Más enfermos que camas. Encontrar estos días una cama en los centros sanitarios leoneses, una proeza", 16 de enero de 1986.

Diario de León, "M. Bayona: La escasez de sangre podría solucionarse transitoriamente en quince días", 24 de febrero de 1987.

Diario de León, "Astrid Rodríguez: Un coordinador organizará el servicio de extracciones de Virgen Blanca", 20 de marzo de 1988.

Diario de León, "Astrid Rodríguez: El INSALUD informatizará los servicios del Hospital Virgen Blanca", 15 de noviembre de 1988.

Diario de León, "Astrid Rodríguez: 20.000 urgencias de Medicina Interna en Virgen Blanca". El citado servicio es el más colapsado del hospital", 15 de enero de 1989.

Diario de León, "E.A.R.: Trabajadoras sin horario", 15 de diciembre de 1992.

Diario de León, "R. Martín: Una erradicación lejana", 27 de agosto de 2002.

Diario de León, "25 años desde la inauguración del Centro de Salud José Aguado por el ministro Ernest Lluch, el día 25 de marzo de 1985", 4 de mayo de 2010.

Diario de León, "Maite Rabanillo: León ha perdido 122 pueblos desde 1960, su año álgido de población", 30 de diciembre de 2019.

Diario de León, "Carlos Fidalgo: EL Bierzo y Laciana recuerdan la huelga minera de 1962. CC OO celebra desde hoy el 60° aniversario del histórico paro del que nació el sindicato", 4 de mayo de 2022.

El Comercio, "Pedro Trabajo Vega: En recuerdo del psiquiatra asturiano José Solís Suárez", 7 de febrero de 2007.

El Correo, "Jorge Murcia: Sesenta años del *milagro* económico español", 20 de julio de 2019.

El Correo Gallego, "La Ley 14/1986, General de Sanidad, de 25 de abril planteó una reforma en psiquiatría, instó al cierre de los manicomios e impulsó el desarrollo de las unidades de salud mental", 24 de abril de 2011.

El Mundo, "El impacto de la II Guerra Mundial en la salud de los supervivientes", 27 de enero de 2014.

EL PAIS, "Antonio Núñez: cierre de la publicación *Ceranda*", 11 de marzo de 1980.

La Hora Leonesa, "Según la junta facultativa y de gobierno y el comité de empresa, la situación de la Residencia Virgen Blanca es ya insostenible", 1 de abril de 1984.

Leonoticias Digital, "Catalogación del Centro de Salud La Condesa como uno de los treinta y siete edificios más importantes del siglo XX de la provincia de León", 17 de agosto de 2008

Proa, "La mortalidad de pacientes con tuberculosis en nuestra provincia pasó de un 25% en los años cuarenta a un 2,5% en 1970", suplemento 18 de febrero de 1970.

Vida Médica Leonesa, portada: "La fusión esperada", n.° 236, noviembre-diciembre 1994.

LEGISLACIÓN SANITARIA Y OTRA LEGISLACIÓN DE INTERÉS CITADA EN EL DOCUMENTO

AÑO DE PUBLICACIÓN	LEGISLACIÓN SANITARIA CITADA EN LA PUBLICACIÓN
1855	Ley Orgánica de Sanidad, sancionada por la reina Isabel II el 28 de noviembre de 1855, en el Bienio Progresista (1854-1856)
1900	Ley de Accidentes de Trabajo de 30 de enero de 1900, Gaceta de Madrid de 31 de enero de 1900.
1908	Ley de creación del Instituto Nacional de Previsión, decretada por las Cortes y sancionada por el rey Alfonso XIII, Gaceta de Madrid de 29 de febrero de 1908.
1919	Real Decreto-Ley de 11 de marzo de 1919 de Régimen Obligatorio de los Retiros Obreros, aprobado bajo el reinado de Alfonso XIII y la presidencia del Conde de Romanones, Gaceta de Madrid de 12 de marzo de 1919.
1923	Real Decreto de 21 de agosto de 1923, sancionado por Alfonso XIII, publicado en la Gaceta de Madrid de 23 de agosto de 1923.
1924	Reglamento de Obras, Servicios y Bienes Municipales, 1 de enero de 1924.
1925	Reglamento de Sanidad Provincial, aprobado por Real Decreto de 20.10.25, publicado el 24.10.25. Gaceta de Madrid de 24 de octubre de 1925.
1926	Reglamento de Higiene Municipal, 1926, Gaceta de Madrid de 7 de mayo de 1926.
1929	Real Decreto de 22 de marzo de 1929, Gaceta de Madrid de 24 de marzo de 1929. El Reglamento General fue aprobado el 29 de enero de 1930 y declarado subsistente por Decreto de 20 de mayo de 1931, Gaceta de Madrid del 27 de mayo de 1931, sancionado por Ley de 9 de septiembre de 1931.
1931	Decreto de Accidentes del Trabajo Agrícola, de 12 de junio de 1931, Reglamento de 25 de agosto de 1931. Gaceta de Madrid de 30 de agosto de 1931. El Decreto fue declarado Ley el 9 de septiembre de 1931.
1932	Ley de Accidentes de Trabajo en la Industria de 4 de julio de 1932, Gaceta de Madrid de 12 de octubre de 1932.
1936	Decreto-ley de 20 de diciembre de 1936, BOE de 22.12.36, que fundó el Patronato Nacional Antituberculoso, aunque no entró en vigor hasta el final de la guerra civil, aprobándose la Ley de Bases del Patronato el 5 de agosto de 1939.
1939	Ley de 1 de septiembre de 1939, BOE 02.09.39.
1942	Ley de 14 de diciembre de 1942 por la que se crea el Seguro Obligatorio de Enfermedad, BOE 27.12.42.
1944	Ley de Bases de Sanidad Nacional, de 25 de noviembre de 1944. BOE 16.11.44.
1945	Ley de bases de Régimen Local de 17 de julio de 1945. BOE de 19.07.45.

Orden Ministerial de 19 de febrero de 1945, que aprobó el Plan Nacional de Instalaciones Sanitarias del INP.

1947 Decreto de 18 de abril de 1947 por el que se crea la Caja Nacional del Seguro de Vejez e Invalidez y prepara el sistema de protección para este último riesgo (SOVI). BOE de 05.05.47.

1948 Resolución de la Asamblea Nacional de Naciones Unidas de 10 de diciembre de 1948, en París, que recoge la Declaración Universal de Derechos Humanos.

1950 Decreto de 16 de diciembre de 1950 por el que se aprueba el texto articulado de la Ley de Régimen Local, de 17 de julio de 1945. BOE de 19 de diciembre de 1950.

1955 Decreto-ley de 2 de septiembre de 1955 por el que se eleva la prestación del Seguro de Vejez e Invalidez. BOE n°296, de 23 de octubre de 1955.

1956 Ley de 12 de mayo de 1956 sobre Régimen del Suelo y Ordenación Urbana. BOE 15.05.56.

1958 Ley de 16 de octubre de 1942, que recoge las Reglamentaciones Nacionales del Trabajo. Posteriormente se denominaron Ordenanzas Laborales. Hacia 1956, la coyuntura económica permitió negociar condiciones colectivas de trabajo, por lo que se promulgó la Ley de 24 de abril de 1958, de Convenios Colectivos Sindicales. BOE 25.04.58.

1960 PGOU – Plan General de Ordenación Urbana. BOE 04.05.60.

1961 Orden del Ministerio de Trabajo de 12 de junio de 1961, BOE 24.06.61, por la que se acepta la propuesta del Instituto nacional de Previsión para que, conforme a las posibilidades económicas, se realicen las construcciones e instalaciones sanitarias que se detallan. En el artículo 1° figura la Residencia de León.

1962 Ley 37/1962, de 21 de julio, sobre Hospitales. BOE n°175 de 23.07.62.

1963 Ley 193/1963, de 28 de diciembre, sobre Bases de la Seguridad Social. BOE 30.12.63.

1966 Decreto 3160/1966 por el que se aprueba el Estatuto Jurídico del Personal Médico de la Seguridad Social. BOE 30.12.66.

1971 Decreto 2123/1971, de 23 de junio, por le que se aprueba el texto refundido de las Leyes 38/1966, de 31 de mayo, y 41/1970, de 22 de diciembre, por las que se establece y regula el Régimen Especial Agrario de la Seguridad Social. BOE 21.09.71.

Orden de 5 de julio de 1971 por la que se aprueba el Estatuto de Personal no Sanitario al servicio de las II. SS. de la Seguridad Social. BOE 22.07.71

Decreto 558/1971 de 1 de abril, BOE 01.04.71, por el que la Obra Sindical "18 de Julio" se integró en la Seguridad Social.

1972 El Reglamento General para el Régimen, Gobierno y Servicio de las Instituciones Sanitarias de la Seguridad Social, de 21 de abril de 1966 (RGRGyS), aprobado por Orden de 7 de julio de 1972, del Ministerio de Trabajo. BOE 19.07.72, fue modificado por Orden de 27 de junio de 1973 del Ministerio de Trabajo. BOE 16.06.73.

Ley 24/1972, de 21 de junio, de financiación y perfeccionamiento de la acción protectora de la Seguridad Social. BOE 22.06.72

Decreto-ley 13/1972, de 29 de diciembre, BOE 10.01.73. Creó el Organismo Autónomo Administración Institucional de la Sanidad Nacional.

1974 Ley General de Seguridad Social, aprobada por Decreto 2065/1974. BOE 20.07.74.

1975 Ley de Reforma de la Ley sobre Régimen del Suelo y Ordenación Urbana, de 29 de abril de 1975. BOE 02.05.75.

1977 Decreto 2128/1977, de 23 de julio, del Ministerio de Educación y Ciencia, disponía la integración en la Universidad de las Escuelas de Ayudantes Técnicos Sanitarios como Escuelas Universitarias de Enfermería. Real Decreto 111/1980, de 11 de enero, del Ministerio de Universidades e Investigación, sobre homologación de los títulos de ATS con el de Diplomado en Enfermería.

Real Decreto 3110/1977, de 28 de octubre, por el que se modifica el Estatuto Jurídico del Personal Médico de la Seguridad Social, aprobado por el Decreto 6160/1976, de 23 de diciembre.

Real Decreto 3149/1977, de 6 de diciembre, sobre elección de representantes de los trabajadores en el seno de las empresas. BOE 13.12.77.

1978 Orden del Ministerio de Sanidad y Seguridad Social por la que se modifica el artículo 3 del estatuto de Personal no Sanitario de las II. SS. de la Seguridad Social, en virtud de la cual el Personal de Asistencia pasará a denominarse Personal Auxiliar Administrativo de Instituciones Sanitarias. BOE 08.08.78

Real Decreto 3303/1978, de 29 de diciembre, de regulación de la medicina de familia y comunitaria como especialidad de la profesión médica.

Real Decreto 2318/1978, de 15 de septiembre, BOE 28.09.78, que crea la Tesorería General de la Seguridad Social.

La Constitución de 1978, aprobada el 31 de octubre de 1978. BOE 29.12.78.

Real Decreto 2015/1978, de 15 de julio, que consolidó el sistema MIR, desarrollado posteriormente por el Real decreto 127/1984, de 11 de enero.

1984 Real Decreto 137/1984 sobre Estructuras Básicas de Salud, inicio de la reforma sanitaria que culminaría con la publicación de la Ley 14/1986, General de Sanidad, de 25 de abril.

Ley 53/1984, de 25 de diciembre, de Incompatibilidades del Personal al Servicio de las Administraciones Públicas. BOE 04.01.85.

Orden Ministerial de 11 de diciembre de 1984, BOE 09.01.85, que modificó el Estatuto de Personal Auxiliar Sanitario y Auxiliar de Clínica de la Seguridad Social, aprobado por Orden de 23 de julio de 1973.

1985 Orden Ministerial de 28 de febrero de 1985 del Ministerio de Sanidad y Consumo por la que se establecen los órganos de dirección de los hospitales. BOE 05.03.85.

1986 Ley 14/86 General de Sanidad, de 25 de abril. BOE 29.04.86.

Real Decreto 324/1986, de 10 de febrero, BOE 18.02.86, por le que se implanta en la Administración del estado un nuevo sistema de información contable.

1987 Decreto 521/87, de 15 de abril, por el que se aprueba el Reglamento sobre Estructura, Organización y Funcionamiento de los hospitales gestionados por el INSALUD. BOE 16.04.87.

Ley 8/87, de 12 de junio, de Órganos de Representación, determinación de las Condiciones de Trabajo y Participación del Personal al servicio de las Administraciones Públicas, dictada atendiendo a lo establecido en la Ley 11/85 Orgánica de Libertad Sindical, de 2 de agosto, que regula el ejercicio del derecho de libre sindicación de los empleados públicos. BOE 17.06.87.

1989 Real Decreto 1088/1989, de 8 de septiembre, por el que se extiende la cobertura de la asistencia sanitaria de la Seguridad Social a las personas sin recursos económicos suficientes. BOE 09.09.89.

1994 Orden de 27 de septiembre de 1994, por la que se regula la integración del personal laboral fijo del Hospital Princesa Sofía, de León, con Convenio de administración y gestión con el Instituto Nacional de la Salud, en los regímenes estatutarios de la Seguridad Social. BOE nº243, de 11.10.94.

2003 Decreto 24/2003, de 6 de marzo, por el que se desarrolla la estructura orgánica de los Servicios Periféricos de la Gerencia Regional de Salud. BOCyL nº49, de 12.03.2003, disposición adicional tercera.